气虚证

QIXUZHENG SHI RUHE FASHENG DE

是如何发生的

方肇勤 / 主编　　潘志强 / 副主编

U0395586

上海科学普及出版社

图书在版编目(CIP)数据

气虚证是如何发生的 / 方肇勤主编；潘志强副主编.
-- 上海：上海科学普及出版社，2024.5
ISBN 978 - 7 - 5427 - 8705 - 7

Ⅰ. ①气… Ⅱ. ①方… ②潘… Ⅲ. ①气虚 Ⅳ.
①R241.3

中国国家版本馆 CIP 数据核字(2024)第 086818 号

责任编辑　黄　鑫　陈星星
封面设计　谭天赋

气虚证是如何发生的

方肇勤　主编

潘志强　副主编

上海科学普及出版社出版发行
(上海中山北路 832 号　邮政编码 200070)
http://www.pspsh.com

各地新华书店经销　上海盛通时代印刷有限公司印刷
开本 720×1000　1/16　印张 23.25　字数 380 000
2024 年 6 月第 1 版　2024 年 6 月第 1 次印刷

ISBN 978 - 7 - 5427 - 8705 - 7
定价：58.00 元

本书编辑委员会

前言

气虚证是十分常见的中医证候，主要表现为乏力，余如神疲困倦、少气懒言、自汗、易于疲劳、活动时诸症加剧、头晕目眩、脉虚无力等。

本书介绍了作者团队针对"气虚证是如何发生的"这一科学问题所开展的大量动物实验探索，以揭示气虚证发生的物质基础、常见气虚证发生物质基础的异同，以及与气虚证相关的同病异证和异病同证的发生机制；哪些器官、组织、基因参与了气虚证的发生及相互之间的关系；气虚证发生的诱因；气虚证的遗传倾向和可能累及的组织等。研究发现，肾上腺功能减退是气虚证发生的核心机制，除此之外，神经-内分泌系统整体功能的紊乱与衰退是气虚证发生的关键环节；而肾上腺、性腺、甲状腺、垂体、下丘脑等组织及其大量的标志性功能基因和多信号通路基因表达与剪接的异常，则是气虚证发生的主要物质基础。对于普通健康实验大鼠和（或）小鼠的气虚证而言，表观遗传学异常所引发的社会应激应是肾上腺功能代偿至失代偿的诱因；而肿瘤气虚证则主要是肿瘤细胞恶性增殖造成的对周围组织压迫、癌痛、恐惧等肿瘤应激而引发肾上腺功能代偿至失代偿所致的因实致虚。

以上研究成果丰富了气虚证发病机制的知识，对气虚证的防治具有重要的借鉴价值。

本研究的主要参与成员有方肇勤、潘志强、卢文丽、刘小美、梁超、管冬元、吴中华、张园园、颜彦、张辉、卓少元、丁善萍、陈宝英、侯俐、廖明娟、王艳明、付晓伶、肖芸、袁亚丽、高必峰（美籍华人）等。

自 2005 年开始，本团队先后获得了上海市中医基础理论重点学科建设项目（2005 年）、上海市科委国际科研项目（2007 年）、上海市中医基础理论重点学科建设（2007 年），以及国家科技重大专项课题（2009 年）、国家自然科学基金（2019 年）等的立项和资助，保证了该研究方向的推进。

在此深表感谢！

编者

2024 年 3 月

目 录

第一章

气虚证及相关概念

一、何谓气虚证

1. 气虚证的定义

中医理论认为,"气"是构成人体并具有多种不同生理功能的细微物质,"气虚证"是人体周身或局部气的量减少,令气的激发和推动作用减弱,从而导致脏腑组织功能的减退。气虚证多由先天禀赋欠缺、年老体弱、久病体虚、劳累过度、营养不良等原因引起。其主要表现为乏力,余如神疲困倦、少气懒言、头晕目眩、自汗、易于疲劳、活动时诸症加剧、脉虚无力等。

气虚证与劳累等致一过性气虚乏力不同,后者休息后即可缓解;而气虚证通常会持续较长时间,不易迅速恢复。

2. 气虚证、气虚证的分类及其主要表现

（1）与气虚证密切相关的证候

1）气陷证:气虚致升举作用减弱,引发头晕眼花、胃下垂、腹部坠胀、久泄久痢、脱肛、子宫脱垂等。在脏腑方面,气陷证多责之于脾,是脾气不升。

2）气不摄血证:气虚致固摄作用减弱,引发吐血、便血、崩漏、皮下瘀斑等。在脏腑方面,气不摄血证亦多责之于脾,是脾不统血、脾不裹血。

（2）常见的脏腑气虚证

1）心气虚证:表现为气虚证,兼见心悸怔忡、胸闷气短、活动后加重、汗出、神倦、脉虚等。

2）肺气虚证：表现为气虚证，兼见咳喘无力、气短、动则尤甚、痰多清稀、声低懒言、恶风、自汗、易于感冒等。

3）脾气虚证：表现为气虚证，兼见纳少、脘腹胀满、食后尤甚、大便溏薄、浮肿等。

4）肾气虚证：表现为气虚证，兼见听力减退、腰膝酸软、下肢浮肿、气短、滑精、早泄、尿后滴沥不尽、小便次数多而清、夜尿频等。

5）肝气虚证：较少提及。

3. 气虚证的程度

气虚证的程度存在差别，轻则仅见乏力，重则可见气脱、气绝等。

4. 气虚证与阳虚证的关系

阳虚证，即阳气虚证，通常在气虚证的基础上发展而来，除了气虚证的表现外，往往兼有阳气虚所致失却温煦的表现，诸如畏寒、手足清冷、唇舌青紫等。常见的五脏阳虚证有心阳虚、脾阳虚、肾阳虚等。

5. 气虚证与疾病的关系

（1）一些常见遗传性疾病的患者可见气虚证。如β地中海贫血，是由β珠蛋白基因突变导致β珠蛋白链合成减少或无法合成的一种慢性溶血性遗传病[1]，α和（或）β珠蛋白链不平衡，其中中型和重型患者的典型临床表现包括重度贫血、面色苍白、特殊面容、肝脾肿大，以及乏力等。如蚕豆病，或称为葡萄糖-6-磷酸酶缺乏症[2]，是由于葡萄糖-6-磷酸脱氢酶（G-6-PD）基因突变导致的一种 X 连锁遗传疾病，临床表现包括贫血、溶血、黄疸，以及疲乏等。

（2）一些常见慢性难治性疾病的患者常兼气虚证候。如艾迪生病，又称为原发性肾上腺皮质功能减退症[3]，是由于自身免疫、感染等原因破坏了绝大部分双侧肾上腺皮质而引起皮质激素分泌不足所致的疾病，往往可同时出现肾上腺糖皮质激素（皮质醇）和盐皮质激素（醛固酮）分泌不足。临床表现为疲乏无力、表情淡漠、色素沉着或肤色浅淡、低血压、嗜睡、食欲减退、呕吐、腹泻、性欲减退、消瘦等。如脑梗死，临床表现为半身不遂、口舌歪斜、舌强言謇或不语、偏身麻木、面色无华、气短乏力、自汗、舌质暗淡等，辨证为气虚血瘀证[4,5]。如癌症相关性疲乏（cancer-related fatigue，CRF），是癌症患者最为常见的伴随症状，是由癌症或癌症治疗引起的一种痛苦的、持续的倦怠或体力不支，与近期运动量不符，且不能通过休息缓解，临床表现为持续 2 周以上出现倦怠,常伴有认知障碍及情绪低落等,且妨碍日常生活。在 CRF 中,肺气亏虚证、脾气亏虚证是常见证型,中医药治疗具有一定的优势,业已上市的中成药参芪扶正注射液、康艾注射液、艾迪注射液、贞芪扶正颗粒等在临床被广泛用于 CRF 患者[6,7]。慢性阻塞性肺疾病是以气流受限且不可逆为特征的疾病,患者出现咳嗽或喘息、气短,动则加重;神疲乏力,或自汗、恶风、易感冒等,辨证为肺气虚证[8]。同样,哮喘作为一种反复发作的哮鸣气喘性肺系疾病,临床表现以反复感冒、气短自汗、咳嗽无力、形体消瘦、神疲懒言、面白少华或萎黄、纳差、便溏、舌质淡胖等,辨证为肺脾气虚证[9]。糖尿病是由于胰岛素分泌绝对或相对不足以及机体靶组织或靶器官对胰岛素敏感性降低引起的以血糖水平升高,可伴有血脂异常等为特征的代谢性疾病,临床出现咽干口燥、口渴多饮、神疲乏力、气短懒言、形体消瘦、腰膝酸软、自汗或盗汗、五心烦热、心悸失眠、舌红少津、苔薄白干或少苔、脉细数,辨证为气阴两虚证[10]。慢性肾衰竭是指在各种慢性肾脏疾病的基础上,肾实质遭到严重破坏,缓慢地出现肾功能减退直至衰竭的疾病,临床出现倦怠乏力、气短懒言、食少纳呆、腰酸膝软、脘腹胀满、大便不实、口淡不渴、舌淡有齿痕等,辨证为脾肾气虚证[11]。IgA 肾病是我国最常见的慢性肾脏病和终末期肾病的主要原发病,临床出现面色苍白或萎黄、神疲懒言、纳少、腹胀、颜面或肢体水肿、易感冒等,辨证为肺脾气虚证[12]。

对于大多数疾病而言,气虚会造成疾病易感、易加重、难康复。在病机方面表现为因实致虚与因虚致实且互为因果,在证候方面表现为同病异证和异病同证。

6. 气虚证发病机制揭示与防治在健康中国建设中的意义

综上,揭示气虚发病的机制,将有助于基础与临床方面的研发,具有重要的学术意义和应用前景;而积极防治气虚证,将有助于提高相关人群的健康水平,抵御易发病和(或)多发病、提高疾病治疗的疗效和促进康复,因而在疾病的预防、治疗等方面有着广泛的需求。

二、气虚证是如何发生的

从生命科学角度而言,大家会关心以下一些关键学术问题。

1) 气虚证是如何发生的,或者说,气虚证发生的物质基础是什么?

2）哪个或哪些组织、器官参与了气虚证的发生，它们之间是否存在某些关系？

3）哪个或哪些基因参与了气虚证的发生，它们之间是否存在某些关系？

4）气虚证发生的动因和（或）诱因是什么？即那些参与了气虚证发生的组织、器官和基因，是如何始发异常、如何启动从而引发气虚的？

5）气虚证有没有遗传倾向，累及哪些组织，具体的分子机制是什么？

6）从发病机制上看，气虚证应如何分类？

7）常见的气虚证，诸如正常气虚证人群与急性危重疾病的因实致虚、急性危重疾病的因实致虚和因虚致实相兼、慢性疾病的因实致虚等气虚证患者之间，气虚证发生的物质基础一样吗？是否存在异同？

8）就气虚证而言，常见疾病的证候特征、疾病与证候的关系及相互影响，同病异证和异病同证的发生机制是什么？

（9）采用什么检测方法，可以较为全面、准确揭示气虚证发生的物质基础？

总之，揭示气虚证的发病机制或物质基础，对于丰富生命科学和医学知识，探索和提高诊疗水平是有益的，是基础性的工作，亦是前提。

三、气虚证物质基础的临床与实验研究进展

1. 气虚证的临床研究成果

（1）遗传类疾病、常见病和难治病

如前所述，临床研究表明，一些遗传类疾病患者见有气虚证，大多常见病、难治病患者亦兼有气虚证。

（2）气虚证物质基础的临床观察

早在 20 世纪 50 年代，沈自尹在临床跟师时发现，即使在西医全然不同的病种中，凡患者见有肾虚证，其尿 17 -羟皮质类固醇值就明显低下（肾上腺皮质功能减退），经补肾中药治疗后可以恢复，表明中医有关肾虚证理论及其诊疗是有物质基础的，可以通过科学测量确定。由此开创了学术界对包括气虚证在内的常见虚证物质基础的探索和揭示[13,14]。

王建华等在脾虚证本质研究中根据脾虚患者食欲减退、口淡乏味、口泛清涎等症状，推测其存在消化功能障碍和唾液成分的改变，检测不同疾病脾

虚证患者,发现其唾液淀粉酶活性降低,服用健脾方药可以改善。该团队发现,不同疾病脾虚证患者尿 D-木糖排泄率低下,胃肠运动功能紊乱,胃肠黏膜有关细胞线粒体数量减少且结构异常,胃肠道激素异常等。此外,团队还发现患者存在血清淀粉酶及胰淀粉酶同功酶、胰脂肪酶活性降低;以及机体免疫功能低下,副交感神经功能活动偏亢等状态,初步揭示了脾气虚证的本质[15]。

杨维益等根据脾气虚证患者具有食欲减退、食后腹胀、大便溏泄等表现,从营养物质代谢角度对脾气虚证与胰腺外分泌功能之间的关系进行了临床研究。研究发现,脾气虚证患者血清淀粉酶及其胰淀粉酶同功酶、胰脂肪酶的活性下降,其中胰淀粉酶同功酶活性降低与脾虚证关系最为密切,经健脾治疗后,胰淀粉酶同功酶的活性得以恢复,表明胰腺外分泌功能的降低可视为脾气虚证的特异性诊断指标之一[16]。该团队还通过对 47 例脾气虚证的胃病患者研究发现,脾气虚证患者血清肌酸磷酸激酶(CPK)及肌型肌酸磷酸激酶(CPK-MM)活性降低,提示其与乏力发生有关,经中药扶正健脾液治疗后得以改善[17]。此外,该团队通过对胃和十二指肠溃疡的脾虚证患者血清乳酸脱氢酶(LDH)及其同工酶进行检测,发现脾虚证患者 LDH5 降低,提示其肌肉内糖酵解供能能力减弱,亦与乏力发生有关,治疗后得以升高[18]。

综上所述,以往临床研究已不同程度探索和展现了气虚证发生可能的物质基础。

2. 气虚证的实验研究成果

有学者[19-25]综述了气虚证研究中所尝试建立的气虚动物模型,或比较不同模型的差异。其中,气虚证造模多采用大鼠和小鼠,也有少数采用兔子。在方法上,主要采用如下造模方法。

(1)单因素造模

例如限食、泻下(大黄、番泻叶)、耗气破气、偏食苦味、食醋、烟熏法、疲劳法、化疗药物(如环磷酰胺)、X 线照射、手术、失血等。

(2)多因素综合造模

例如限食 + 强迫负重游泳 + 普萘洛尔 + 垂体后叶素、泻下 + 耗气破气降气、疲劳 + 泻下、疲劳 + 限食、疲劳 + 限食 + 泻下、疲劳 + 限食 + 水杨酸钠灌胃、疲劳 + 限食 + 环磷酰胺、跑台 + 普萘洛尔、烟熏 + 脂多糖、激惹 + 噪声 + 脉冲电刺激等。

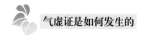

（3）疾病或疾病＋证候造模

例如左冠状动脉前降支结扎、接种肿瘤细胞、糖尿病等疾病模型。

以上气虚证造模的思路是尝试模拟临床和古典文献中有关气虚证的发病，以及常见病自然发生的同病异证和异病同证的气虚证、因实致虚和（或）久病致虚的气虚证等，这些模型的建立在气虚证物质基础的探索中产生了积极的影响。

四、气虚证发生物质基础研究已具备的条件

1. 大鼠和小鼠气虚的标准化、计量化诊法与辨证方法的建立

鉴于不同疾病模型动物、不同证候造模动物普遍存在个体差异，类似于人类的同病异证和异病同证，本团队借鉴中医诊法和辨证方法，经长期探索，逐步建立起常用实验动物大鼠和小鼠非创伤性的、标准化、计量化的诊法和辨证方法与技术，为气虚证动物的筛选、气虚严重程度的刻画、益气治法方药疗效评价等动物实验研究奠定了方法学的基础[26-32]。

2. 常见疾病模型大鼠和小鼠气虚证发生与发展的揭示

在用以上方法探索与发展的同时，本团队尝试观察并揭示了常见疾病模型大鼠和小鼠气虚证发生与发展特征，研究涉及的疾病模型有 H22 肝癌细胞腋下接种形成的实体瘤、Lewis 肺癌腋下实体瘤、胃溃疡、糖尿病、高血压等，实验动物涉及常用不同品系小鼠、裸鼠、大鼠、自发性糖尿病大鼠、自发性高血压大鼠等，经实验发现了这些疾病动物气虚证发生、发展、演变的特点，为气虚证物质基础的研究奠定了基础[33-41]。

此外，目前国内外常用单基因敲除小鼠、一些遗传疾病小鼠也多见有气虚证；而一些品系小鼠如 BALB/c 亦多见气虚证。

以上能自发形成气虚证的正常或疾病实验动物，以及非创伤性、标准化、计量化的诊法和辨证方法，为气虚证发病机制的揭示创造了条件。

3. 气虚证细胞模型与检测

在当前实验室普遍采用的不同类型的肿瘤细胞中，相较于同类其他细胞系，一些细胞系表现有气虚遗传倾向，例如 Huh7 肝癌细胞会自发形成凋亡；而当培养条件改变，一些肝癌细胞株如 SMMC7721 会发生增殖迟缓、部分酶

的活性减弱、冻存后不易复苏等现象。采用常用的细胞生物学和分子生物学技术可以检测并给予量化评价。

本团队尝试在研究肾虚和补肾治法时，采用来源于肾上腺皮质肿瘤的 Y1 细胞，利用其信号通路阻断制剂进行肾虚造模，取得了一定的经验[42-43]；而大量的基因敲除与敲减实验一再观察到细胞的增殖与代谢减缓。

以上这些细胞和气虚细胞造模，可在细胞水平上用以探索气虚证的发生机制。

4. 以转录组学为代表的先进实验技术与方法的发展

随着当代实验检测技术的发展，研究者可以选用较小体积或容积的组织、同步并迅速检测大量指标，且具有大量对应的数据库支撑，上述进展给复杂生命现象、发病机制的研究奠定了坚实的基础，例如不同的组学技术，在核酸层面以基因芯片为代表的表达谱技术、RNA 测序技术、单细胞测序技术等。

五、以往气虚证物质基础研究中存在的问题

虽然气虚证物质基础的研究从无到有，取得了积极的进展，丰富了有关知识，但总的来说，国内外有关气虚证研究的投入还很少，限制了相关知识的产出，以及对气虚证发病机制的认识。

在动物实验方面，存在的问题主要有以下 4 种。

（1）气虚证动物诊断技术与方法尚未普遍被引用

从有关报道看，大多研究仍未采用非创伤性、标准化、计量化诊法检测与辨证方法，难以准确刻画实验动物的气虚证与其程度。所采用的气虚证造模方法主要包括：①药物造模（其本质是药物毒理模型）；②模拟中医病因造模（造模方法是否合理、模型动物存在气虚程度差异均未能得到客观检测与评价）；③自然衰老的动物（肾虚证程度亦存在差异）等。因此，基于这些方法获得的气虚动物及相关检测结论，会混杂非气虚证等因素，存在程度差异。

（2）脱离临床实际

一些实验采用疾病模型基础上的叠加气虚证造模，而不是辨证，脱离了临床同病异证是自然发生的实际（误治例外）。

（3）检测手段限制

大多研究采用若干指标的检测；在组学选择中，一些组学信息量偏少、或

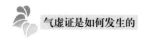

不能获得较特异性的结论。

（4）检测组织不是气虚发生的关键组织

所报道的检测目标组织多样，但大多是单一组织，而同步检测与气虚发生关系密切的神经-内分泌-免疫系统组织少，因而难以揭示其复杂的调控机制。

六、研究设计的思路和目的

本团队具有长期从事中医基础理论实验研究的背景。在临床流行病学调查研究中，我们发现气虚证是肝癌患者的主要常见证候[44,45]，与大多临床流调结论一致；在不同病种、不同肿瘤的大鼠和小鼠实验研究中，团队一再观察到大鼠和小鼠普遍存在异病同证和同病异证的现象；鉴于缺少对应的实验诊法和辨证的方法与技术，我们探索和创建了大鼠和小鼠辨证论治实验方法学；在实验室指标检测方面，我们先后使用过 DD-PCR 和 cDNA Array，以及表达谱芯片，积累了同步多基因检测与比较分析的经验，对揭示组织内丰富多样的基因表达改变的方法有了深切的体会。而学术界有关肾虚证、脾虚证本质的临床与基础研究丰富了我们对气虚证的认识。鉴此，我们明确了研究思路，即运用系统生物学原理，综合采用疾病动物模型、大鼠和小鼠诊法标准采集和辨证，以及表达谱芯片等先进实验技术，探索和揭示气虚证及肿瘤气虚证（疾病-证候）复杂的联系和内涵。具体涉及以下 7 个方面。

1）实验动物选择昆明种小鼠、Wistar 大鼠，均是目前最常用的实验动物。

2）选择 H22 肝癌细胞腋下接种实体瘤模型小鼠。该肿瘤小鼠的特点与人类肿瘤患者近似，会自发形成气虚证及其证候的演变，近似临床患者的表现，是研究"疾病-证候"的理想模型动物。

3）采用大鼠/小鼠诊法和辨证工作站及其相关方法和标准，非创伤性地、动态地采集自然状态下大鼠/小鼠证候，计量化辨证，可以筛选出正常气虚证大鼠和（或）小鼠、同病异证的气虚证肿瘤小鼠，其准确的诊法信息还有助于后续实验室检测指标的综合分析。

4）同步观察下丘脑、垂体、甲状腺、肾上腺、性腺、胸腺、脾脏等与气虚证发生密切相关的神经-内分泌-免疫组织，避免选择个别组织、代表性不强的组织。

5）采用当时（2006-2009年）技术先进和成熟的表达谱组学，以大鼠和（或）小鼠外显子芯片为主。小鼠外显子芯片含16 654～16 661个核心基因、大鼠外显子芯片含8 260个核心基因，以及丰富的外显子剪接信息。部分实验还检测了神经-内分泌-免疫组织相关激素和细胞因子等。

6）实验设计层层递进、针对性调整和完善设计方案，并令实验结果可以综合比对研究，获得较为可靠的结论。

7）综合以上所有数据对比分析，深入探索气虚证是如何发生的、演变的，不同神经-内分泌组织间的关系，所涉及基因和信号通路，以揭示正常气虚证大鼠和（或）小鼠、同病异证的气虚证肿瘤小鼠疾病-气虚证候复杂的内涵。

总之，希望通过该研究，初步揭示气虚证发生的物质基础与发病机制。

参考文献

［1］中华医学会儿科学分会血液学组，《中华儿科杂志》编辑委员会. 重型β地中海贫血的诊断和治疗指南（2017年版）［J］. 中华儿科杂志，2018，56（10）：724-729.

［2］张志泉，金润铭. 蚕豆病的诊疗现状［J］. 中国小儿血液与肿瘤杂志，2010，15（1）：3-4.

［3］李延兵，江锋，胡国亮，等. 慢性肾上腺皮质功能减退症70例临床分析［J］. 新医学，2001，32（4）：207-209.

［4］中华全国中医学会内科学会. 中风病中医诊断、疗效评定标准［J］. 中国医药学报，1986，1（2）：56-57.

［5］中国中西医结合学会神经科专业委员会. 中国脑梗死中西医结合诊治指南（2017）［J］. 中国中西医结合杂志，2018，38（2）：136-144.

［6］中华医学会肿瘤学分会肿瘤支持康复治疗学组. 中国癌症相关性疲乏临床实践诊疗指南（2021年版）［J］. 中国癌症杂志，2021，31（9）：852-872.

［7］《中成药治疗优势病种临床应用指南》标准化项目组. 中成药治疗癌因性疲乏临床应用指南（2020年）［J］. 中国中西医结合杂志，2021，41（5）：534-541.

［8］中华中医药学会内科分会肺系病专业委员会. 慢性阻塞性肺疾病中医诊疗指南（2011版）［J］. 中医杂志，2012，53（1）：80-84.

［9］赵霞，汪受传，韩新民，等. 小儿哮喘中医诊疗指南［J］. 中医儿科杂志，2008，4（3）：4-6.

［10］中华中医药学会. 糖尿病中医防治指南［J］. 中国中医药现代远程教育，2011，9（4）：148-151.

［11］中华中医药学会. 慢性肾衰竭诊疗指南［J］. 中国中医药现代远程教育，2011，9（9）：

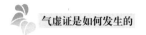

132-133.

[12] 中国中西医结合学会肾脏疾病专业委员会.IgA肾病西医诊断和中医辨证分型的实践指南[J].中国中西医结合杂志,2013,33(5):583-585.

[13] 沈自尹.从肾本质研究到证本质研究的思考与实践——中西医结合研究推动了更高层次的中医与西医互补[J].上海中医药杂志,2000(4):4-7.

[14] 沈自尹,黄建华,林伟,等.从整体论到系统生物学进行肾虚和衰老的研究[J].中国中西医结合杂志,2009,29(6):548-550.

[15] 王建华.脾气虚证本质研究的途径及其方向[J].中医杂志,1998,39(1):50-52.

[16] 杨维益,梁嵘,陈家旭,等.脾气虚证与胰腺外分泌功能关系的临床研究[J].中国中西医结合杂志,1996,16(7):414-416.

[17] 杨维益,梁嵘,文平,等.脾气虚证时肌酸磷酸激酶及其同功酶活性变化的临床研究[J].中国医药学报,1992,7(4):22-25.

[18] 陈家旭,杨维益,梁嵘,等.胃病脾气虚证与LDH及其同工酶关系的初步研究[J].辽宁中医杂志,1995,22(7):298-299.

[19] 潘志强,方肇勤.小鼠虚证模型实验研究现状及发展趋势[J].上海中医药大学学报,2003,17(4):60-63.

[20] 李军兰,方肇勤.气虚证动物模型造模方法综述[J].上海中医药大学学报,2004,18(3):56-60.

[21] 李崇,王世坤,司红彬.气虚证动物模型建立方法研究进展[J].动物医学进展,2018,39(9):92-95.

[22] 李宗源,郝莉雨,黄璐琦,等.三种气虚证动物模型的比较与评价[J].中医杂志,2022,63(18):1773-1778.

[23] 方金苗,杜武勋.中医气虚证实质研究概述[J].时珍国医国药,2016,27(2):430-432.

[24] 刘晏,汪悦.代谢组学的中医证候研究进展[J].风湿病与关节炎,2015,4(11):61-65.

[25] 袁涛,梁忠.气虚证的研究进展[J].甘肃中医,2007,20(5):11-13.

[26] 方肇勤.大鼠/小鼠辨证论治实验方法学[M].北京:科学出版社,2009.

[27] 方肇勤.辨证论治实验方法学——实验小鼠诊法与辨证[M].上海:上海科学技术出版社,2006.

[28] 方肇勤,潘志强,付晓伶,等.小鼠四诊采集项目标准的建议[J].中国中医基础医学杂志,2005,11(9):692-694.

[29] 方肇勤,潘志强,汤伟昌,等.小鼠"四诊工作站"构建与操作标准探讨[J].上海中医药大学学报,2006,20(1):42-46.

[30] 方肇勤,潘志强,陈晓.实验小鼠四诊方法学的创建和意义[J].上海中医药杂志,2006,40(7):1-4,封三.

[31] 方肇勤,潘志强,卢文丽,等.大鼠、小鼠常见证候计量化辨证及方法的建立及其评价[J].中国中医基础医学杂志,2007,13(7):502-505.

[32] 方肇勤,潘志强,卢文丽,等.大鼠和小鼠辨证论治标准的建立和用途[J].中西医结合学报,2009,7(10):907-912.

[33] 方肇勤,侯俐,卢文丽,等.荷瘤小鼠证候的发生、演变、兼证及预后[J].上海中医药杂志,2007,41(1):57-62.

[34] 潘志强,方肇勤,卢文丽,等.不同品系 H22 肝癌小鼠证候特征的比较研究[J].上海中医药大学学报,2011,25(1):56-58.

[35] 潘志强,方肇勤,卢文丽.荷瘤裸鼠证候特征的研究[J].辽宁中医药大学学报,2008,10(9):135-138.

[36] 潘志强,方肇勤,卢文丽.H22 肝癌与 Lewis 肺癌荷瘤小鼠证候特征比较研究[J].北京中医药大学学报,2008,31(3):184-188.

[37] 卢文丽,方肇勤,潘志强,等.6 种胃溃疡小鼠模型的证候特征及比较[J].上海中医药杂志,2007,41(8):63-68.

[38] 卢文丽,方肇勤,潘志强,等.应激等致大鼠实验性胃溃疡的征候特征及比较[J].福建中医药,2008,39(2):45-48.

[39] 刘小美,方肇勤,卢文丽,等.糖尿病大鼠的同病异证与异病同证[J].浙江中医杂志,2008.43(1):10-13.

[40] 刘小美,方肇勤,卢文丽,等.糖尿病模型大鼠证候的特征及演变[J].辽宁中医杂志,2008,35(1):130-134.

[41] 卢文丽,方肇勤,潘志强,等.四种不同品系小鼠气虚血虚证候的比较与评价[J].辽宁中医杂志,2007,34(4):519-522.

[42] 费敏红,潘志强,方肇勤.Y1 细胞生物学特性及其在肾上腺皮质功能研究中的应用[J].上海中医药大学学报,2020,34(4):103-108.

[43] 费敏红,潘志强,方肇勤.补肾中药对大剂量氢化可的松诱导的 Y1 细胞皮质酮合成的作用[J].上海中医药大学学报,2020,34(6):66-74.

[44] 李永健,方肇勤,唐辰龙,等.2060 例原发性肝癌中医证候分布规律的临床流调研究[J].中国医药学报,2003,18(3):144-146.

[45] 方肇勤,李永健,唐辰龙,等.2060 例原发性肝癌患者证候特点分析[J].中医杂志,2004,45(1):53-54.

第二章

正常气虚证发生的物质基础

本章所阐述的"正常气虚证"专指在健康实验动物群体中一些动物表现出的气虚证,即这些动物不具有已知的遗传或感染性疾病,自出生以来,一直在标准环境中饲养,通常可用于开展各类实验研究。

与普通健康人群类似,在这些正常实验动物如大鼠和(或)小鼠中,也存在一定比例的气虚证动物,因而称之为正常气虚证大鼠和(或)小鼠。那这些正常大鼠和(或)小鼠气虚证是如何发生的呢?发生的内在机制是什么?又是哪些组织器官功能紊乱、基因表达异常所引发的呢?

一、目的

1) 探索和揭示健康动物的气虚证是如何发生的,亦即气虚证发生的物质基础是什么。

2) 探索和揭示哪个或哪些组织器官参与了气虚证的发生,它们之间是否存在某些关系。

3) 探索和揭示哪个或哪些信号通路、基因参与了气虚证的发生,它们之间是否存在某些关系。

二、方法

(一)正常小鼠气虚证的研究

1. 实验动物

昆明种雄性小鼠 250 只,体重 25 ± 1 g,购自上海斯莱克实验动物有限公司,动物生产许可证号为 SCXK(沪)2008-0003。随机取 60 只小鼠作正常对照,剔除其中 10 只体重过重与过轻的小鼠,50 只正常小鼠用于计量化诊法与辨证,常规饲养。其余 190 只小鼠及处理详见本书的第三章。

2. 正常气虚证小鼠的检测与筛选[1-7]

采用项目组建立的计量化诊法工作站及计量化辨证方法,检测每只小鼠旷场水平移动距离、旷场直立次数,爪和尾显微拍照及计算机提取反映红色程度的 r 值,以及抓力、腋温、体重。具体方法如下。

(1)诊法检测

1)小鼠旷场检测:采用标准透明小鼠饲养笼,笼底绘制标准长方格(4.5 cm×5.5 cm)。将同笼 3~5 只小鼠轻轻迅速移入该饲养笼,在上方拍摄小鼠 35 秒的自主活动录像。全部检测结束后,将录像输入电脑。反复播放,逐一对各小鼠 35 秒内跨越长方格数(肩部)、前肢离地直立次数计数(若小鼠持续站立,则每秒计为 1 次,累计),获得各小鼠旷场水平移动距离、旷场直立次数。

2)小鼠爪和尾显微拍照及计算机提取反映红色程度的 r 值:采用 SQF-EA 体视显微镜,接上数码相机接口(显微镜物镜距载物台 180 mm,显微镜放大倍数调至 8 倍),安放 NIKON Coolpix4500 数码相机,令相机显示屏可以清晰显示小鼠的爪、尾图像;3 200 K(色温)250 W 摄像专用光源安放于显微镜右侧,光源距被观察爪、尾 260 mm,距被摄体垂直高度 160 mm,距被摄体水平距离 190 mm,打开光源;设置数码相机参数:手动(M)、曝光模式 M(1/30,F4.5)、最佳拍摄 BSS、取消内置式闪光灯、像素(影像尺寸)1 600×1 200、影像品质(帧数)normal、对焦模式近拍、感光度(ISO)400、矩阵测光(matrix)、曝光锁定 AE-L。抓持者站在拍摄者的左侧,熟练轻持小鼠左后爪或尾,移入显微镜下预设的取景框内;拍照者左手持数码照相机,右手微调显微镜,使视野达到最清晰状态拍摄。全部检测结束后,将所有照片输入电脑,采用photoshop 7.0 图像软件进行图像处理。小鼠掌部颜色图像处理选取范围:取右上侧趾基肉垫的上缘和右侧缘作为取景的上缘和右侧缘,以左下趾基肉垫下缘作为取景的下缘,以左上趾基肉垫的左侧缘作为取景的左侧缘,框定小鼠爪该范围的掌部读取 R、G、B 的色度(R 代表红色,G 代表绿色,B 代表蓝色,为国际标准色的定量)。尾部取镜头中间尾左右边缘和其间距一倍的长度,这样一个长方形范围内作为框定范围,读取 R、G、B 的色度。求出反映红

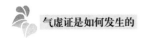

色的程度 r(r ＝ R/(R ＋ G ＋ B))。

3) 小鼠抓力测定：采用 YLS-13A 型大鼠和(或)小鼠抓力测定仪，将小鼠轻轻放在抓力板上，抓住鼠尾沿水平方向轻轻向后牵拉(注意不可猛拉)，待小鼠抓牢抓力板后，均匀用力后拉，致使小鼠松爪，这时仪器会自动记录小鼠的最大抓力，并伴有音响提示。采用配备的软件"YLS 系列药理实验仪器数据通讯程序"可以将所有数值拷贝到电脑 excel 表格中。

4) 小鼠腋温采集：采用数字 WMY-01 型温度计，轻持小鼠，将温度计探头轻轻贴住小鼠腋下中间，并轻轻适度按下，使温度检测探头埋入腋下，至温度读数稳定，记录腋温。

5) 小鼠体重检测：采用 MP200B 型电子天平，称量盘上安放塑料托盘，稳定、平衡、校零后，轻轻将小鼠移入托盘，观察重量后记录。

(2) 计量化辨证

1) 气盛衰度 ＝ 各小鼠水平实测值/正常均数×0.3 ＋ 各小鼠直立实测值/正常均数×0.2 ＋ 各小鼠抓力实测值/正常均数×0.5。大于 1.5 为气盛，小于 0.75 为气虚。

2) 阴盛衰度 ＝ 各小鼠体重/正常组体重均值。小于 0.9 为阴偏虚，小于 0.8 为阴虚。

3) 阳盛衰度 ＝ 各小鼠腋温/正常均数×0.3 ＋ 各小鼠爪 r/正常爪 r 均数×0.5 ＋ 各小鼠尾 r/正常尾 r 均数×0.2。大于 1.02 为阳偏盛，小于 0.98 为阳偏虚，若小于 0.95 则为阳虚。

(3) 动物筛选

从这 50 只正常小鼠中筛选出正常对照小鼠 8 只、正常气虚证小鼠 8 只。

3. 小鼠处死与取材

引颈处死两组小鼠，分别取下丘脑、垂体、甲状腺、肾上腺、睾丸、胸腺、脾脏等组织。

4. 芯片检测

采用 TRIzol(GIBCO BRC)试剂盒及其方法，抽提各组织总 RNA(核糖核酸)，将各 8 个同证候小鼠样本合并。

采用 Affymetrix GeneChip Mouse Exon 1.0 ST Array(小鼠外显子芯片，属表达谱芯片)及其方法进行芯片检测，采用 Iter PLIER 法计算核心基因表达读数值。

RNA 质量毛细管电泳检测,及表达谱芯片检测,于 2009 初委托上海生物芯片有限公司(以下简称"公司")完成。

5. 芯片数据处理基本方法与信息

1) 2009 年公司提供结果数据,每张芯片含 16 654 个核心基因,较 2006 年报告的 16 661 个基因少了 7 个。

2) 工作用表,删除首页中 seqname、mRNA assignment 等栏目,以便数据处理与分析。

3) 各组所有基因相对表达量数据均数校正为 400,替换原始数据(原始数据相对表达量均数波动在 400 上下),以符合芯片检测技术要求 RNA 上样量一致的原则。

4) 以正常对照小鼠 β-actin 为标准,取与正常气虚组 β-actin 的比值,校正正常气虚组所有数据,以符合 RNA 检测普遍采用内参(例如 β-actin)校正的原则,并使得各组所有核心基因准确和客观反映该组织的 RNA 转录的活跃程度。

5) 筛选出芯片 1 987 个标记通路的基因,复制至另一页。

6) 删除信号通路标注中大量冗余信息,保留每个基因标注 1~4 个通路(在 1 987 个基因中,每个基因被标注信号通路多在 1~4 个,5 个罕见)。

6. 比较与研究

1) 依次开展下丘脑、垂体、甲状腺、肾上腺、睾丸、胸腺、脾脏等组织各自 1 987 个信号通路基因的研究。

2) 以正常小鼠为标准,求出正常气虚组小鼠各基因相对表达量比值。

3) 按上调 1.1 或下调 0.9 分别筛选出正常对照小鼠、正常气虚证小鼠各自信号通路优势表达的基因,凡优势者要求基因的相对表达量在 800 及以上;统计各自入选优势基因的相对表达量均数和入选基因数。

4) 分析各自的信号通路基因表达特征。

5) 筛选各组织代表性功能基因,观察其相对表达量。

(二) 正常大鼠气虚证的研究

1. 实验动物

Wistar 雄性大鼠 60 只,体重(382 ± 21)g,购自上海斯莱克实验动物有限责任公司,动物生产许可证号为 SCXK(沪)2007-0005。常规饲养。

2. 正常气虚大鼠的检测与筛选[1-7]

采用项目组建立的计量化诊法工作站及计量化辨证方法,检测每只大鼠

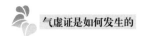

体重、腋温、抓力,旷场水平移动距离、旷场直立次数,爪和尾显微拍照并计算机提取反映红色程度的 r 值。计量化辨证如下。

（1）诊法检测

1）大鼠旷场检测：采用标准透明大鼠饲养笼,笼具底部绘制标准长方格（6.5 cm×7.0 cm）。检测方法同小鼠。

2）大鼠爪和尾显微拍照及计算机提取反映红色程度的 r 值：检测设备和方法同小鼠。

3）大鼠抓力测定：检测设备和方法同小鼠。

4）大鼠腋温采集：检测设备和方法同小鼠。

5）大鼠体重检测：采用 MP1001 型电子天平,检测方法同小鼠。

（2）计量化辨证

1）气盛衰度 = 各大鼠水平实测值/正常均数×0.3 + 各大鼠直立实测值/正常均数×0.2 + 各大鼠抓力实测值/正常均数×0.5。大于 1.30 为气盛;小于 0.9 为气虚,0.8 为气亏,0.7 为气损。

2）阴盛衰度 = 各大鼠体重/正常组体重均值。小于 0.8 为阴虚。

3）阳盛衰度 = 各大鼠腋温/正常均数×0.3 + 各大鼠爪 r/正常爪 r 均数×0.5 + 各大鼠尾 r/正常尾 r 均数×0.2。大于 1.05 为阳盛;小于 0.95 为阳虚,若小于 0.90 为阳亏。

（3）动物筛选

筛选获得：正常对照大鼠、正常气虚证大鼠各 4 只。

3. 大鼠处死与取材

断头处死两组大鼠,分别取下丘脑、垂体、甲状腺、肾上腺、睾丸等组织。

4. 芯片检测

采用 TRIzol(GIBCO BRC)试剂盒及其方法,抽提各组织总 RNA,将各 4 个同证候大鼠样本合并。

采用 Affymetrix GeneChip® Rat Exon 1.0 ST Array(大鼠外显子芯片,属表达谱芯片)及其方法进行芯片检测,采用 Iter PLIER 法计算核心基因表达读数值。

RNA 质量毛细管电泳检测及表达谱芯片检测,于 2009 初委托上海生物芯片有限公司完成。

5. 芯片数据处理基本方法与信息

1）2009 年公司提供结果数据,每张芯片含 8 260 个核心基因。

2）工作用表，删除首页中 seqname、mRNA assignment 等栏目，以便数据处理与分析。

3）各组所有基因相对表达量均数校正为 400，以符合芯片检测技术 RNA 上样量一致的要求。

4）以正常对照大鼠 β-actin 为标准，与气虚组 β-actin 做比值，并采用该比值校正常气虚组所有数据，以符合 RNA 检测普遍采用内参（例如 β-actin）校正的原则，并使得各组所有核心基因准确和客观反映该组织的 RNA 转录的活跃程度。

5）依据基因缩写，从大鼠芯片数据中移入对应基因的信号通路标记，有 869 个基因被标记，复制至另一页。

6）删除信号通路标注中大量冗余信息，保留每个基因标注 1～4 个通路。

6. 比较与研究

筛选各组织代表性功能基因，观察其相对表达量。

三、结果

（一）小鼠

1. 正常对照和正常气虚证小鼠的证候

50 只正常小鼠证候如表 2-1 第一行，气、阴、阳盛衰度均数为 1.00。

1）所入选 8 只正常对照小鼠气、阴、阳平衡，盛衰度均数为 1.00～1.01。

2）所入选 8 只正常气虚证小鼠存在典型的气虚证，气盛衰度均数仅为 0.59；而阴、阳平衡，阴、阳盛衰度均为 1.00～1.01。因此，所筛选获得的正常气虚证小鼠为单纯/单一的气虚证类型。

表 2-1　各组小鼠证候比较*

组别	例数	体重	腋温	抓力	水平	直立	爪 r	尾 r	气盛衰度	阴盛衰度	阳盛衰度
所有正常小鼠	50	40.42	37.53	537.00	14.70	2.30	0.45	0.38	1.00	1.00	1.00
正常对照小鼠	8	40.85	37.59	564.14	14.00	2.25	0.45	0.39	1.01	1.01	1.00
正常气虚小鼠	8	40.85	37.64	496.34	5.50	0.13	0.45	0.38	0.59	1.01	1.00

* 本表单位：体重(g)、腋温(℃)、抓力(g)，下同。

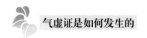

（3）所入选 8 只正常对照小鼠具体体征与证候如表 2-2。

表 2-2　正常对照小鼠证候

编号	体重	腋温	抓力	水平	直立	爪 r	尾 r	气盛衰度	阴盛衰度	阳盛衰度
1	41.74	37.50	439.8	18.00	2.00	0.45	0.39	0.95	1.03	1.01
2	40.18	38.30	556.2	13.00	2.00	0.44	0.38	0.96	0.99	1.00
3	41.70	37.50	529.1	19.00	1.00	0.45	0.38	0.97	1.03	1.01
4	41.95	37.90	529.7	15.00	2.00	0.45	0.40	0.97	1.04	1.01
5	40.32	37.00	725.4	13.00	1.00	0.45	0.39	1.03	1.00	1.00
6	40.14	37.00	649.9	5.00	4.00	0.44	0.37	1.05	0.99	0.99
7	41.86	37.80	551.2	14.00	3.00	0.45	0.39	1.06	1.01	1.01
8	38.94	37.70	531.8	15.00	3.00	0.45	0.39	1.06	0.96	1.01

（4）所入选 8 只正常气虚证小鼠具体体征与证候如表 2-3。

表 2-3　正常气虚证小鼠证候

编号	体重	腋温	抓力	水平	直立	爪 r	尾 r	气盛衰度	阴盛衰度	阳盛衰度
11	39.95	36.80	341.5	10.00	0.00	0.45	0.38	0.52	0.99	0.99
12	41.31	37.10	478.8	4.00	0.00	0.48	0.39	0.53	1.02	1.03
13	42.18	38.00	426.2	4.00	1.00	0.44	0.38	0.57	1.04	0.99
14	41.98	37.70	566.7	2.00	0.00	0.45	0.39	0.57	1.04	1.01
15	39.67	37.50	613.1	7.00	0.00	0.45	0.38	0.57	0.98	1.00
16	40.80	38.10	526.3	7.00	0.00	0.45	0.38	0.63	1.01	1.01
17	39.86	38.30	534.2	7.00	0.00	0.46	0.38	0.64	0.99	1.01
18	41.01	37.60	483.9	10.00	0.00	0.43	0.38	0.65	1.01	0.98

2. 正常对照和正常气虚证小鼠外显子芯片检测结果

（1）各组核心基因相对表达量处理结果

16 654 个核心基因芯片检测数据,各组织和不同组别相对表达量均数如表 2-4。

表 2-4　校正前各组织芯片相对表达量均数

组织	正常对照	正常气虚
下丘脑	417	426
垂体	348	367
甲状腺	362	398
肾上腺	417	384
睾丸	456	528
胸腺	363	370
脾脏	368	378

如之前的方法所介绍,各组所有基因相对表达量均数经校正至 400,并依据正常对照组 β-actin 校正其余各组基因,校正后的正常气虚组各组织相对表达量均数如表 2-5。

表 2-5　校正后各组织芯片相对表达量均数

组织	正常对照	正常气虚
下丘脑	400	388
垂体	400	416
甲状腺	400	493
肾上腺	400	343
睾丸	400	385
胸腺	400	420
脾脏	400	400

后续研究,采用这一校正后的 16 654 个核心基因。

(2) 正常对照和正常气虚证小鼠神经-内分泌系统组织标志性功能基因

1) 下丘脑:如图 2-1 所示,与正常对照相比,正常气虚证小鼠下丘脑 *Trh*、*Gnrh1* 表达增加;而 *Crh* 表达减少。

2) 垂体:如图 2-2 所示,与正常对照相比,正常气虚证小鼠垂体 *Tshb* 表达增加与下丘脑 *Trh* 一致;*Pomc* 表达减少,也与下丘脑 *Crh* 一致;而 *Lhb*、*Fshb* 表达略有减少,与下丘脑 *Gnrh1* 不一致,提示下丘脑已难以促进垂体 *Lhb*、*Fshb* 的表达。

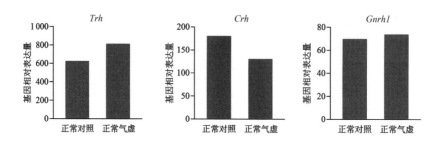

图 2-1　两组小鼠下丘脑标志性功能基因相对表达量比较

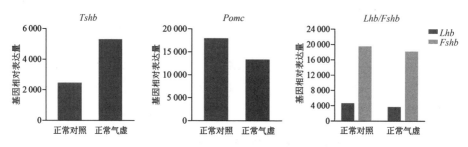

图 2-2　两组小鼠垂体标志性功能基因相对表达量比较

3) 甲状腺：如图 2-3 所示，与正常对照相比，正常气虚证小鼠甲状腺 *Tshr*、*Tg*、*Tpo* 表达增加与垂体 *Tshb* 一致；而 *Slc5a5* 的表达略有减少。

总之，正常气虚证小鼠下丘脑-垂体-甲状腺轴呈兴奋状态。

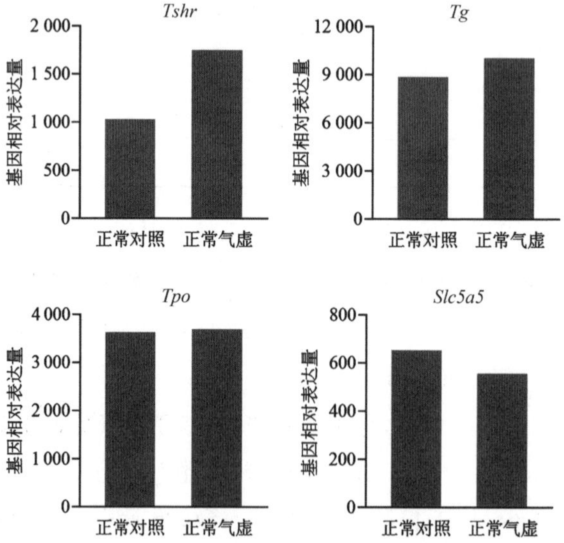

图 2-3　两组小鼠甲状腺标志性功能基因相对表达量比较

4）肾上腺：如图 2-4 所示，与正常对照相比，正常气虚证小鼠肾上腺参与糖皮质激素加工的 *Star*、*Cyp11a1*、*Cyp21a1*、*Hsd3b1*、*Cyp11b2* 基因表达一致下降，肾上腺功能抑制；与下丘脑 *Crh* 表达减少、垂体 *Pomc* 表达减少一致。

亦即正常气虚证小鼠下丘脑-垂体-肾上腺轴抑制。

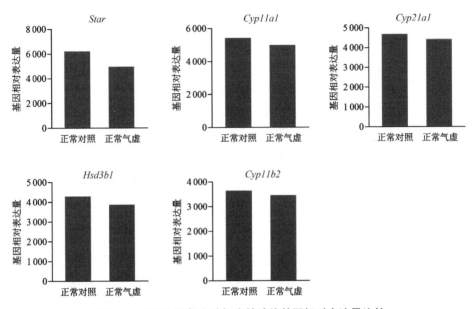

图 2-4　两组小鼠肾上腺标志性功能基因相对表达量比较

5）睾丸：如图 2-5 所示，与正常对照相比，正常气虚证小鼠睾丸参与雄激素加工的 *Star*、*Cyp11a1*、*Hsd3b1*、*Cyp17a1* 基因表达一致下降，呈抑制状态；与垂体 *Lhb*、*Fshb* 表达略有减少一致；但与下丘脑 *Gnrh1* 表达略显增加不一致。

亦即正常气虚证小鼠垂体-性腺轴抑制。

但是，值得注意的是，同样对于垂体-肾上腺轴、垂体-性腺轴的抑制，下丘脑的反应不同，对前者已失去反馈后的调动作用，对后者作用尚存。

这一结果提示，在经历一定时间的应激代偿之后（后文将进一步展开介绍和讨论），正常气虚证小鼠下丘脑-垂体-甲状腺轴仍处于积极的代偿状态，下丘脑-垂体-肾上腺轴已失代偿且呈不活跃状态，而下丘脑-垂体-性腺轴已趋近失代偿。

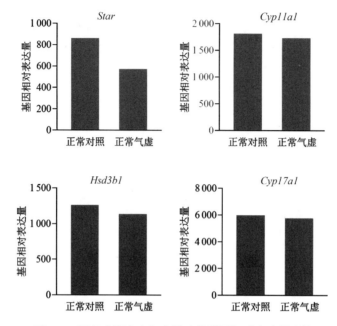

图 2-5 两组小鼠睾丸标志性功能基因相对表达量比较

（3）正常对照和正常气虚证小鼠神经-内分泌-免疫系统组织信号通路

1）下丘脑：正常对照与正常气虚证小鼠互有优势的信号通路。表 2-6 是正常对照与正常气虚证小鼠下丘脑互有优势的信号通路（筛选方法请详见前述的"方法"有关内容）。相比之下，正常气虚证小鼠入选基因的相对表达量大，但基因入选数量少。提示正常气虚证小鼠下丘脑总体上尚处于代偿状态，以应对垂体-肾上腺轴、垂体-性腺轴的抑制。

表 2-6 两组小鼠下丘脑互有优势的信号通路基因相对表达量均数

正常对照优势			正常气虚优势			pathway
数量	正常对照	正常气虚	数量	正常对照	正常气虚	
23	1 291	1 119	8	1 065	1 210	mRNA processing binding Reactome
16	1 284	1 087	3	3 064	3 397	Smooth muscle contraction
15	1 302	1 108	4	2 532	2 821	Calcium regulation in cardiac cells
9	1 489	1 266	2	2 478	2 739	G Protein Signaling
6	1 491	1 300	1	2 699	3 127	G13 Signaling Pathway

（续表）

正常对照优势			正常气虚优势			pathway
数量	正常对照	正常气虚	数量	正常对照	正常气虚	
6	1 421	1 240	1	2 699	3 127	Integrin-mediated cell adhesion
5	1 337	1 158	5	1 230	1 389	Proteasome Degradation
5	1 024	894	2	2 107	2 338	Translation Factors
4	1 791	1 502	2	809	930	Circadian Exercise
2	1 596	1 407	2	769	949	Krebs-TCA Cycle
1	1 805	1 543	1	2 698	3 058	Matrix Metalloproteinases
1	1 561	1 344	1	54	866	Statin Pathway
1	1 260	1 061	1	85	1 194	Steroid Biosynthesis
1	1 260	1 061	1	85	1 194	Glucocorticoid Mineralocorticoid Metabolism
1	1 099	962	5	2 184	2 870	Glycolysis and Gluconeogenesis
1	946	705	2	3 214	3 840	Fatty Acid Degradation

各信号通路所包含差异表达的基因以 G protein signaling 为例（表2-7）。

表 2-7　两组小鼠下丘脑 G 蛋白信号通路及基因的相对表达量

transcript id	symbol	正常对照	正常气虚	pathway
6775473	Gna11	1 645	1 412	G protein signaling
6810067	Pde4d	1 013	831	G protein signaling
6868356	Gnaq	2 031	1 795	G protein signaling
6775412	Gng7	1 397	1 144	G protein signaling
6942553	Gnb2	1 317	1 173	G protein signaling
6948906	Itpr1	1 903	1 703	G protein signaling
6957140	Gpr162	988	889	G protein signaling
6972181	Hras1	1 212	989	G protein signaling
6772550	Pde7b	1 896	1 458	G protein signaling
6900089	Csde1	1 210	1 341	G protein signaling
6910289	Prkacb	3 745	4 137	G protein signaling

　＊鉴于一些组织优势信号通路包含的基因数量多，因此以下不再具体罗列类似于该表的数据。有兴趣读者，可以查看"附录 信号通路列表"，了解各信号通路所包含的具体基因。

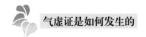

正常对照小鼠下丘脑具有独特优势的信号通路。如表 2-8 所示,正常气虚证小鼠下丘脑一些信号通路呈不活跃状态。

表 2-8　正常对照小鼠下丘脑优势信号通路基因相对表达量均数

数量	正常对照	正常气虚	pathway
7	1 209	1 019	TGF beta signaling pathway
4	1 280	1 088	cell cycle
4	1 226	991	nuclear receptors
4	1 143	959	apoptosis
3	1 388	1 111	striated muscle contraction
3	1 124	932	GPCRDB other
3	1 123	957	MAPK cascade
2	2 528	2 225	GPCRDB class A rhodopsin-like
2	1 739	1 530	glycogen metabolism
2	1 510	1 297	ribosomal proteins
2	1 433	1 194	Wnt signaling
2	1 266	1 094	nucleotide metabolism
2	1 262	1 081	cholesterol biosynthesis
2	1 029	803	ovarian infertility genes
1	3 433	3 030	peptide GPCRs
1	1 622	1 419	small ligand GPCRs
1	1 487	1 338	mRNA processing reactome
1	1 297	1 015	pentose phosphate pathway
1	1 290	1 125	prostaglandin synthesis regulation
1	1 217	1 058	S1P signaling
1	960	761	G1 to S cell cycle reactome
1	944	769	blood clotting cascade
1	853	699	mitochondrial fatty acid betaoxidation

正常气虚证小鼠下丘脑具有独特优势的信号通路(表 2-9)。

表 2-9　正常气虚证小鼠下丘脑优势信号通路基因相对表达量均数

数量	正常对照	正常气虚	pathway
5	2 220	2 515	electron transport chain

2) 垂体：正常对照与正常气虚证小鼠互有优势的信号通路。如表 2-10 所示，正常气虚证小鼠垂体表达下降（不占优势）的基因，在正常组多表达量大，提示正常组虽然上调基因数量不多，但可能作用比较关键。

表 2-10　两组小鼠垂体互有优势的信号通路基因相对表达量均数

正常对照优势			正常气虚优势			pathway
数量	正常对照	正常气虚	数量	正常对照	正常气虚	
29	1 448	958	88	1 111	1 506	mRNA processing binding reactome
2	2 460	2 053	23	1 063	1 510	proteasome degradation
19	2 015	1 175	22	1 280	1 788	smooth muscle contraction
3	2 005	955	17	1 156	1 639	electron transport chain
15	2 058	1 260	15	1 319	1 783	G protein signaling
21	2 046	1 292	15	1 328	1 883	calcium regulation in cardiac cells
7	2 054	1 222	11	1 021	1 399	translation factors
11	1 192	715	11	1 636	2 206	integrin-mediated cell adhesion
6	1 059	619	11	1 015	1 430	apoptosis
2	2 032	1 449	10	1 639	2 126	krebs-TCA cycle
5	1 168	680	10	1 129	1 562	TGF beta signaling pathway
4	1 701	1 213	9	1 175	1 615	Wnt signaling
3	1 278	913	9	831	1 256	G1 to S cell cycle reactome
3	1 223	871	9	1 678	2 270	G13 signaling pathway
1	825	162	9	919	1 381	RNA transcription reactome
6	1 972	1 174	8	984	1 371	circadian exercise
4	1 553	964	8	1 144	1 543	cell cycle
2	3 859	3 236	7	1 137	1 470	prostaglandin synthesis regulation
2	2 619	1 979	7	745	1 093	GPCRDB other
4	1 793	728	7	907	1 215	nuclear receptors

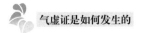

（续表）

正常对照优势			正常气虚优势			pathway
数量	正常对照	正常气虚	数量	正常对照	正常气虚	
8	1 648	1 181	7	2 047	2 505	glycolysis and gluconeogenesis
4	1 563	831	7	923	1 252	glycogen metabolism
3	1 130	713	7	997	1 453	fatty acid degradation
1	1 844	1 449	6	1 504	1 915	ribosomal proteins
2	1 118	635	6	1 135	1 457	statin pathway
2	1 072	731	6	849	1 303	mitochondrial fatty acid betaoxidation
3	1 932	902	5	1 130	1 614	ovarian infertility genes
1	1 560	1 263	4	786	1 173	DNA replication reactome
1	1 356	526	3	673	955	nucleotide metabolism
2	1 345	579	3	686	991	inflammatory response pathway
3	1 335	554	3	1 352	1 910	S1P signaling
7	1 194	718	2	1 629	1 911	MAPK cascade
1	865	687	2	775	1 214	blood clotting cascade

正常气虚证小鼠垂体独特优势表达的信号通路。如表 2-11 所示，有 cholesterol biosynthesis、fatty acid synthesis 等。

表 2-11　正常气虚证小鼠垂体优势信号通路基因相对表达量均数

数量	正常对照	正常气虚	pathway
6	1 189	1 606	cholesterol biosynthesis
5	1 112	1 451	GPCRDB class A rhodopsin-like
5	1 484	1 911	peptide GPCRs
3	922	1 247	fatty acid synthesis
2	634	1 139	glucocorticoid mineralocorticoid metabolism
2	2 004	2 433	acetylcholine synthesis
1	721	1 015	small ligand GPCRs
1	1 178	2 019	nucleotide GPCRs
1	792	1 023	monoamine GPCRs

3）甲状腺：正常对照与正常气虚证小鼠互有优势的信号通路。如表 2-12 所示，与正常对照小鼠相比，正常气虚证小鼠甲状腺信号通路很活跃，基因上调数量多、表达量大，处于积极的代偿状态。

表 2-12　两组小鼠甲状腺互有优势的信号通路基因相对表达量均数

正常对照优势			正常气虚优势			pathway
数量	正常对照	正常气虚	数量	正常对照	正常气虚	
4	1 820	1 043	99	1 270	1 639	mRNA processing binding reactome
4	3 066	2 559	39	1 475	1 932	smooth muscle contraction
1	2 595	2 284	35	1 308	1 907	electron transport chain
2	1 170	824	33	1 526	1 960	calcium regulation in cardiac cells
2	1 219	957	28	1 321	1 659	G protein signaling
3	1 469	1 168	23	1 326	1 631	integrin-mediated cell adhesion
1	2 238	1 998	16	1 751	2 273	krebs-TCA Cycle
2	1 499	617	15	1 020	1 331	apoptosis
1	1 110	726	12	1 386	1 818	prostaglandin synthesis regulation
4	1 921	1 582	11	1 466	2 010	circadian exercise
1	1 160	903	11	1 243	1 677	cell cycle
1	1 266	1 109	10	1 313	1 760	mitochondrial fatty acid betaoxidation
2	961	749	10	1 308	1 655	Wnt signaling
6	1 491	1 029	10	1 211	1 570	TGF beta signaling pathway
1	1 160	903	10	975	1 421	G1 to S cell cycle reactome
1	3 920	3 466	9	1 331	1 642	glycogen metabolism
1	1 194	972	9	1 290	1 584	G13 signaling pathway
5	1 528	1 028	7	1 010	1 248	inflammatory response pathway
2	890	768	6	987	1 361	GPCRDB class A rhodopsin-like
2	857	671	6	1 028	1 338	S1P signaling
2	890	768	6	926	1 324	peptide GPCRs
1	885	680	5	1 944	2 455	GPCRDB other
9	2 453	1 935	4	2 975	3 817	striated muscle contraction

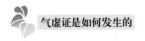

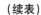（续表）

正常对照优势			正常气虚优势			pathway
数量	正常对照	正常气虚	数量	正常对照	正常气虚	
1	1 086	927	4	1 424	1 662	statin pathway
2	1 316	958	3	1 255	1 442	nuclear receptors
1	885	680	2	2 784	3 681	GPCRDB class B secretin-like
1	879	772	2	781	1 147	small ligand GPCRs
1	1 518	826	1	1 391	1 806	nucleotide GPCRs
6	1 451	942	1	867	1 344	complement activation classical

正常气虚证小鼠甲状腺独特高表达的信号通路。如表 2-13 所示，在正常气虚甲状腺独特高表达的信号通路中，一些通路，如 MAPK cascade、translation factors、RNA transcription reactome、ribosomal proteins、glycolysis and gluconeogenesis、cholesterol biosynthesis 等应该是比较重要的。

表 2-13　正常气虚证小鼠甲状腺优势信号通路基因相对表达量均数

数量	正常对照	正常气虚	pathway
29	1 238	1 743	proteasome degradation
19	1 483	1 968	fatty acid degradation
14	1 052	1 484	translation factors
13	1 718	2 189	glycolysis and gluconeogenesis
11	1 244	1 587	MAPK cascade
9	874	1 208	RNA transcription reactome
9	1 181	1 636	ribosomal proteins
7	800	1 225	cholesterol biosynthesis
5	1 421	2 091	pentose phosphate pathway
3	1 887	2 458	ovarian infertility genes
3	768	911	nucleotide metabolism
3	969	1 168	matrix metalloproteinases
3	941	1 503	eicosanoid synthesis

（续表）

数量	正常对照	正常气虚	pathway
2	900	1 276	steroid biosynthesis
2	883	1 066	DNA replication reactome
2	2 814	3 402	acetylcholine synthesis
1	828	1 006	heme biosynthesis
1	2 572	2 965	GPCRDB class C metabotropic glutamate pheromone
1	710	1 110	glucocorticoid mineralocorticoid metabolism
1	894	1 659	biogenic amine synthesis

4）肾上腺：正常对照与正常气虚证小鼠互有优势的信号通路。正常气虚证小鼠肾上腺多数信号通路基因表达显著降低，这些信号通路的不活跃，可能反映了正常气虚证小鼠气虚发生的物质基础：肾上腺功能减退（表 2-14）。

表 2-14　两组小鼠肾上腺互有优势的信号通路基因相对表达量均数

正常对照优势			正常气虚优势			pathway
数量	正常对照	正常气虚	数量	正常对照	正常气虚	
65	1 528	1 016	5	1 234	1 415	mRNA processing binding reactome
20	1 713	1 272	9	1 090	1 276	integrin-mediated cell adhesion
20	1 430	1 082	2	947	1 200	smooth muscle contraction
18	1 525	1 168	2	779	1 015	calcium regulation in cardiac cells
18	1 492	1 216	2	1 087	1 275	proteasome degradation
18	1 658	1 237	1	1 849	2 064	electron transport chain
17	1 186	813	2	2 152	2 396	circadian exercise
11	1 591	1 083	1	1 010	1 128	G13 signaling pathway
11	1 365	980	3	854	997	translation factors
11	1 569	1 195	3	1 493	1 868	TGF beta signaling pathway
10	1 677	1 229	2	973	1 210	G protein signaling
7	2 519	1 964	1	459	812	glycolysis and gluconeogenesis
7	1 175	904	5	1 000	1 137	apoptosis

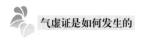

（续表）

正常对照优势			正常气虚优势			pathway
数量	正常对照	正常气虚	数量	正常对照	正常气虚	
7	1 063	789	1	1 492	1 954	glycogen metabolism
6	1 543	1 336	4	1 078	1 221	MAPK cascade
5	2 383	1 735	2	833	1 253	statin pathway
5	1 747	1 032	1	1 222	1 375	nuclear receptors
4	1 503	1 094	1	733	907	cell cycle
4	1 701	1 235	4	973	1 203	Wnt signaling
4	1 594	1 123	2	916	1 304	ovarian infertility genes
4	1 156	730	2	834	1 020	G1 to S cell cycle reactome
3	1 664	1 245	2	1 304	1 463	S1P signaling
3	1 002	807	1	1 492	1 954	steroid biosynthesis
2	1 116	896	2	994	1 202	GPCRDB other
1	1 441	1 208	1	936	1 070	complement activation classical
1	908	603	1	1 897	2 180	inflammatory response pathway

正常小鼠肾上腺独特高表达的基因。下表 2-15 多数优势信号通路，仅出现在正常对照小鼠中，而正常气虚证小鼠呈现抑制，可能具有重要的生理作用和病理意义。

表 2-15　正常对照小鼠肾上腺优势信号通路基因相对表达量均数

数量	正常对照	正常气虚	pathway
21	2 353	1 859	fatty acid degradation
17	1 948	1 492	krebs-TCA cycle
10	2 002	1 571	mitochondrial fatty acid betaoxidation
7	1 386	1 133	ribosomal proteins
6	2 199	1 797	prostaglandin synthesis regulation
6	1 321	972	GPCRDB class A rhodopsin-like
6	1 340	1 025	cholesterol biosynthesis
4	1 329	966	peptide GPCRs

（续表）

数量	正常对照	正常气虚	pathway
3	1 211	971	RNA transcription reactome
3	3 090	2 349	acetylcholine synthesis
2	2 102	1 660	striated muscle contraction
2	2 058	1 580	pentose phosphate pathway
2	1 022	778	biogenic amine synthesis
1	871	558	nucleotide metabolism
1	1 198	992	monoamine GPCRs
1	957	844	matrix metalloproteinases
1	1 535	1 338	glucocorticoid mineralocorticoid metabolism
1	828	333	DNA replication reactome

5）睾丸：正常对照与正常气虚证小鼠互有优势的信号通路。如表 2-16 所示，与正常对照小鼠比较，正常气虚证小鼠，睾丸信号通路基因表达不活跃，表现为上调基因数量少、表达量低，睾丸处于全面抑制状态；亦即睾丸功能下降可能是气虚证重要的物质基础之一。而且正常对照小鼠优势表达的基因与通路，代表了睾丸重要的生物功能。

表 2-16　两组小鼠睾丸互有优势的信号通路基因相对表达量均数

正常对照优势			正常气虚优势			pathway
数量	正常对照	正常气虚	数量	正常对照	正常气虚	
40	1 615	1 321	14	1 078	1 329	mRNA processing binding reactome
11	1 392	1 165	3	1 446	1 760	proteasome degradation
10	1 440	1 129	5	1 185	1 400	electron transport chain
8	1 537	1 244	1	732	838	krebs-TCA cycle
8	1 520	1 278	1	792	966	cell cycle
8	1 335	1 124	1	740	900	apoptosis
8	1 499	1 288	1	742	1 085	G protein signaling
7	2 090	1 709	1	13	972	glycolysis and gluconeogenesis
7	1 430	1 180	2	939	1 089	Wnt signaling

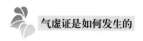
（续表）

正常对照优势			正常气虚优势			pathway
数量	正常对照	正常气虚	数量	正常对照	正常气虚	
6	1 480	1 226	1	1 503	1 804	translation factors
4	1 596	1 249	1	803	957	eicosanoid synthesis
4	1 359	1 150	1	1 503	1 804	circadian exercise
3	1 231	1 010	2	1 265	1 402	G13 signaling pathway
2	2 137	1 827	1	803	957	prostaglandin synthesis regulation
2	1 145	897	1	717	970	ribosomal proteins
2	990	866	1	908	1 029	ovarian infertility genes
2	928	757	2	819	979	complement activation classical
2	984	790	1	985	1 375	TGF beta signaling pathway
1	1 509	1 303	2	939	1 089	glycogen metabolism
1	1 228	976	4	854	999	RNA transcription reactome
1	1 115	964	1	2 627	3 352	matrix metalloproteinases

正常对照小鼠睾丸独特高表达的信号通路。如表 2-17 所示，正常小鼠睾丸独特高表达的信号通路有 MAPK cascade、G1 to S cell cycle reactome、fatty acid degradation、mitochondrial fatty acid betaoxidation、integrin-mediated cell adhesion 等，正常气虚证小鼠信号通路呈相对不活跃状态，可能提示气虚小鼠性腺功能减弱。

表 2-17　正常对照小鼠睾丸优势的信号通路基因相对表达量均数

数量	正常对照	正常气虚	pathway
14	1 399	1 212	smooth muscle contraction
13	1 240	1 054	calcium regulation in cardiac cells
7	1 451	1 154	integrin-mediated cell adhesion
3	1 151	950	statin pathway
3	966	760	mitochondrial fatty acid betaoxidation
3	1 516	1 301	MAPK cascade
3	1 563	1 204	fatty acid degradation

（续表）

数量	正常对照	正常气虚	pathway
2	909	787	striated muscle contraction
2	970	851	G1 to S cell cycle reactome
2	910	788	acetylcholine synthesis
1	1 167	1 034	small ligand GPCRs
1	1 141	980	S1P signaling
1	911	606	nuclear receptors
1	1 726	1 503	inflammatory response pathway
1	1 046	829	fatty acid synthesis

6）胸腺：正常对照与正常气虚证小鼠互有优势的信号通路。如表2-18所示，正常气虚证小鼠胸腺活跃：上调基因数量多，但表达量略逊于正常对照，提示胸腺处于积极代偿中，可能是为了应对基础免疫低下导致的频繁感染。

表2-18　两组小鼠胸腺互有优势的信号通路基因相对表达量均数

正常对照优势			正常气虚优势			pathway
数量	正常对照	正常气虚	数量	正常对照	正常气虚	
12	1 433	1 171	84	1 444	1 797	mRNA processing binding reactome
3	1 573	1 303	18	1 313	1 585	G1 to S cell cycle reactome
10	1 483	1 256	17	1 375	1 612	smooth muscle contraction
13	1 434	1 112	16	1 402	1 705	integrin-mediated cell adhesion
7	1 430	1 210	15	1 323	1 637	proteasome degradation
7	1 742	1 456	14	1 542	1 853	G protein signaling
6	1 224	1 019	12	1 258	1 452	apoptosis
8	1 623	1 380	12	1 501	1 808	calcium regulation in cardiac cells
2	1 290	1 010	11	1 358	1 596	Wnt signaling
7	1 548	1 305	11	1 533	1 853	electron transport chain
4	1 807	1 404	10	1 871	2 295	G13 signaling pathway
2	1 237	940	10	1 159	1 533	GPCRDB class A rhodopsin-like

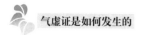

（续表）

正常对照优势			正常气虚优势			pathway
数量	正常对照	正常气虚	数量	正常对照	正常气虚	
3	1 159	941	9	1 052	1 362	krebs-TCA cycle
3	1 162	941	9	947	1 244	RNA transcription reactome
4	1 162	880	6	1 575	1 845	MAPK cascade
6	1 450	1 095	5	1 607	1 894	TGF beta signaling pathway
2	1 375	1 050	4	1 788	2 207	glycolysis and gluconeogenesis
1	1 161	923	3	1 415	1 790	nucleotide metabolism
4	1 649	1 245	3	1 851	2 324	nuclear receptors
1	1 752	1 568	3	1 622	1 959	fatty acid synthesis
3	2 049	1 601	19	1 344	1 695	cell cycle
1	2 936	2 569	15	1 039	1 376	DNA replication reactome
4	2 246	1 793	12	1 259	1 634	translation factors
3	1 549	1 241	11	1 073	1 367	GPCRDB other
4	2 016	1 669	7	1 308	1 726	circadian exercise
2	1 880	1 525	6	1 279	1 668	peptide GPCRs
1	2 163	1 946	5	1 521	1 837	prostaglandin synthesis regulation
1	985	837	4	815	928	fatty acid degradation
1	2 262	1 973	4	875	1 082	ribosomal proteins
2	1 871	1 452	2	2 774	3 088	ovarian infertility genes
2	2 534	2 128	2	1 882	2 312	S1P signaling
3	2 148	1 894	2	1 333	1 595	striated muscle contraction
1	4 018	3 569	2	1 971	2 456	inflammatory response pathway
4	1 132	901	1	1 279	1 452	statin pathway
1	2 373	2 055	1	1 201	1 450	complement activation classical

正常气虚证小鼠胸腺独特优势信号通路。如表 2-19 所示，主要有 GPCRDB class B secretin-like、small ligand GPCRs、mitochondrial fatty acid betaoxidation。

表 2-19　正常气虚证小鼠胸腺优势信号通路基因相对表达量均数

数量	正常对照	正常气虚	pathway
4	904	1 051	mitochondrial fatty acid betaoxidation
4	1 203	1 572	GPCRDB class B secretin-like
3	798	1 099	small ligand GPCRs
2	1 002	1 161	steroid biosynthesis
2	992	1 163	pentose phosphate pathway
2	1 222	1 563	mRNA processing reactome
2	1 032	1 405	monoamine GPCRs
2	873	1 113	glycogen metabolism
1	3 131	3 640	nucleotide GPCRs
1	1 466	1 669	matrix metalloproteinases
1	1 279	1 452	cholesterol biosynthesis

7) 脾脏:正常对照与正常气虚证小鼠互有优势的信号通路。如表 2-20 所示,相对而言,正常小鼠,脾脏略不活跃;而正常气虚证小鼠脾脏却显得略活跃:优势表达的基因数量略多,如 ribosomal proteins、apoptosis,以及 G1 to S cell cycle reactome、translation factors、mRNA processing binding reactome、electron transport chain、proteasome degradation 等。

表 2-20　两组小鼠脾脏互有优势的信号通路基因相对表达量均数

正常对照优势			正常气虚优势			pathway
数量	正常对照	正常气虚	数量	正常对照	正常气虚	
18	1 505	1 272	23	989	1 188	mRNA processing binding reactome
5	1 532	1 315	13	1 116	1 342	proteasome degradation
2	1 207	1 013	11	1 168	1 380	apoptosis
5	1 729	1 469	8	1 274	1 481	electron transport chain
2	2 192	1 765	8	847	1 000	GPCRDB class A rhodopsin-like
2	1 478	1 284	6	875	1 019	translation factors
16	1 640	1 402	5	1 576	1 819	integrin-mediated cell adhesion
7	1 855	1 612	5	1 437	1 646	G protein signaling

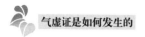

(续表)

正常对照优势			正常气虚优势			pathway
数量	正常对照	正常气虚	数量	正常对照	正常气虚	
7	1 963	1 693	5	979	1 141	calcium regulation in cardiac cells
1	935	814	4	2 106	2 475	ribosomal proteins
2	1 047	867	4	1 132	1 412	GPCRDB other
9	1 682	1 442	4	1 009	1 182	smooth muscle contraction
3	1 764	1 410	4	775	925	peptide GPCRs
2	1 081	914	4	876	983	G1 to S cell cycle reactome
5	1 820	1 571	3	3 104	3 602	G13 signaling pathway
1	1 243	1 079	3	1 640	1 828	prostaglandin synthesis regulation
4	1 587	1 298	3	883	1 008	cell cycle
4	2 174	1 827	3	1 190	1 370	inflammatory response pathway
1	992	840	2	1 150	1 308	nuclear receptors
2	1 118	911	2	1 037	1 173	fatty acid degradation
2	1 287	1 090	2	1 153	1 347	krebs-TCA Cycle
3	2 354	1 930	2	1 842	2 067	circadian exercise
4	2 018	1 632	1	3 133	4 065	TGF beta signaling pathway
1	1 185	1 033	1	1 209	1 385	small ligand GPCRs
2	1 344	635	1	1 212	1 416	glycolysis and gluconeogenesis
5	1 644	1 427	1	1 209	1 385	S1P signaling
1	1 001	813	1	603	856	blood clotting cascade
1	1 023	52	1	730	862	steroid biosynthesis

正常小鼠脾脏独特高表达的基因。如表 2-21 所示，正常小鼠代谢较活跃，其脾脏独特优势信号通路有 Wnt signaling、glycogen metabolism 等。

表 2-21　正常对照小鼠脾脏优势信号通路基因相对表达量均数

数量	正常对照	正常气虚	pathway
3	1 608	1 325	Wnt signaling
3	1 380	1 172	glycogen metabolism

（续表）

数量	正常对照	正常气虚	pathway
2	1 321	1 126	MAPK cascade
2	1 247	1 022	heme biosynthesis
1	1 983	1 698	striated muscle contraction
1	1 124	960	matrix metalloproteinases
1	1 023	52	glucocorticoid mineralocorticoid metabolism
1	2 781	2 378	fatty acid synthesis
1	886	631	eicosanoid synthesis

正常气虚证小鼠脾脏独特高表达的基因。如表 2-22 所示,正常气虚证小鼠脾脏免疫较活跃。

表 2-22　正常气虚证小鼠脾脏优势信号通路基因相对表达量均数

数量	正常对照	正常气虚	pathway
5	859	971	DNA replication reactome
4	1 483	1 837	complement activation classical
2	934	1 044	RNA transcription reactome
2	954	1 136	nucleotide metabolism
2	851	996	monoamine GPCRs
1	1 084	1 228	statin pathway
1	905	1 151	pentose phosphate pathway
1	1 284	1 627	nucleotide GPCRs
1	826	960	mitochondrial fatty acid betaoxidation

（4）正常对照和正常气虚证小鼠神经-内分泌-免疫系统组织信号通路总体特征

为了从整体上把握正常气虚证小鼠神经-内分泌-免疫系统组织信号通路的活跃程度(与正常对照小鼠比较),我们计算每个组织两个组别信号通路入选优势基因的相对表达量总量(数量×相对表达量均数),视为该组织的活跃度;然后计算正常气虚证小鼠活跃度/正常对照小鼠活跃度,得到各组织正常气虚证小鼠的相对活跃度,如表 2-23。

表 2-23　两组小鼠神经-内分泌-免疫系统组织信号通路总体特征

组织	组别	数量	相对表达量均数	活跃度	正常气虚相对活跃度
下丘脑	正常对照优势	115	1 331	153 009	0.48
下丘脑	正常气虚优势	36	2 035	73 260	
垂体	正常对照优势	136	1 598	217 267	2.20
垂体	正常气虚优势	310	1 544	478 677	
甲状腺	正常对照优势	54	1 653	89 274	8.41
甲状腺	正常气虚优势	437	1 718	750 788	
肾上腺	正常对照优势	295	1 564	461 267	0.15
肾上腺	正常气虚优势	50	1 348	67 414	
睾丸	正常对照优势	152	1 457	221 405	0.26
睾丸	正常气虚优势	44	1 297	57 089	
胸腺	正常对照优势	105	1 516	159 155	3.12
胸腺	正常气虚优势	294	1 691	497 072	
脾脏	正常对照优势	98	1 550	151 877	1.09
脾脏	正常气虚优势	118	1 399	165 061	

正常对照和正常气虚证小鼠神经-内分泌-免疫系统组织信号通路总体特征如图 2-6。

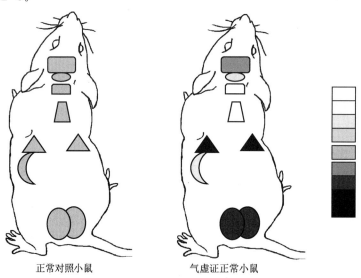

正常对照小鼠　　　　　气虚证正常小鼠

图 2-6　两组小鼠神经-内分泌-免疫系统组织信号通路总体特征

＊图中的框,自上往下依次代表下丘脑、垂体(椭圆)、甲状腺、胸腺(梯形)、肾上腺(2个三角形)、脾脏(月牙形)、睾丸(2个椭圆形)。

＊＊图中:左图灰色代表居中;浅于灰色代表活跃,颜色愈浅愈活跃;深于灰色代表抑制,颜色愈深愈抑制。下同。

(二) 大鼠

1. 正常对照和正常气虚证大鼠的证候

各组大鼠证候如表 2-24。

表 2-24 各组大鼠证候比较

组别	例数	体重	腋温	抓力	水平	垂直	爪 r	尾 r	气盛衰度	阴盛衰度	阳盛衰度
所有正常对照	60	423	37.41	2 013	7.68	2.18	0.410	0.407	1.000	1.000	1.000
正常对照	4	435	37.43	2 096	9.75	1.75	0.414	0.403	1.014	1.027	1.004
正常气虚	4	430	37.48	1 596	3.00	1.00	0.412	0.401	0.575	1.017	1.001

（1）所入选 4 只正常对照大鼠气、阴、阳平衡，气盛衰度在 1.00～1.02（表 2-25）。

表 2-25 正常对照大鼠证候

编号	体重	腋温	抓力	水平	垂直	爪 r	尾 r	气盛衰度	阴盛衰度	阳盛衰度
1	440	37.10	1 769	19.00	0.00	0.418	0.402	0.999	1.051	1.008
2	420	37.50	2 283	11.00	1.00	0.414	0.393	1.020	1.003	1.002
3	443	37.50	2 019	5.00	3.00	0.419	0.402	1.013	1.036	1.007
4	435	37.60	2 313	4.00	3.00	0.407	0.415	1.023	1.017	1.000

（2）所入选 4 只正常气虚大鼠存在典型的气虚，气盛衰度在 0.56～0.59，而且没有明显的阴虚与阳虚（表 2-26）。

因此，所筛选获得的正常气虚证大鼠是一个单纯和（或）单一的气虚证。

表 2-26 正常气虚证大鼠证候

编号	体重	腋温	抓力	水平	垂直	爪 r	尾 r	气盛衰度	阴盛衰度	阳盛衰度
11	451	37.40	1 447	7.00	0.00	0.415	0.392	0.572	1.077	1.001
12	431	37.50	1 270	4.00	1.00	0.414	0.396	0.560	1.030	1.003
13	439	37.40	2 124	0.00	1.00	0.413	0.388	0.586	1.026	0.993
14	400	37.60	1 543	1.00	2.00	0.408	0.429	0.581	0.935	1.008

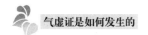

2. 正常对照和正常气虚证大鼠外显子芯片检测结果

（1）各组核心基因相对表达量处理结果

结果呈现的 8 260 个核心基因芯片检测数据，各组织和不同组别相对表达量均数如表 2-27：

表 2-27　校正前各组织芯片相对表达量均数

组别	正常对照	正常气虚
下丘脑	333	323
垂体	301	303
肾上腺	301	273
甲状腺	267	261
睾丸	315	302

如之前的方法所介绍，各组所有 8 260 个核心基因相对表达量均数经校正至 400，并依据正常对照组 β-actin 校正其余各组基因，校正后的正常气虚组各组织相对表达量均数如表 2-28：

表 2-28　校正后各组织芯片相对表达量均数

组别	正常对照	正常气虚
下丘脑	400	413
垂体	400	379
肾上腺	400	336
甲状腺	400	327
睾丸	400	422

后续研究，采用这一校正后的 8 260 个核心基因数据。

（2）正常对照和正常气虚证大鼠神经-内分泌系统组织标志性功能基因

1）下丘脑：如图 2-7 所示，与正常对照相比，正常气虚大鼠下丘脑 *Trh*、*Gnrh1* 表达抑制；而 *Crh* 表达轻度增加。

2）垂体：如图 2-8 所示，与正常对照相比，正常气虚大鼠垂体 *Tshb* 表达略减，与下丘脑 *Trh* 一致；*Pomc* 表达增加，也与下丘脑 *Crh* 表达一致；*Fshb* 表达略有减少，与下丘脑 *Gnrh1* 一致，而 *Lhb* 基本不表达（图略）。

3）甲状腺：如图 2-9 所示，与正常对照相比，正常气虚大鼠甲状腺 *Tshr*、*Tg*、*Tpo*、*Slc5a5* 等表达均减少，与垂体 *Tshb* 表达下调一致。

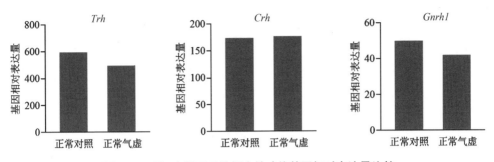

图 2-7　两组大鼠下丘脑标志性功能基因相对表达量比较

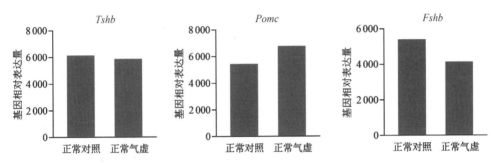

图 2-8　两组大鼠垂体标志性功能基因相对表达量比较

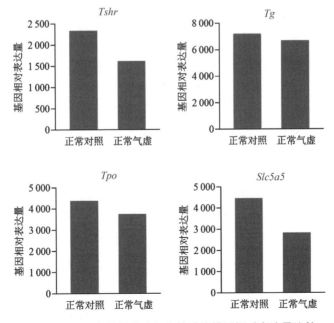

图 2-9　两组大鼠甲状腺标志性功能基因相对表达量比较

总之,正常气虚大鼠下丘脑-垂体-甲状腺轴呈不活跃状态。

4) 肾上腺:如图 2-10 所示,与正常对照相比,正常气虚大鼠肾上腺参与糖皮质激素加工的 *Star*、*Cyp11a1*、*Hsd3b1* 基因表达一致下降,*Cyp21a1*、*Cyp11b2* 基因表达略有升高,总体上肾上腺糖皮质激素加工功能抑制。提示,下丘脑 *Crh* 和垂体 *Pomc* 表达增加,是针对肾上腺功能减退、负反馈消失而采取的积极促进作用表现。

该结果还提示,大鼠肾上腺轴功能减退,始动机制发生在肾上腺,而不是下丘脑和垂体。

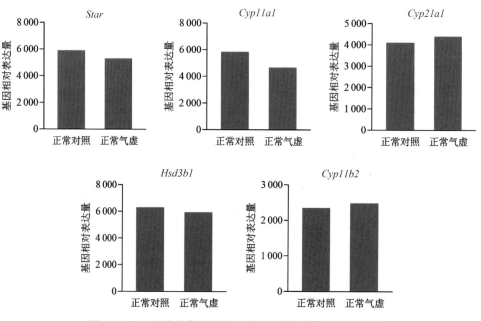

图 2-10 两组大鼠肾上腺标志性功能基因相对表达量比较

5) 睾丸:如图 2-11 所示,与正常对照相比,正常气虚大鼠睾丸参与雄激素加工的 *Star* 基因表达上调,*Cyp11a1*、*Hsd3b1*、*Cyp17a1* 基因表达轻度下降,总体上睾丸加工性激素功能略显欠活跃。但下丘脑 *Gnrh1*、垂体 *Fshb* 表达并未出现积极的促进作用(反而下调),与其积极促进肾上腺不同,提示大鼠在内分泌轴的调节方面有所侧重,更倾向于调动和保障肾上腺功能的作用。

总之,正常气虚大鼠下丘脑-垂体-性腺轴呈轻度抑制状态。

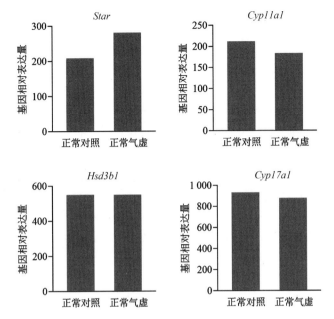

图 2-11 两组大鼠睾丸标志性功能基因相对表达量比较

（3）正常对照和正常气虚证大鼠神经-内分泌系统组织信号通路总体特征

为了从整体上把握正常气虚证大鼠神经-内分泌系统组织信号通路的活跃程度（与正常对照大鼠比较），我们计算出每个组织两个组别信号通路入选优势基因的相对表达量总量（数量×相对表达量均数），视为该组织的活跃度；然后计算正常气虚大鼠活跃度/正常对照大鼠活跃度，得到各组织正常气虚大鼠的相对活跃度（表 2-29）。其中，气虚证大鼠睾丸信号通路相对活跃度较高，与该组大鼠下丘脑-垂体-睾丸轴组织标志性功能基因下调不一致，且入选基因表达量偏低，可能与其生精上皮细胞周期性活动有关。

表 2-29 两组大鼠神经-内分泌系统组织信号通路总体特征

组织	组别	数量	相对表达量均数	活跃度	正常气虚相对活跃度
下丘脑	正常对照优势	56	1 665	93 216	0.99
下丘脑	正常气虚优势	53	1 736	91 995	
垂体	正常对照优势	137	1 645	225 312	0.27
垂体	正常气虚优势	44	1 386	60 991	

（续表）

组织	组别	数量	相对表达量均数	活跃度	正常气虚相对活跃度
甲状腺	正常对照优势	139	1 883	261 709	0.12
甲状腺	正常气虚优势	23	1 341	30 843	
肾上腺	正常对照优势	147	1 761	258 825	0.18
肾上腺	正常气虚优势	29	1 566	45 428	
睾丸	正常对照优势	6	3 090	18 543	3.55
睾丸	正常气虚优势	52	1 265	65 798	

正常对照和正常气虚证大鼠神经-内分泌系统组织信号通路总体特征见图 2-12。

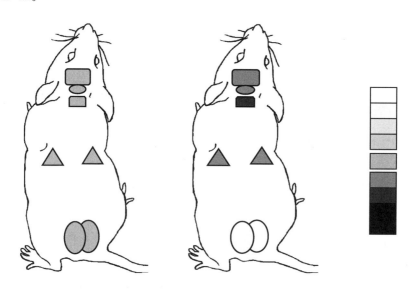

正常对照大鼠　　　　　　　　正常气虚大鼠

图 2-12　两组大鼠神经-内分泌-免疫系统组织信号通路总体特征

四、讨论

1. 探究气虚证发生机制的意义

在漫长的人类历史中，饥饿、寄生虫和致病微生物所导致的感染和（或）

疾病、恐惧（失业和生活物质来源困难、战争、自然灾害等）、寒暑、过度劳累的长期积累等是气虚证发生的主要诱因。随着人类经济和社会的发展，这些情况已在不同范围和极大程度上得以改善，甚至从根本上消失了。

但是，即便衣食无忧，正常人群也还是有气虚证的发生，从而影响到这些人群的生活质量，甚至容易引发一些常见病，而且患病后往往难以治愈和康复。

因此，探索健康人群气虚证及其发生的诱因和机制，以便积极应对与调治，是具有积极意义和社会需求的。

从中医基础理论角度而言，探索和揭示最为常见的证候——气虚证的物质基础，也是一桩十分重要和基础性的研究工作。

而采用正常小鼠和大鼠开展有关探索，不失为一条有效的途径。

2. 本研究所采用的主要方法

（1）正常气虚证动物的获得

本研究采用我们团队创建的大鼠/小鼠诊法与辨证工作站及其方法，从正常小鼠和大鼠中检测和筛选出正常气虚证小鼠和大鼠，具体为从 50 只正常小鼠中筛选出正常对照小鼠 8 只、正常气虚证小鼠 8 只；从 60 只正常大鼠中筛选出正常对照大鼠 4 只、正常气虚证大鼠 4 只。

该技术的原理是模拟人类气虚主要表现为乏力、懒动这一特征。大鼠和小鼠有类似表现，即同样处于一陌生环境中（例如旷场），大鼠和小鼠会表现为巡视、前肢离地站立等。此时，气虚大鼠和小鼠会表现出懒动，令这些行为的发生频次和幅度减少；在抓力测试中，气虚大鼠和小鼠也会表现出乏力，易于被检测者从抓力仪上拉脱，令最大抓力值偏低。而综合两个检测值，并依据各检测值的灵敏度和重现性予以赋值，折算出"气盛衰度"，可以计量化评价被检测大鼠或小鼠的气虚与否及程度。因此，综合旷场和抓力检测，可以比较可靠和准确地筛选出正常气虚证大鼠和小鼠，贴近临床实际。

该技术的优点还在于，对被检测小鼠和大鼠没有创伤，可以重复检测，在辨证论治实验中可以反复检测和疗效评价。

（2）观察组织

本研究观察了小鼠下丘脑、垂体、甲状腺、肾上腺、睾丸，以及胸腺、脾脏等组织；观察了大鼠下丘脑、垂体、甲状腺、肾上腺、睾丸等组织。以往的研究

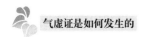

表明,虚证与神经-内分泌-免疫系统组织关系密切,因此同步检测这些组织,有望揭示各自的特征及其相互间的调节/反馈关系,而且可以避免检测单一组织所带来的认识偏颇。

(3) 主要实验室检测方法

本研究采用了 Affymetrix GeneChip Mouse Exon 1.0 ST Array(小鼠外显子芯片,属表达谱芯片)和 Affymetrix GeneChip® Rat Exon 1.0 ST Array(大鼠外显子芯片,属表达谱芯片),前者每张芯片包含 16 654 个核心基因及大量外显子检测信息,后者每张芯片包含 8 260 个核心基因及大量外显子检测信息,信息量巨大,有助于观察某一组织内不同基因表达的状况及其之间的关系。这些核心基因在以往的国内外研究中积累丰富,对其在生物学中的作用与互作用部分已有比较清晰和确切的认识。全面审视这些基因表达发生的改变,对于了解和判断气虚发生的复杂机制是有益的,而且可以避免检测单一或若干基因带来的认识偏颇。

本研究采用各组织正常对照和正常气虚证小鼠各 8 只的 RNA 样本合并;正常对照大鼠和正常气虚证大鼠各 4 只的 RNA 样本合并,因此,每张芯片检测结果反映了被检组织 RNA 转录和外显子剪接的平均水平。

3. 本研究发现

(1) 正常气虚证小鼠

1) 正常气虚证小鼠神经-内分泌系统组织标志性功能基因:本研究发现,①下丘脑-垂体-甲状腺轴。下丘脑 Trh 表达增加,垂体 $Tshb$ 表达增加,甲状腺 $Tshr$、Tg、Tpo 表达增加,而 $Slc5a5$ 的表达略有减少。研究表明,正常气虚证小鼠下丘脑-垂体-甲状腺轴呈兴奋状态。②下丘脑-垂体-肾上腺轴。下丘脑 Crh 表达减少,垂体 $Pomc$ 表达减少,肾上腺参与糖皮质激素加工的 $Star$、$Cyp11a1$、$Cyp21a1$、$Hsd3b1$、$Cyp11b2$ 基因表达一致下降,肾上腺功能抑制。研究表明,正常气虚证小鼠下丘脑-垂体-肾上腺轴抑制。③下丘脑-垂体-性腺轴。下丘脑 $Gnrh1$ 表达增加,垂体 Lhb、$Fshb$ 表达略有减少,提示下丘脑已难以促进垂体 Lhb、$Fshb$ 的表达;睾丸参与雄激素加工的 $Star$、$Cyp11a1$、$Hsd3b1$、$Cyp17a1$ 基因表达一致下降,呈抑制状态。研究表明,正常气虚证小鼠垂体-性腺轴抑制。

为了便于比较,制表 2-30 如下:

表 2-30 正常气虚证小鼠神经-内分泌系统组织标志性功能基因特征

下丘脑-垂体-甲状腺轴	下丘脑-垂体-肾上腺轴	下丘脑-垂体-性腺轴
下丘脑:促进	下丘脑:抑制	下丘脑:促进
垂体:促进	垂体:抑制	垂体:抑制
甲状腺:活跃	肾上腺:不活跃	睾丸:不活跃

为什么会发生这样的现象?

综合其他实验和检测结果(后文还会涉及),我们推测:在本实验的检测时间点,被检测小鼠可能是因为某些诱因令下丘脑-垂体-肾上腺轴最先发生应激代偿后的功能减退;下丘脑-垂体-性腺轴其次,但本实验之际,该组小鼠下丘脑仍处于代偿阶段,睾丸和垂体已表现出失代偿;而下丘脑-垂体-甲状腺轴仍处于积极代偿阶段,以部分缓解肾上腺轴、性腺轴功能减退造成的虚弱。

从下丘脑-垂体-性腺轴的下丘脑仍处于代偿阶段看,性腺(以及肾上腺)衰退在先,下丘脑和垂体接受有关激素反馈异常和积极代偿、失代偿在后。

2)正常气虚证小鼠神经-内分泌-免疫系统组织信号通路

本研究发现,正常气虚证小鼠神经-内分泌-免疫系统组织信号通路存在广泛的基因转录差异,与正常对照小鼠比较,且综合正常对照小鼠和正常气虚证小鼠各自优势表达入选基因的数量和相对表达量看,正常气虚证小鼠的特征如下:①下丘脑总体上尚处于代偿状态,优势基因相对表达量大,但基因入选数量少。②垂体处于代偿状态,但优势基因相对表达量小,而基因入选数量多。③甲状腺处于积极的代偿状态,基因上调数量多、表达量大。④肾上腺功能减退,基因下调,信号通路不活跃。⑤睾丸功能减退,上调基因数量少、表达量低,信号通路不活跃。⑥胸腺活跃,上调基因数量多,但表达量略逊于正常对照。⑦脾脏略活跃,上调基因数量略多。

这些组织信号通路基因群表达的特征与神经-内分泌系统组织标志性功能基因表达特征相似。

(2)正常气虚证大鼠

1)正常气虚证大鼠神经-内分泌系统组织标志性功能基因:本研究发现,①下丘脑-垂体-甲状腺轴。下丘脑 Trh 表达抑制,垂体 Tshb 表达略减,甲状腺 Tshr、Tg、Tpo、Slc5a5 等表达均减少。研究表明,正常气虚大鼠下丘脑-垂体-甲状腺轴不活跃。②下丘脑-垂体-肾上腺轴。下丘脑 Crh 表达轻度增加,垂体 Pomc 表达增加,而肾上腺参与糖皮质激素加工的 Star、

Cyp11a1、*Hsd3b1* 基因表达一致下降,仅 *Cyp21a1*、*Cyp11b2* 基因表达略有上调,总体上肾上腺糖皮质激素加工功能抑制。研究提示,下丘脑 *Crh* 和垂体 *Pomc* 表达增加,是针对肾上腺功能减退,负反馈消失而采取的积极促进作用。类似于前文介绍的正常气虚证小鼠的性腺轴。③下丘脑-垂体-性腺轴。下丘脑 *Gnrh1* 表达抑制,垂体 *Fshb* 表达略有减少;睾丸参与雄激素加工的 *Star* 基因表达上调,*Cyp11a1*、*Hsd3b1*、*Cyp17a1* 基因表达轻度下降,总体上睾丸加工性激素功能略显欠活跃。研究表明,正常气虚大鼠下丘脑-垂体-性腺轴不活跃。

为了便于观察,制表 2-31。

表 2-31　正常气虚证大鼠神经-内分泌系统组织标志性功能基因特征

下丘脑-垂体-甲状腺轴	下丘脑-垂体-肾上腺轴	下丘脑-垂体-性腺轴
下丘脑:抑制	下丘脑:促进	下丘脑:抑制
垂体:抑制	垂体:促进	垂体:抑制
甲状腺:抑制	肾上腺:不活跃	睾丸:不活跃

正常气虚大鼠和正常气虚证小鼠的差异提示:①两者神经内分泌系统代偿和调节的时间点不同,正常气虚大鼠尚处于下丘脑-垂体-肾上腺轴的代偿阶段,即下丘脑、垂体尚能积极调动,以尝试促进和恢复肾上腺功能;而小鼠已渡过这一阶段,下丘脑、垂体已发生失代偿,转而在尝试促进和恢复性腺功能、积极调动甲状腺轴功能。②联系到以上小鼠的特征,该结果进一步证明,对于下丘脑-垂体-肾上腺轴、性腺轴而言,肾上腺、性腺可能衰退在先,下丘脑和垂体代偿和失代偿在后。

2) 正常气虚证大鼠神经-内分泌系统组织信号通路:本研究的初步观察提示,正常气虚证大鼠神经-内分泌系统组织信号通路存在广泛的基因转录差异。①下丘脑总体上尚处于代偿状态。②垂体不活跃,优势基因相对表达量小、入选基因数量少。③甲状腺不活跃,优势基因相对表达量小、入选基因数量少。④肾上腺功能减退,优势基因相对表达量小、入选基因数量少。⑤睾丸功能活跃,优势基因相对表达量小,但入选基因数量多,可能与其生精上皮等活跃有关。

这些组织信号通路基因群表达的特征与神经-内分泌系统组织标志性功能基因表达特征相似。

五、总结

1. 本研究初步揭示了正常气虚证大鼠和小鼠气虚证发生的物质基础

以上研究提示：

1）确有部分健康动物存在气虚证，而且是可以通过大鼠/小鼠标准化、计量化诊法与辨证工作站及其方法筛选获得的。

2）不论是正常气虚证小鼠，还是正常气虚大鼠，均一致存在神经-内分泌系统组织，亦即下丘脑、垂体、甲状腺、肾上腺、睾丸的功能减退和调节紊乱，提示这是气虚证发生内在的主要物质基础。

2. 本研究初步揭示了哪些组织器官参与了气虚证的发生，及其之间的联系

以上研究提示：

1）正常气虚证小鼠和大鼠，神经-内分泌-免疫系统组织，亦即下丘脑、垂体、甲状腺、肾上腺、睾丸、胸腺、脾脏（大鼠未检测胸腺和脾脏），均具有对应的改变，各组织中存在大量的基因表达异常，而不是单一组织、单一基因的改变。

2）在这些组织间，神经-内分泌系统组织，主要表现为肾上腺、睾丸功能减退在先，而下丘脑、垂体在一定时程、范围内具有积极的调动、促进作用，失代偿在后。

3. 初步揭示了参与气虚证发生的基因，及其之间可能的联系

以上研究提示：

1）内分泌组织的一些关键和标志性基因表达发生改变和减少，可能导致有关激素的加工、合成、释放存在减少和异常，并引发机体各组织系统一系列的异常；也还涉及神经-内分泌系统的反馈和负反馈异常。

2）正常气虚证小鼠和大鼠，下丘脑、垂体一些调节内分泌功能的核心基因表达发生异常，推测是失代偿后的表现。

3）正常气虚证小鼠和大鼠，神经-内分泌-免疫系统组织不同程度地存在常见信号通路相关基因表达量减少，涉及细胞间和细胞内信号传递、能量代谢、核酸转录与加工、甚至是细胞增殖与分裂，影响和削弱的基因数是十分广泛的。

在该系列实验研究时,我们意识到,同步开展一些实验,设置合理的对照,例如,在探索气虚证发病机制之际,设置肿瘤如肝癌早期的两个常见的同病异证(邪毒壅盛证和气虚证)相互比较,有利于揭示肿瘤气虚证在神经-内分泌-免疫系统的特征,而且也有助于加深理解正常小鼠气虚证的发生机制;而通过对正常气虚证发病机制的探索,我们不禁好奇,导致正常气虚证小鼠神经-内分泌功能紊乱和抑制的最初诱因是什么? 是如何启动的? 在这些诱因中,有没有遗传倾向? 累及哪些组织? 分子机制是什么? 后文我们将进一步呈现有关研究结果和假设性结论。

参考文献

[1] 方肇勤. 大鼠/小鼠辨证论治实验方法学[M]. 北京:科学出版社,2009.

[2] 方肇勤. 辨证论治实验方法学——实验小鼠诊法与辨证[M]. 上海:上海科技出版社,2006.

[3] 方肇勤,潘志强,付晓伶,等. 小鼠四诊采集项目标准的建议[J]. 中国中医基础医学杂志,2005,11(9):692-694.

[4] 方肇勤,潘志强,陈晓. 实验小鼠四诊方法学的创建和意义[J]. 上海中医药杂志,2006,40(7):1-4,封三.

[5] 方肇勤,潘志强,卢文丽,等. 大鼠、小鼠常见证候计量化辨证及方法的建立及其评价[J]. 中国中医基础医学杂志,2007,13(7):502-505.

[6] 方肇勤,潘志强,卢文丽,等. 大鼠/小鼠证候及辨证论治方法学的探索与发展[J]. 上海中医药大学学报,2008,22(4):12-16.

[7] 方肇勤,潘志强,卢文丽,等. 大鼠、小鼠辨证的思路与方法[J]. 中国比较医学杂志,2009,19(10):53-59.

第三章

肿瘤气虚证发生的物质基础

气虚证几乎发生在所有慢性疾病中,是同病异证和异病同证中最常见的证候。

肿瘤是我国目前常见的慢性病,其中肝癌的发病率较高、致死率高,而气虚证是肝癌最基本、最常见的证候。因此,探索和揭示恶性肿瘤及肝癌同病异证和气虚证的发病机制,对于发展恶性肿瘤及肝癌的综合疗法和提高疗效是十分必要的。

一、目的

通过肿瘤模型小鼠同病异证的对比,探索和揭示:

1)同病异证及肿瘤气虚证发生的物质基础是什么。

2)哪些组织、器官参与了肿瘤同病异证及气虚证的发生,以及它们之间的关系。

3)哪些基因参与了肿瘤同病异证及气虚证的发生,以及它们之间的关系。

二、方法

(一) 2008 年批次肿瘤小鼠同病异证的研究

该批次动物实验在 2008 年年末开展。

1. 实验动物

如第二章所介绍的,在这一批实验中,我们购入清洁级昆明种雄性小鼠

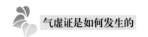

250 只,体重 25±1 g,随机取 60 只小鼠作正常对照;另 190 只腋下接种 H22 肝癌腹水癌细胞 0.2 mL(细胞浓度 $4×10^7$ 个/mL),出瘤后淘汰 40 只出瘤不佳及畸形小鼠,剩余 150 只肿瘤小鼠,用于计量化诊法与辨证,常规饲养。

2. 实验动物的诊法与辨证

采用项目组建立的计量化诊法工作站及计量化辨证方法如下。

(1) 诊法检测

1) 小鼠旷场检测、爪和尾显微拍照及计算机提取反映红色程度的 r 值、抓力、腋温、体重等具体方法参见本书第二章。

2) 小鼠瘤径的测量

采用游标卡尺测量小鼠体表瘤体的长径(a)及短径(横径,b),肿瘤体积估算:瘤体积(cm^3)$= abb/2$(视为肿瘤重量 g)。

(2) 计量化辨证

1) 气盛衰度、阴盛衰度、阳盛衰度等具体方法参见本书第二章。

2) 邪盛衰度 = 各小鼠瘤重/所有小鼠瘤重均数。

(3) 动物筛选

接种后第 8 天(早期),从 150 只肿瘤小鼠中,筛选出邪毒壅盛证(即邪盛衰度大,亦即肿瘤增殖快、肿瘤体积大的早期同病异证小鼠)、气虚证(即邪盛衰度居中,而存在气虚证的早期同病异证小鼠)肿瘤小鼠各 8 只;接种后第 17 天(中期,肿瘤小鼠自然死亡至 20% 左右),筛选出气虚证、阳气虚证(同病异证)肿瘤小鼠各 8 只;接种后第 25 天(中晚期,肿瘤小鼠死亡至 30% 左右),筛选出气虚证、气阴阳虚证(同病异证)肿瘤小鼠各 8 只,其余小鼠淘汰。

本章重点呈现肿瘤早期同病异证的邪毒壅盛证和气虚证小鼠的检测结果。

另从 50 只正常小鼠中筛选出正常对照小鼠 8 只,详见第二章。

3. 小鼠处死与取材

引颈处死各组小鼠,分别取下丘脑、垂体、甲状腺、肾上腺、睾丸、胸腺、脾脏、肿瘤等组织。

4. 芯片检测

采用 TRIzol(GIBCO BRC)试剂盒及其方法,抽提各组织总 RNA,将各 8 个同证候小鼠样本合并。

采用 Affymetrix GeneChip Mouse Exon 1.0 ST Array(小鼠外显子芯片,属表达谱芯片)及其方法进行芯片检测,采用 Iter PLIER 法计算核心基因表达读数值。

RNA质量毛细管电泳检测,及表达谱芯片检测,于2009年初委托上海生物芯片有限公司完成。

5. 芯片数据处理基本方法与信息

(1) 2009年公司提供结果数据,每张芯片含16 654个核心基因。

(2) 工作用表,删除首页中seqname、mRNA assignment等栏目,以便计算机数据处理与分析。

(3) 各组所有基因相对表达量均数数据校正为400,替换原始数据(原始数据相对表达量均数波动在400上下),以符合芯片检测技术RNA上样量一致的要求。

(4) 以正常对照小鼠β-actin为标准,取与各组β-actin的比值校正对应组别所有数据,以符合RNA检测普遍采用内参(例如β-actin)校正的原则,并使得各组所有核心基因准确和客观反映该组织的RNA转录的活跃程度。

(5) 筛选出芯片1 987个标记通路的基因,复制至另一页。

(6) 删除信号通路标注中大量冗余信息,保留每个基因标注1~4个通路(在1 987个基因中,每个基因被标注信号通路多在1~4个,5个罕见)。

6. 比较与研究

(1) 依次开展下丘脑、垂体、甲状腺、肾上腺、睾丸、胸腺、脾脏、肿瘤等组织各自1 987个信号通路基因的研究。

(2) 同病异证比较,计算出气虚证肿瘤小鼠与同期邪毒壅盛证肿瘤小鼠各基因相对表达量比值;并以正常小鼠为标准,分别计算出气虚证肿瘤小鼠与同期邪毒壅盛证肿瘤小鼠各基因相对表达量比值。

(3) 按与正常对照比较上调1.1和下调0.9,筛选出邪毒壅盛证肿瘤小鼠、气虚证肿瘤小鼠各自信号通路优势表达的基因,凡优势者要求基因的相对表达量在800及以上;统计各自入选优势基因的相对表达量均数和入选基因数。

(4) 关心各自的信号通路基因表达特征。

(5) 筛选各组织代表性功能基因,观察其相对表达量。

(二) 2006年批次肿瘤小鼠同病异证的研究

该批次动物实验在2006年年末开展。

1. 实验动物

昆明种雄性小鼠250只,体重25±1 g,购自上海斯莱克实验动物有限公

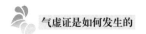

司,动物生产许可证号为 SCXK(沪)2003-0003。随机取 60 只小鼠作正常对照,另 190 只腋下接种 H22 肝癌腹水癌细胞 0.2 mL(细胞浓度 4×10^7 个/mL),出瘤后淘汰 40 只出瘤不佳及畸形小鼠,剩余 150 只。用于计量化诊法与辨证,常规饲养。

2. 实验动物的诊法与辨证

采用项目组建立的计量化诊法工作站及计量化辨证方法,检测每只小鼠体重、腋温、抓力,旷场水平移动距离、旷场直立次数,爪和尾显微拍照并计算机提取反映红色程度的 r 值。方法同前。

接种后第 9 天(早期,肿瘤小鼠死亡少于 5%),筛选出早期邪毒壅盛证肿瘤小鼠 16 只、气虚证肿瘤小鼠 16 只;接种后第 22 天(中期,肿瘤小鼠死亡至 20% 左右),筛选出中期阳气虚证肿瘤小鼠 16 只、正常对照小鼠 16 只;接种后第 30 天(中晚期,肿瘤小鼠死亡至 30% 左右),筛选出气阴阳虚证肿瘤小鼠 16 只,其余小鼠淘汰。

本章重点呈现肿瘤早期同病异证的邪毒壅盛证肿瘤小鼠、气虚证小鼠检测结果。

3. 小鼠处死与取材

引颈处死小鼠,分别取下丘脑、垂体、甲状腺、肾上腺、睾丸、胸腺、脾脏、肿瘤等组织。

4. 芯片检测

采用 TRIzol(GIBCO BRC)试剂盒及其方法,抽提各组织总 RNA,将各 8 只同证候小鼠样本合并(另 8 只小鼠组织用于检测其它指标,略)。

采用 Affymetrix GeneChip Mouse Exon 1.0 ST Array(小鼠外显子芯片,属表达谱芯片)及其方法进行芯片检测,采用 Iter PLIER 法计算核心基因表达读数值。

RNA 质量毛细管电泳检测,以及表达谱芯片检测,委托上海生物芯片有限公司完成。

5. 芯片数据处理基本方法与信息

(1) 公司提供结果数据,每张芯片含 16 661 个核心基因。

(2) 工作用表,删除首页中 seqname、mRNA assignment 等栏目,以便计算机数据处理与分析。

(3) 各组所有基因相对表达量数据均数校正为 400,替换原始数据(原始数据相对表达量均数波动在 400 上下),以符合芯片检测技术 RNA 上样量一致的要求。

(4) 以正常对照小鼠 β-actin 为标准,取与各组 β-actin 的比值校正对应组别所有数据,以符合 RNA 检测普遍采用内参(例如 β-actin)校正的原则,并使得各组所有核心基因准确和客观反映该组织的 RNA 转录的活跃程度。

(5) 筛选出芯片 1 988 个标记通路的基因,复制至另一页。

(6) 删除信号通路标注中大量冗余信息,保留每个基因标注 1～4 个通路(在 1 988 个基因中,每个基因被标注信号通路多在 1～4 个,5 个罕见)。

6. 比较与研究

(1) 依次开展下丘脑、垂体、甲状腺、肾上腺、睾丸、胸腺、脾脏、肿瘤等组织各自 1 988 个信号通路基因的研究。

(2) 同病异证比较,计算出气虚证肿瘤小鼠与同期邪毒壅盛证肿瘤小鼠各基因相对表达量比值;并以正常小鼠为标准,分别计算出气虚证肿瘤小鼠与同期邪毒壅盛证肿瘤小鼠各基因相对表达量比值。

(3) 按上调 1.1 和下调 0.9 筛选出正常对照小鼠、正常气虚证小鼠各自信号通路优势表达的基因,凡优势者要求基因的相对表达量在 800 及以上;统计各自入选优势基因的相对表达量均数和入选基因数。

(4) 关心各自的信号通路基因表达特征。

(5) 筛选各组织代表性功能基因,观察其相对表达量。

三、结果

(一) 2008 年批次肿瘤小鼠同病异证的研究

本研究在接种肿瘤细胞后出瘤的肿瘤早期,从 150 只肿瘤小鼠中筛选出同病异证的邪毒壅盛证肿瘤小鼠 8 只、气虚证小鼠 8 只(下文及表格或称之为"早期气虚",以便与中晚期区别;或肿瘤气虚、瘤气虚,以便与正常气虚区别)。具体诊法和辨证结果如下。

1. 邪毒壅盛证肿瘤小鼠和气虚证小鼠的证候

(1) 诊法检测结果

1) 各组小鼠诊法检测数据均数如表 3-1。

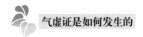
表 3-1　肿瘤及同病异证肿瘤小鼠证候比较

组别	例数	体重	腋温	抓力	水平	直立	瘤体积	去瘤体重	爪 r	尾 r
所有肿瘤小鼠	150	33.35	37.32	369.80	18.59	2.09	0.47	32.87	0.432	0.388
邪毒壅盛证肿瘤小鼠	8	34.89	37.14	334.74	23.25	3.50	1.26	33.63	0.433	0.385
气虚证肿瘤小鼠	8	32.49	37.23	297.11	6.00	0.38	0.50	31.99	0.432	0.391

2）邪毒壅盛证各小鼠检测数据如表 3-2。

表 3-2　肿瘤邪毒壅盛证各小鼠证候

编号	体重	腋温	抓力	水平	直立	瘤体积	去瘤体重	爪 r	尾 r
1	34.68	37.50	419.30	26.00	3.00	1.15	33.53	0.435	0.384
2	33.67	37.40	235.30	29.00	4.00	1.22	32.45	0.436	0.388
3	37.09	36.90	302.20	10.00	5.00	1.15	35.94	0.426	0.387
4	37.31	36.40	262.30	22.00	4.00	1.49	35.82	0.436	0.385
5	35.99	37.40	311.00	15.00	2.00	1.25	34.74	0.430	0.384
6	33.62	37.30	380.60	28.00	3.00	1.19	32.43	0.427	0.377
7	34.70	37.20	327.10	29.00	2.00	1.31	33.39	0.438	0.389
8	32.03	37.00	440.10	27.00	5.00	1.31	30.72	0.439	0.386

3）气虚证各小鼠检测数据如表 3-3。

表 3-3　肿瘤气虚证各小鼠证候

编号	体重	腋温	抓力	水平	直立	瘤体积	去瘤体重	爪 r	尾 r
11	33.65	37.60	287.50	3.00	0.00	0.27	33.38	0.420	0.389
12	32.91	37.00	296.90	7.00	0.00	0.70	32.21	0.435	0.395
13	32.96	37.60	259.80	6.00	2.00	0.35	32.61	0.427	0.394
14	31.70	37.30	275.70	1.00	0.00	0.52	31.18	0.428	0.385
15	31.86	36.70	255.80	12.00	1.00	0.67	31.19	0.431	0.392
16	31.96	37.20	273.00	13.00	0.00	0.67	31.29	0.450	0.390
17	28.89	37.20	409.00	1.00	0.00	0.36	28.53	0.437	0.395
18	35.96	37.20	319.20	5.00	0.00	0.44	35.52	0.425	0.385

（2）辨证结果

1）各组均数：如表 3-4 所示，肿瘤早期，所入选 8 只邪毒壅盛证肿瘤小鼠的肿瘤增殖快（邪盛衰度 2.68），没有气虚（气盛衰度 1.05），证候比较单纯；所入选 8 只气虚小鼠具有典型的气虚（气盛衰度 0.50），肿瘤增殖居中（邪盛衰度 1.06），证候也比较单纯。

表 3-4　肿瘤及同病异证肿瘤小鼠辨证结果

组别	数量	邪盛衰度	气盛衰度	阴盛衰度	阳盛衰度
所有肿瘤小鼠	150	1.00	0.92	1.01	0.98
邪毒壅盛证肿瘤小鼠	8	2.68	1.05	1.03	0.98
气虚证小鼠	8	1.06	0.50	0.98	0.98

2）各邪毒壅盛证肿瘤小鼠辨证值如表 3-5。

表 3-5　肿瘤邪毒壅盛证各小鼠辨证结果

编号	邪盛衰度	气盛衰度	阴盛衰度	阳盛衰度
1	2.45	1.17	1.03	0.99
2	2.59	1.05	1.00	0.99
3	2.46	0.88	1.11	0.97
4	3.16	0.96	1.10	0.98
5	2.65	0.78	1.07	0.98
6	2.53	1.15	1.00	0.97
7	2.79	1.04	1.03	0.99
8	2.79	1.34	0.94	0.99

3）各气虚证肿瘤小鼠辨证值如表 3-6。

表 3-6　肿瘤气虚证各小鼠辨证结果

编号	邪盛衰度	气盛衰度	阴盛衰度	阳盛衰度
11	0.57	0.42	1.03	0.97
12	1.49	0.50	0.99	0.99
13	0.74	0.56	1.00	0.98
14	1.11	0.37	0.96	0.98

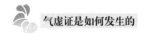

（续表）

编号	邪盛衰度	气盛衰度	阴盛衰度	阳盛衰度
15	1.42	0.59	0.96	0.98
16	1.42	0.57	0.96	1.00
17	0.78	0.54	0.88	0.99
18	0.94	0.49	1.09	0.97

2. 邪毒壅盛证和气虚证小鼠外显子芯片检测结果

（1）各组核心基因相对表达量处理结果

公司所提供的 16 654 个核心基因芯片检测数据，各组织和不同组别相对表达量均数如表 3-7。

表 3-7　校正前同病异证肿瘤小鼠各组织芯片相对表达量均数

组织	正常对照	正常气虚	邪毒壅盛	早期气虚	中期阳虚	中期气虚	晚期阴虚	晚期气虚
下丘脑	417	426	408	383	411	413	404	413
垂体	348	367	370	398	366	376	349	367
甲状腺	362	398	363	354	350	339	388	342
肾上腺	417	384	407	365	387	442	406	419
睾丸	456	528	490	491	534	528	518	531
胸腺	363	370	397	358	386	382	327	359
脾脏	368	378	381	367	372	349	370	376
肿瘤	—	—	368	378	373	389	372	365

＊ 上表正常对照与正常气虚与本书第二章重复，下同。

如之前的方法所介绍，经校正后的 16 654 个核心基因，各组织和不同组别相对表达量均数如表 3-8。

表 3-8　校正后同病异证肿瘤小鼠各组织芯片相对表达量均数

组织	正常对照	正常气虚	邪毒壅盛	早期气虚	中期阳虚	中期气虚	晚期阴虚	晚期气虚
下丘脑	400	388	418	352	362	364	332	358
垂体	400	416	378	404	348	420	355	398

（续表）

组织	正常对照	正常气虚	邪毒壅盛	早期气虚	中期阳虚	中期气虚	晚期阴虚	晚期气虚
甲状腺	400	493	444	400	518	450	548	446
肾上腺	400	343	466	308	358	414	411	398
睾丸	400	385	412	329	635	546	502	508
胸腺	400	420	461	418	410	422	386	367
脾脏	400	400	478	437	466	407	448	487
肿瘤	—	—	400	434	428	413	446	405

后续研究，采用这一校正后的 16 654 个核心基因。

（2）邪毒壅盛证和气虚证小鼠神经-内分泌系统组织标志性功能基因的表达

1）下丘脑：如图 3-1 所示，气虚证肿瘤小鼠与邪毒壅盛证肿瘤小鼠下丘脑 *Trh*、*Gnrh1*、*Crh* 表达模式相反，气虚证小鼠 *Trh*、*Gnrh1* 抑制，*Crh* 相对活跃；邪毒壅盛证小鼠 *Trh*、*Gnrh1* 活跃，*Crh* 抑制。

与正常对照相比，肿瘤早期，邪毒壅盛证肿瘤小鼠和气虚证小鼠 *Crh* 均抑制。

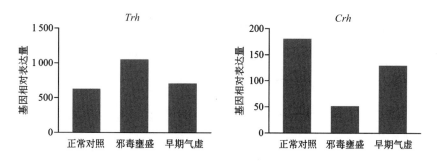

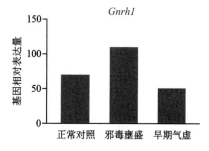

图 3-1 肿瘤同病异证小鼠下丘脑标志性功能基因相对表达量

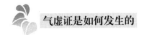

2) 垂体：如图 3-2 所示，肿瘤早期两组同病异证小鼠比较，气虚证小鼠 *Tshb*、*Fshb* 占优，两者 *Pomc* 持平，邪毒壅盛证肿瘤小鼠 *Lhb* 略占优。

与正常对照相比，同病异证肿瘤小鼠 *Tshb* 表达均增加，气虚证小鼠尤甚；*Pomc*、*Lhb*、*Fshb* 略显抑制。

就邪毒壅盛证肿瘤小鼠而言，垂体对下丘脑 *Trh*、*Gnrh1* 的促进作用减弱，而选择性维持和保留 *Pomc* 表达，即储备有限，丢卒保车；气虚证小鼠下丘脑、垂体的调节模式一致。

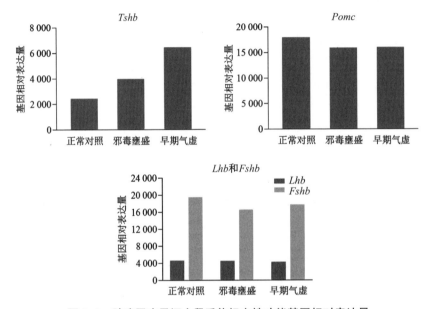

图 3-2 肿瘤同病异证小鼠垂体标志性功能基因相对表达量

3) 甲状腺：如图 3-3 所示，肿瘤早期两组同病异证小鼠比较，气虚证小鼠甲状腺若干功能基因表达占优。

与正常对照相比，同病异证肿瘤小鼠互有优劣。

总之，邪毒壅盛证肿瘤小鼠甲状腺的功能总体上趋向抑制，而气虚证肿瘤小鼠总体上趋向活跃。

4) 肾上腺：如图 3-4 所示，肿瘤早期两组同病异证小鼠比较，气虚证小鼠肾上腺若干与糖皮质激素加工有关基因表达均减少，逊于邪毒壅盛证肿瘤小鼠。

与正常对照相比，气虚证肿瘤小鼠肾上腺表现偏弱；而综合比较，邪毒壅盛证肿瘤小鼠略占优。

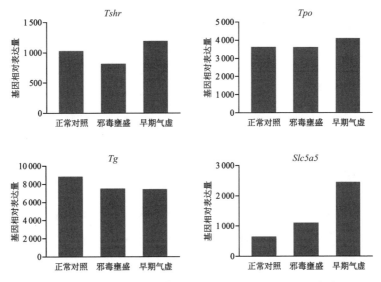

图3-3 肿瘤同病异证小鼠甲状腺标志性功能基因相对表达量

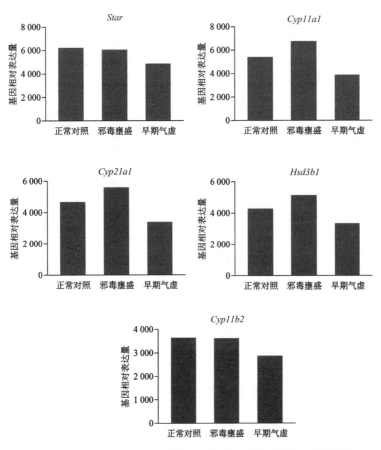

图3-4 肿瘤同病异证小鼠肾上腺标志性功能基因相对表达量

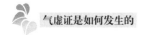
在垂体 *Pomc* 相对表达量近似的情况下,邪毒壅盛证肿瘤小鼠肾上腺活跃,而气虚证肿瘤小鼠抑制。

邪毒壅盛证肿瘤小鼠垂体选择性维持和保留 *Pomc* 表达、肾上腺糖皮质激素加工有关基因异常活跃,提示邪毒壅盛证肿瘤小鼠因肿瘤增殖迅速或因压迫周边组织和胸廓所产生的肿瘤应激,充分调动了下丘脑-垂体-肾上腺轴的应激功能。在本实验观测点,邪毒壅盛证肿瘤小鼠肾上腺和垂体仍处于积极的代偿阶段,而下丘脑 *Crh* 的表达已发生失代偿。

5) 睾丸:如图 3-5 所示,肿瘤早期两组同病异证小鼠比较,气虚证小鼠睾丸若干与性激素加工有关的基因表达均减少,逊于邪毒壅盛证肿瘤小鼠。

与正常对照相比,气虚证肿瘤小鼠睾丸表现偏弱;而综合比较,邪毒壅盛证肿瘤小鼠略占优。

在垂体 *Fshb* 相对表达量近似的情况下,邪毒壅盛证肿瘤小鼠睾丸活跃,而气虚证则抑制。提示在肿瘤早期,邪毒壅盛证肿瘤小鼠的肿瘤应激,尚能调动下丘脑-垂体-性腺轴。在本实验观测点,睾丸处于代偿的晚期,其特点是 *Star* 表达已发生抑制,难以调动。而气虚小鼠下丘脑-垂体-性腺轴抑制。

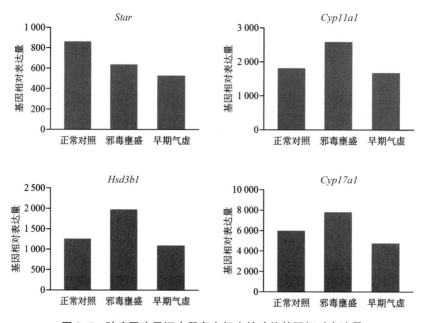

图 3-5　肿瘤同病异证小鼠睾丸标志性功能基因相对表达量

(3) 邪毒壅盛证与气虚证肿瘤小鼠神经-内分泌-免疫系统组织信号通路

的比较

1)下丘脑：邪毒壅盛证与气虚证肿瘤小鼠互有优势的信号通路。表3-9 是邪毒壅盛证与气虚证肿瘤小鼠下丘脑互有优势的信号通路(筛选方法请详 见前边的"方法"有关内容)。相比之下,邪毒壅盛证肿瘤小鼠入选基因的相 对表达量大、数量多,较为活跃的信号通路有 G protein signaling、Wnt signaling、S1P signaling、G13 signaling pathway、nuclear receptors、mRNA processing binding reactome、krebs-TCA cycle、electron transport chain、 glycogen metabolism、proteasome degradation、cell cycle、G1 to S cell cycle reactome、apoptosis 等。提示,相比之下,邪毒壅盛证肿瘤小鼠下丘脑功能更 为活跃。

表3-9 肿瘤同病异证小鼠下丘脑互有优势的信号通路基因相对表达量均数

邪毒壅盛证肿瘤小鼠优势				气虚证肿瘤小鼠优势				pathway
数量	正常对照	邪毒壅盛	肿瘤气虚	数量	正常对照	邪毒壅盛	肿瘤气虚	
82	1 242	1 476	1 068	4	1 068	793	1 016	mRNA processing binding reactome
31	1 930	2 151	1 709	10	1 742	1 282	1 545	calcium regulation in cardiac cells
28	1 963	2 147	1 734	4	1 428	1 031	1 205	smooth muscle contraction
21	1 636	2 083	1 553	2	1 280	1 287	1 463	electron transport chain
20	2 005	2 190	1 741	7	1 555	1 166	1 383	G protein signaling
18	1 595	1 824	1 384	2	1 893	1 348	1 587	integrin-mediated cell adhesion
18	1 146	1 487	1 125	2	1 417	882	1 105	proteasome degradation
14	1 584	1 786	1 355	1	1 823	1 120	1 541	G13 signaling pathway
13	1 419	1 525	1 035	1	3 183	2 601	2 994	circadian exercise
12	1 659	2 171	1 625	1	1 693	1 697	1 929	krebs-TCA Cycle
11	1 524	1 675	1 235	2	1 541	1 120	1 375	Wnt signaling
9	1 486	1 727	1 258	1	3 433	2 526	2 804	GPCRDB class A rhodopsin-like
5	1 500	1 672	1 154	1	1 217	855	1 040	S1P signaling
5	1 231	1 481	1 147	2	1 118	668	869	GPCRDB other
5	1 011	1 190	847	2	1 496	1 095	1 410	cell cycle
4	1 198	1 467	1 103	1	1 096	835	962	apoptosis
4	1 186	1 367	1 084	2	2 269	1 451	1 938	nuclear receptors

（续表）

邪毒壅盛证肿瘤小鼠优势				气虚证肿瘤小鼠优势				pathway
数量	正常对照	邪毒壅盛	肿瘤气虚	数量	正常对照	邪毒壅盛	肿瘤气虚	
4	959	1 244	822	1	3 433	2 526	2 804	peptide GPCRs
4	1 088	1 169	803	2	1 438	1 185	1 391	glycogen metabolism
3	958	1 041	790	1	1 853	1 547	1 775	G1 to S cell cycle reactome
2	2 793	3 329	2 828	1	1 073	701	1 048	statin pathway
1	1 035	1 080	723	1	1 853	1 547	1 775	DNA replication reactome

邪毒壅盛证肿瘤小鼠下丘脑具有独特优势的信号通路。如表 3-10 所示，邪毒壅盛证肿瘤小鼠下丘脑具有独特优势的信号通路主要有 TGF beta signaling pathway、MAPK cascade、translation factors、ribosomal proteins、RNA transcription reactome，glycolysis and gluconeogenesis、fatty acid degradation、cholesterol biosynthesis、steroid biosynthesis 等，新陈代谢活跃。

表 3-10　邪毒壅盛证肿瘤小鼠下丘脑优势信号通路基因相对表达量均数

数量	正常对照	邪毒壅盛	肿瘤气虚	pathway
9	2 367	3 001	2 301	glycolysis and gluconeogenesis
8	1 925	2 286	1 684	MAPK cascade
7	1 470	1 743	1 200	translation factors
7	1 544	1 805	1 326	TGF beta signaling pathway
6	1 584	1 920	1 580	cholesterol biosynthesis
4	1 112	1 340	913	ribosomal proteins
4	1 306	1 571	1 265	fatty acid degradation
4	1 414	1 623	1 261	biogenic amine synthesis
3	933	1 141	800	RNA transcription reactome
3	1 733	2 029	1 427	prostaglandin synthesis regulation
3	1 139	1 337	1 065	ovarian infertility genes
3	1 010	1 306	639	nucleotide metabolism
3	1 403	1 782	1 318	matrix metalloproteinases
2	1 007	1 037	784	steroid biosynthesis

（续表）

数量	正常对照	邪毒壅盛	肿瘤气虚	pathway
2	1 069	1 246	827	small ligand GPCRs
2	2 048	2 274	1 788	monoamine GPCRs
2	1 494	1 879	1 517	mitochondrial fatty acid betaoxidation
2	838	1 100	824	fatty acid synthesis
1	1 478	1 464	964	striated muscle contraction
1	702	832	605	pentose phosphate pathway
1	1 227	1 194	956	GPCRDB class B secretin-like
1	1 260	1 100	901	glucocorticoid mineralocorticoid metabolism
1	3 279	3 676	2 541	eicosanoid synthesis
1	3 279	3 676	2 541	complement activation classical
1	3 057	4 062	3 160	acetylcholine synthesis
1	1 982	2 293	1 936	ACE-Inhibitor pathway

综上所述：①邪毒壅盛证肿瘤小鼠独特优势的信号通路入选的基因表达量大，表明下丘脑处于肿瘤应激所致的兴奋代偿中；②这些基因在正常小鼠下丘脑中表达量也较大，表明其具有重要的生理作用和病理意义；③以上还提示气虚证肿瘤小鼠下丘脑抑制，可能此类小鼠原先兼有气虚证的基础。

2）垂体：邪毒壅盛证与气虚证肿瘤小鼠互有优势的信号通路。与下丘脑相反，邪毒壅盛证肿瘤小鼠垂体信号通路相对不如气虚证肿瘤小鼠活跃，气虚证肿瘤小鼠垂体相对活跃的信号通路有 G protein signaling、Wnt signaling、TGF beta signaling pathway、mRNA processing binding reactome、krebs-TCA cycle、glycolysis and gluconeogenesis、proteasome degradation、apoptosis 等（表 3-11）。

表 3-11　肿瘤同病异证小鼠垂体互有优势的信号通路基因相对表达量均数

邪毒壅盛证肿瘤小鼠优势				气虚证肿瘤小鼠优势				pathway
数量	正常对照	邪毒壅盛	肿瘤气虚	数量	正常对照	邪毒壅盛	肿瘤气虚	
7	1 218	1 292	1 032	35	1 367	1 088	1 332	mRNA processing binding reactome
1	1 044	1 425	1 221	14	1 416	1 331	1 651	smooth muscle contraction

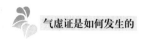

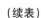（续表）

邪毒壅盛证肿瘤小鼠优势				气虚证肿瘤小鼠优势				pathway
数量	正常对照	邪毒壅盛	肿瘤气虚	数量	正常对照	邪毒壅盛	肿瘤气虚	
2	952	1 158	995	11	1 511	1 291	1 506	integrin-mediated cell adhesion
1	1 360	1 518	1 277	10	1 172	1 069	1 266	proteasome degradation
4	1 136	1 057	911	8	1 416	1 311	1 621	calcium regulation in cardiac cells
1	1 445	1 349	1 162	8	1 399	1 218	1 428	circadian exercise
2	895	1 230	1 064	7	1 427	1 315	1 536	G protein signaling
1	607	822	683	7	1 344	1 111	1 380	Wnt signaling
3	1 041	1 256	1 073	6	1 620	1 441	1 677	TGF beta signaling pathway
1	1 038	1 234	1 101	6	1 254	1 034	1 220	apoptosis
2	2 771	2 607	2 213	6	949	896	1 084	glycolysis and gluconeogenesis
1	1 539	1 516	1 350	5	1 026	1 044	1 291	krebs-TCA Cycle
9	725	1 514	1 128	4	1 087	943	1 170	fatty acid degradation
1	1 844	1 844	1 611	3	987	825	940	ribosomal proteins
2	984	943	783	2	2 167	1 612	1 905	peptide GPCRs
4	673	1 081	799	2	997	827	1 072	mitochondrial fatty acid betaoxidation
2	376	2 021	774	1	6 634	5 395	5 969	prostaglandin synthesis regulation
2	984	943	783	1	1 663	1 170	1 321	GPCRDB class A rhodopsin-like
3	1 148	1 355	1 087	1	1 150	987	1 108	pentose phosphate pathway
3	1 583	1 990	1 167	1	759	604	873	nuclear receptors
1	324	910	765	1	342	758	852	complement activation classical

综上所述：①肿瘤早期，邪毒壅盛证肿瘤小鼠垂体信号通路已趋向抑制。②气虚证肿瘤小鼠垂体尚处于代偿状态，其相对优势的信号通路基因，在正常组亦较活跃，提示其生物作用可能相对重要些。

邪毒壅盛证肿瘤小鼠垂体独特优势表达的信号通路。邪毒壅盛证肿瘤小鼠垂体独特优势表达的信号通路数量少、入选基因数量亦少，如表 3-12。

表 3-12　邪毒壅盛证肿瘤小鼠垂体优势信号通路基因相对表达量均数

数量	正常对照	邪毒壅盛	肿瘤气虚	pathway
3	1 113	1 338	1 119	statin pathway
3	256	2 322	951	glucocorticoid mineralocorticoid metabolism
3	1 133	1 204	986	electron transport chain
2	517	978	752	heme biosynthesis
1	15	2 924	1 307	steroid biosynthesis
1	713	1 016	860	matrix metalloproteinases
1	544	1 316	791	cholesterol biosynthesis

气虚证肿瘤小鼠垂体独特优势表达的信号通路。如表 3-13 所示,诸如 MAPK cascade、S1P signaling、translation factors、RNA transcription reactome、DNA replication reactome、cell cycle、G1 to S cell cycle reactome 等信号通路提示垂体功能相对活跃。

表 3-13　气虚证肿瘤小鼠垂体优势信号通路基因相对表达量均数

数量	正常对照	邪毒壅盛	肿瘤气虚	pathway
11	1 527	1 420	1 698	DNA replication reactome
6	1 464	1 298	1 586	translation factors
5	1 307	1 094	1 335	G1 to S cell cycle reactome
5	1 389	1 166	1 347	cell cycle
4	1 651	1 465	1 700	MAPK cascade
3	928	932	1 066	S1P signaling
3	1 081	858	1 101	RNA transcription reactome
3	607	673	916	GPCRDB other
3	1 708	1 391	1 576	G13 signaling pathway
2	991	753	1 059	nucleotide metabolism
1	1 096	962	1 389	striated muscle contraction
1	797	770	867	small ligand GPCRs
1	2 305	2 125	2 434	ovarian infertility genes
1	571	1 210	1 409	inflammatory response pathway

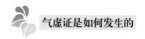
（续表）

数量	正常对照	邪毒壅盛	肿瘤气虚	pathway
1	814	742	827	glycogen metabolism
1	652	598	864	fatty acid synthesis
1	1 065	819	1 003	blood clotting cascade

3) 甲状腺：邪毒壅盛证与气虚证肿瘤小鼠互有优势的信号通路。与气虚证肿瘤小鼠相比，邪毒壅盛证肿瘤小鼠甲状腺信号通路活跃，入选基因上调数量多，尚处于积极的代偿状态（表3-14）。

其中，邪毒壅盛证肿瘤小鼠甲状腺优势信号通路如 G protein signaling、Wnt signaling、TGF beta signaling pathway、S1P signaling、G13 signaling pathway、translation factors、RNA transcription reactome、mRNA processing binding reactome、proteasome degradation、cell cycle、G1 to S cell cycle reactome、apoptosis 等，多集中在细胞内外信号传递、核酸转录、细胞增殖等方面。

气虚证肿瘤小鼠相对优势的信号通路如 inflammatory response pathway、krebs-TCA cycle、electron transport chain、mitochondrial fatty acid betaoxidation、fatty acid degradation、glycolysis and gluconeogenesis，多集中在代谢相关通路。

表3-14　肿瘤同病异证小鼠甲状腺互有优势的信号通路基因相对表达量均数

邪毒壅盛证肿瘤小鼠优势				气虚证肿瘤小鼠优势				
数量	正常对照	邪毒壅盛	肿瘤气虚	数量	正常对照	邪毒壅盛	肿瘤气虚	pathway
91	1 448	1 652	1 105	17	1 118	1 039	1 387	mRNA processing binding reactome
25	1 713	1 641	1 180	16	833	934	1 260	smooth muscle contraction
24	1 405	1 706	1 229	13	885	1 092	1 462	integrin-mediated cell adhesion
22	1 646	1 728	1 317	12	1 301	1 357	1 697	calcium regulation in cardiac cells
20	1 228	1 508	1 166	4	556	662	982	proteasome degradation
20	1 389	1 454	1 036	12	810	1 010	1 326	G protein signaling
18	1 072	1 238	881	7	719	836	1 144	apoptosis
15	1 532	1 756	1 316	4	986	988	1 314	translation factors

（续表）

邪毒壅盛证肿瘤小鼠优势				气虚证肿瘤小鼠优势				pathway
数量	正常对照	邪毒壅盛	肿瘤气虚	数量	正常对照	邪毒壅盛	肿瘤气虚	
15	1 065	1 474	939	4	594	707	893	cell cycle
14	1 657	1 786	1 249	1	665	989	1 137	G13 signaling pathway
12	1 513	1 916	1 200	4	602	862	1 668	prostaglandin synthesis regulation
12	919	1 302	818	3	624	688	909	G1 to S cell cycle reactome
11	1 558	1 473	1 110	5	1 416	1 570	1 955	circadian exercise
10	1 180	1 414	955	4	648	783	1 099	Wnt signaling
9	1 629	1 863	1 303	8	781	934	1 289	TGF beta signaling pathway
8	3 640	2 229	1 444	1	1 689	2 150	2 555	striated muscle contraction
7	1 615	1 827	1 552	7	840	997	1 259	MAPK cascade
7	1 703	1 795	1 347	14	1 294	1 275	1 691	electron transport chain
6	2 338	2 500	1 997	11	1 723	1 434	2 009	krebs-TCA cycle
6	1 107	1 380	943	4	867	935	1 213	S1P signaling
6	854	1 108	837	2	528	610	920	RNA transcription reactome
5	2 458	2 508	1 908	8	1 124	943	1 590	glycolysis and gluconeogenesis
5	1 089	1 228	876	3	655	645	1 043	GPCRDB class A rhodopsin-like
4	1 541	1 759	998	9	1 072	1 296	1 761	inflammatory response pathway
4	1 337	1 595	1 169	4	1 840	1 549	1 893	glycogen metabolism
4	1 114	1 453	1 214	3	846	857	1 212	complement activation classical
4	1 159	1 274	917	4	658	674	1 069	peptide GPCRs
4	882	1 077	631	1	1 579	1 101	1 476	ribosomal proteins
3	1 243	1 452	1 022	4	1 988	1 784	2 274	GPCRDB other
3	1 430	1 398	1 095	11	1 238	1 114	1 647	fatty acid degradation
3	1 508	1 312	866	6	719	895	1 229	nuclear receptors
2	2 461	2 375	1 949	2	1 168	1 103	1 304	ovarian infertility genes
2	973	1 031	670	5	559	810	1 213	cholesterol biosynthesis
2	698	964	712	1	879	747	911	small ligand GPCRs
1	1 391	1 836	1 093	1	1 518	1 210	2 053	nucleotide GPCRs

（续表）

邪毒壅盛证肿瘤小鼠优势				气虚证肿瘤小鼠优势				pathway
数量	正常对照	邪毒壅盛	肿瘤气虚	数量	正常对照	邪毒壅盛	肿瘤气虚	
1	1 850	1 681	1 306	12	1 227	1 106	1 614	mitochondrial fatty acid betaoxidation
1	1 044	1 414	972	4	1 515	1 639	2 264	pentose phosphate pathway
1	1 109	1 371	1 117	2	575	766	1 036	matrix metalloproteinases
1	799	1 133	746	5	1 383	1 556	2 093	statin pathway
1	453	1 076	506	1	4 961	4 384	4 874	GPCRDB class B secretin-like
1	1 082	996	792	1	23	1 801	3 202	steroid biosynthesis
1	167	891	514	1	516	892	1 076	blood clotting cascade

邪毒壅盛证肿瘤小鼠甲状腺独特高表达的信号通路（表3-15）。

表 3-15　邪毒壅盛证肿瘤小鼠甲状腺优势信号通路基因相对表达量均数

数量	正常对照	邪毒壅盛	肿瘤气虚	pathway
4	929	1 499	994	DNA replication reactome
2	744	1 457	871	nucleotide metabolism
1	949	808	637	mRNA processing reactome
1	2 572	2 438	1 813	GPCRDB class C metabotropic glutamate pheromone
1	5041	5 205	4 157	acetylcholine synthesis

气虚证肿瘤小鼠甲状腺独特高表达的信号通路（表3-16）。

表 3-16　气虚证肿瘤小鼠甲状腺优势信号通路基因相对表达量均数

数量	正常对照	邪毒壅盛	肿瘤气虚	pathway
10	1 550	1 495	2 452	fatty acid synthesis
3	941	825	1 103	eicosanoid synthesis
3	317	461	1 349	biogenic amine synthesis
2	1 161	1 010	2 084	heme biosynthesis
2	20	1 577	3 406	glucocorticoid mineralocorticoid metabolism

4）肾上腺：邪毒壅盛证与气虚证肿瘤小鼠互有优势的信号通路。与气虚证肿瘤小鼠比较，邪毒壅盛证肿瘤小鼠肾上腺信号通路异常活跃，入选基因数量多、表达量大，肾上腺处于积极代偿状态。如表 3-17 所示，这些信号通路有 G protein signaling、Wnt signaling、TGF beta signaling pathway、inflammatory response pathway，mRNA processing binding reactom、cholesterol biosynthesis、steroid biosynthesis、cell cycle、G1 to S cell cycle reactome、DNA replication reactome 等。

气虚证肿瘤小鼠多通路多基因表达显著降低，这些基因及所属通路不活跃可能代表了气虚证本质。

表 3-17　肿瘤同病异证小鼠肾上腺互有优势的信号通路基因相对表达量均数

邪毒壅盛证肿瘤小鼠优势				气虚证肿瘤小鼠优势				pathway
数量	正常对照	邪毒壅盛	肿瘤气虚	数量	正常对照	邪毒壅盛	肿瘤气虚	
114	1 301	1 638	969	1	1 505	1 291	1 523	mRNA processing binding reactome
28	1 587	1 867	1 231	1	1 126	1 408	1 660	G protein signaling
17	1 451	1 774	1 124	1	1 385	1 581	1 749	TGF beta signaling pathway
16	1 282	1 601	1 021	1	1 108	1 310	1 619	Wnt signaling
14	1 235	1 591	1 041	1	1 081	723	1 113	cell cycle
11	1 092	1 421	909	1	1 081	723	1 113	G1 to S cell cycle reactome
6	1 573	2 071	1 570	1	1 129	1 450	1 678	cholesterol biosynthesis
5	1 178	1 629	1 210	1	937	740	815	inflammatory response pathway
5	2 740	2 981	2 222	1	1 108	1 310	1 619	statin pathway
4	1 826	2 249	1 386	1	1 492	594	937	steroid biosynthesis
3	3 755	4 619	2 877	1	1 492	594	937	glucocorticoid mineralocorticoid metabolism
2	1 091	1 592	975	1	1 081	723	1 113	DNA replication reactome

邪毒壅盛证肿瘤小鼠肾上腺独特高表达的基因。与气虚证肿瘤小鼠比较，以下优势信号通路仅出现在邪毒壅盛证肿瘤小鼠中（表 3-18），如 MAPK cascade、S1P signaling、peptide GPCRs、nuclear receptors、translation factors、RNA transcription reactome、ribosomal proteins、krebs-TCA cycle、electron transport chain、glycolysis and gluconeogenesis、glycogen metabolism、fatty

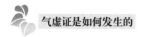

acid degradation、apoptosis 等。

表 3-18　邪毒壅盛证肿瘤小鼠肾上腺优势信号通路基因相对表达量均数

数量	正常对照	邪毒壅盛	肿瘤气虚	pathway
41	1 490	1 702	1 106	smooth muscle contraction
38	1 649	1 920	1 244	calcium regulation in cardiac cells
32	1 345	1 835	1 149	proteasome degradation
29	1 647	2 071	1 309	integrin-mediated cell adhesion
28	1 654	2 207	1 469	electron transport chain
26	1 201	1 380	895	circadian exercise
20	2 028	2 232	1 667	fatty acid degradation
19	1 216	1 574	931	translation factors
19	1 921	2 573	1 633	krebs-TCA cycle
19	1 004	1 288	804	apoptosis
15	2 045	2 650	1 864	glycolysis and gluconeogenesis
15	1 547	1 957	1 089	G13 signaling pathway
12	1 991	2 254	1 550	prostaglandin synthesis regulation
12	1 365	1 760	1 056	MAPK cascade
10	967	1 250	698	RNA transcription reactome
10	1 128	1 350	949	ribosomal proteins
10	1 773	1 934	1 509	mitochondrial fatty acid betaoxidation
10	1 290	1 501	858	GPCRDB class A rhodopsin-like
10	1 090	1 461	874	glycogen metabolism
8	1 524	1 944	1 160	S1P signaling
8	1 484	1 692	1 187	ovarian infertility genes
8	1 159	1 602	1 165	complement activation classical
7	1 384	1 619	831	peptide GPCRs
7	1 609	2 219	1 144	nuclear receptors
5	1 399	1 794	1 100	GPCRDB other
4	2 248	2 842	2 135	pentose phosphate pathway
4	1 704	1 991	1 311	matrix metalloproteinases

（续表）

数量	正常对照	邪毒壅盛	肿瘤气虚	pathway
3	837	1 240	544	nucleotide metabolism
3	1 313	1 388	928	biogenic amine synthesis
2	699	1 133	710	small ligand GPCRs
2	1 621	1 964	1 202	nucleotide GPCRs
1	2 868	2 967	2 369	striated muscle contraction
1	1 198	1 421	985	monoamine GPCRs
1	3 216	4 059	2 787	GPCRDB class B secretin-like
1	663	813	568	eicosanoid synthesis
1	469	878	638	blood clotting cascade
1	4 187	5 781	3 301	acetylcholine synthesis

5）睾丸：与气虚证肿瘤小鼠比较，邪毒壅盛证肿瘤小鼠的睾丸信号通路基因表达活跃，上调基因数量多、表达量大，睾丸处于积极代偿状态；反之，气虚证肿瘤小鼠睾丸功能下降可能是气虚证重要的物质基础（表3-19）。

表3-19　邪毒壅盛证肿瘤小鼠睾丸信号通路基因相对表达量均数

数量	正常对照	邪毒壅盛	肿瘤气虚	pathway
98	1 454	1 589	1 212	mRNA processing binding reactome
23	1 545	1 690	1 231	proteasome degradation
21	1 482	1 615	1 147	electron transport chain
18	2 456	2 406	1 668	glycolysis and gluconeogenesis
18	1 487	1 659	1 275	smooth muscle contraction
18	1 395	1 526	1 181	calcium regulation in cardiac cell
17	1 562	1 597	1 154	G protein signaling
17	1 628	1 690	1 269	cell cycle
15	1 311	1 424	1 046	krebs-TCA cycle
14	1 314	1 366	1 046	integrin-mediated cell adhesion
13	829	1 093	787	RNA transcription reactome
12	2 032	2 114	1 708	translation factors
11	1 405	1 442	1 000	Wnt signaling

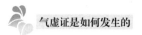

（续表）

数量	正常对照	邪毒壅盛	肿瘤气虚	pathway
10	1 154	1 305	980	circadian exercise
9	1 242	1 222	941	apoptosis
8	1 147	1 392	1 075	G13 signaling pathway
7	2 188	2 041	1 484	fatty acid degradation
7	1 880	1 871	1 512	G1 to S cell cycle reactome
6	1 292	1 333	999	MAPK cascade
5	1 372	1 558	1 072	glycogen metabolism
5	1 292	1 860	1 360	ovarian infertility genes
5	1 414	1 337	1 022	mitochondrial fatty acid betaoxidation
5	1 376	1 603	1 238	DNA replication reactome
5	1 097	1 216	944	prostaglandin synthesis regulation
5	2 447	2 243	1 809	statin pathway
4	991	1 249	861	TGF beta signaling pathway
4	1 621	1 847	1 407	cholesterol biosynthesis
3	789	1 264	813	GPCRDB class A rhodopsin-like
3	1 532	1 603	1 101	S1P signaling
3	2 601	3 173	2 266	steroid biosynthesis
3	3 026	3 655	2 682	glucocorticoid mineralocorticoid metabolism
3	1 312	1 462	1 154	ribosomal proteins
3	1 857	1 642	1 339	eicosanoid synthesis
3	2 187	1 800	1 552	matrix metalloproteinases
2	990	1 501	902	nucleotide metabolism
2	1 364	1 480	1 100	acetylcholine synthesis
2	939	984	745	complement activation classical
2	2 592	2 395	1 900	GPCRDB other
1	580	873	593	small ligand GPCRs
1	848	1 246	908	peptide GPCRs
1	847	1 154	994	striated muscle contraction
1	2 609	2 521	2 180	GPCRDB class B secretin-like
1	1 653	1 123	979	ACE-inhibitor pathway
1	1 438	1 440	1 284	heme biosynthesis

综上所述：①肿瘤早期邪毒壅盛证小鼠睾丸信号通路较同期肿瘤气虚者活跃，可能系肿瘤应激的基本反映。②同期肿瘤气虚证小鼠睾丸信号通路全面抑制，提示该证候小鼠睾丸储备不足、抑制。

6）胸腺：邪毒壅盛证与气虚证肿瘤小鼠互有优势的信号通路。如表3-20所示，与气虚证肿瘤小鼠比较，邪毒壅盛证肿瘤小鼠胸腺相对活跃，上调基因数量多、幅度大；而同期气虚证肿瘤小鼠相对抑制。

表3-20　肿瘤同病异证小鼠胸腺互有优势的信号通路基因相对表达量均数

邪毒壅盛证肿瘤小鼠优势				气虚证肿瘤小鼠优势				pathway
数量	正常对照	邪毒壅盛	肿瘤气虚	数量	正常对照	邪毒壅盛	肿瘤气虚	
85	1 368	1 805	1 376	16	1 338	1 258	1 547	mRNA processing binding reactome
22	1 514	1 907	1 500	8	1 535	1 326	1 677	integrin-mediated cell adhesion
18	1 425	1 852	1 358	4	1 491	1 499	1 771	proteasome degradation
17	1 647	2 196	1 683	7	1 239	1 158	1 371	electron transport chain
16	1 618	1 895	1 539	7	1 328	1 153	1 409	smooth muscle contraction
16	1 274	1 711	1 301	8	1 619	1 584	1 830	cell cycle
15	1 329	1 767	1 348	5	1 378	1 205	1 531	translation factors
13	1 604	1 948	1 542	4	1 148	1 028	1 264	calcium regulation in cardiac cells
13	1 549	2 160	1 503	2	1 455	1 418	1 652	krebs-TCA cycle
12	1 428	1 806	1 395	5	1 356	1 240	1 504	G protein signaling
12	1 045	1 289	1 031	8	1 377	1 334	1 589	apoptosis
11	1 454	1 925	1 394	2	797	851	963	GPCRDB class A rhodopsin-like
11	1 296	1 627	1 279	6	1 600	1 669	1 911	G1 to S cell cycle reactome
10	805	1 128	876	5	898	830	975	RNA transcription reactome
10	1 912	2 466	1 942	6	1 940	1 691	2 140	G13 signaling pathway
10	1 287	1 644	1 244	5	1 509	1 524	1 779	Wnt signaling
10	1 564	2 023	1 538	3	1 916	1 861	2 198	glycolysis and gluconeogenesis
10	1 143	1 477	1 142	3	1 510	1 441	1 735	GPCRDB other
9	1 068	1 472	1 083	2	2 040	2 164	2 440	DNA replication reactome
7	1 610	2 144	1 727	1	2 163	1 943	2 629	prostaglandin synthesis regulation
6	1 525	1 954	1 529	3	1 007	827	1 098	MAPK cascade

（续表）

邪毒壅盛证肿瘤小鼠优势				气虚证肿瘤小鼠优势				pathway
数量	正常对照	邪毒壅盛	肿瘤气虚	数量	正常对照	邪毒壅盛	肿瘤气虚	
6	1 355	1 663	1 317	6	1 279	1 035	1 270	TGF beta signaling pathway
6	1 659	2 231	1 528	2	1 767	1 713	1 957	peptide GPCRs
6	1 122	1 355	1 102	3	949	892	1 208	ribosomal proteins
5	966	1 413	1 053	2	932	779	905	circadian exercise
5	1 586	1 787	1 394	1	1 752	1 416	1 631	fatty acid synthesis
4	1 488	1 996	1 463	1	1 582	1 421	1 563	inflammatory response pathway
3	1 102	1 377	1 046	2	1 310	1 131	1 312	statin pathway
3	1 374	1 884	1 322	2	2 004	1 954	2 249	striated muscle contraction
3	1 782	2 079	1 729	1	1 964	1 865	2 367	S1P signaling
2	1 743	2 388	1 895	5	1 733	1 496	1 796	nuclear receptors
2	1 618	1 925	1 653	4	1 718	1 584	1 880	ovarian infertility genes
2	1 045	1 303	1 091	1	1 352	1 244	1 649	cholesterol biosynthesis
1	1 466	1 886	1 514	1	2 238	2 221	2 670	matrix metalloproteinases

邪毒壅盛证肿瘤小鼠胸腺独特优势信号通路（表3-21）。

表 3-21　邪毒壅盛证肿瘤小鼠胸腺优势信号通路基因相对表达量均数

数量	正常对照	邪毒壅盛	肿瘤气虚	pathway
11	753	1 011	755	fatty acid degradation
8	816	1 070	811	mitochondrial fatty acid betaoxidation
7	814	1 064	768	glycogen metabolism
4	1 127	1 429	1 138	small ligand GPCRs
4	1 224	1 636	1 339	complement activation classical
2	1 894	2 167	1 813	pentose phosphate pathway
2	1 495	2 326	1 380	nucleotide metabolism
2	1 222	1 679	1 391	mRNA processing reactome
2	3 861	5 084	3 798	acetylcholine synthesis
1	1 014	1 432	794	steroid biosynthesis
1	689	866	682	heme biosynthesis

7) 脾脏：邪毒壅盛证与气虚证肿瘤小鼠互有优势的信号通路。如表 3-22 所示，与气虚证肿瘤小鼠比较，邪毒壅盛证肿瘤小鼠脾脏相对活跃，上调基因数量多、相对表达量大；而同期气虚证肿瘤小鼠则相对抑制。

表 3-22 肿瘤同病异证小鼠脾脏互有优势的信号通路基因相对表达量均数

邪毒壅盛证肿瘤小鼠优势				气虚证肿瘤小鼠优势				pathway
数量	正常对照	邪毒壅盛	肿瘤气虚	数量	正常对照	邪毒壅盛	肿瘤气虚	
70	1 151	1 660	1 368	6	1 528	1 338	1 496	mRNA processing binding reactome
32	820	1 913	1 562	2	1 685	1 298	1 514	cell cycle
21	787	1 874	1 507	3	1 070	968	1 128	G1 to S cell cycle reactome
20	705	1 832	1 450	3	406	822	975	DNA replication reactome
18	1 175	1 866	1 511	2	1 113	1 487	1 669	electron transport chain
18	1 221	1 537	1 251	5	1 495	1 498	1 683	smooth muscle contraction
15	926	1 319	1 101	9	1 285	1 058	1 215	apoptosis
15	1 083	1 366	1 181	6	1 651	1 272	1 436	integrin-mediated cell adhesion
11	1 262	1 653	1 328	3	1 573	1 807	2 015	calcium regulation in cardiac cell
10	1 058	1 291	1 087	4	1 640	1 651	1 868	G protein signaling
9	1 170	1 800	1 539	1	1 367	1 499	1 772	krebs-TCA cycle
8	1 270	1 676	1 360	2	881	1 014	1 143	ribosomal proteins
8	1 477	1 651	1 431	3	1 166	1 091	1 256	G13 signaling pathway
7	1 388	1 685	1 372	2	1 480	1 618	1 842	circadian exercise
5	841	1 875	1 508	2	524	738	860	nucleotide metabolism
5	721	1 013	848	4	787	1 008	1 171	Wnt signaling
5	949	1 383	1 127	2	1 851	1 762	2 066	GPCRDB other
4	929	1 500	1 264	3	1 411	1 299	1 512	MAPK cascade
4	1 357	1 171	959	2	1 558	1 301	1 509	inflammatory response pathway
4	590	1 045	889	5	1 763	1 236	1 442	TGF beta signaling pathway
3	1 289	2 205	1 886	2	830	967	1 097	fatty acid degradation
3	599	1 382	1 129	2	830	967	1 097	mitochondrial fatty acid betaoxidation
3	1 093	1 097	967	2	1 197	1 263	1 515	S1P signaling
1	1 290	1 998	1 601	2	1 197	1 263	1 515	small ligand GPCRs
1	1 160	1 701	1 354	3	1 975	1 644	1 884	statin pathway
1	1 151	1 062	865	1	2 517	1 679	1 960	GPCRDB class B secretin-like

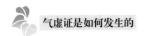

邪毒壅盛证肿瘤小鼠脾脏独特优势的信号通路(表3-23)。

表3-23 邪毒壅盛证肿瘤小鼠脾脏优势信号通路基因相对表达量均数

数量	正常对照	邪毒壅盛	肿瘤气虚	pathway
23	1 203	1 933	1 594	proteasome degradation
15	1 027	1 489	1 213	translation factors
11	1 293	1 572	1 246	GPCRDB class A rhodopsin-like
10	961	1 393	1 148	RNA transcription reactome
9	1 486	1 799	1 454	prostaglandin synthesis regulation
6	1 444	2 089	1 811	glycolysis and gluconeogenesis
5	1 433	2 415	2 084	ovarian infertility genes
5	757	1 182	981	glycogen metabolism
4	1 677	2 046	1 606	peptide GPCRs
4	910	3 323	2 763	heme biosynthesis
4	1 292	1 618	1 299	eicosanoid synthesis
3	1 084	1 916	1 640	nuclear receptors
3	1 014	1 443	1 072	cholesterol biosynthesis
2	958	1 175	985	nucleotide GPCRs
2	952	1 505	1 170	matrix metalloproteinases
2	1 962	1 773	1 542	complement activation classical
2	694	908	752	blood clotting cascade
1	730	1 134	842	steroid biosynthesis
1	378	1 661	1 252	mRNA processing reactome
1	863	1 499	1 290	monoamine GPCRs
1	268	1 637	1 221	irinotecan pathway
1	1 426	1 512	1 181	glucocorticoid mineralocorticoid metabolism
1	2 857	3 492	3 025	acetylcholine synthesis

(4)邪毒壅盛证和气虚证肿瘤小鼠神经-内分泌-免疫系统组织信号通路总体特征

邪毒壅盛证肿瘤小鼠与气虚证肿瘤小鼠比较。为了从整体上把握邪毒壅盛证和气虚证肿瘤小鼠神经-内分泌-免疫系统组织信号通路的活跃程度,我们计算出每个组织两个组别中所入选优势信号通路基因的相对表达量总量（数量×相对表达量均数），视为该组织的活跃度；然后将气虚证肿瘤小鼠活跃度/邪毒壅盛证肿瘤小鼠活跃度，得到各组织气虚证肿瘤小鼠的相对活跃度，如表3-24。表明，同样是肿瘤早期，气虚证肿瘤小鼠较邪毒壅盛证肿瘤小鼠在神经-内分泌-免疫系统组织信号通路总体上处于抑制状态，仅垂体活跃。

表 3-24　两组小鼠神经-内分泌-免疫系统组织信号通路总体特征（一）

组织	分类	数量	相对表达量均数	活跃度	气虚证肿瘤小鼠活跃程度
下丘脑	邪毒壅盛证优势	295	1 700	501 384	0.10
下丘脑	肿瘤气虚证优势	35	1 437	50 297	
垂体	邪毒壅盛证优势	54	1 420	76 686	2.65
垂体	肿瘤气虚证优势	145	1 401	203 211	
甲状腺	邪毒壅盛证优势	318	1 604	510 204	0.59
甲状腺	肿瘤气虚证优势	190	1 578	299 730	
肾上腺	邪毒壅盛证优势	504	1 774	894 232	0.01
肾上腺	肿瘤气虚证优势	9	1 428	12 849	
睾丸	邪毒壅盛证优势	325	1 609	523 056	0.01
睾丸	肿瘤气虚证优势	3	1 036	3 108	
胸腺	邪毒壅盛证优势	328	1 768	580 011	0.29
胸腺	肿瘤气虚证优势	105	1 575	165 361	
脾脏	邪毒壅盛证优势	318	1 666	529 700	0.15
脾脏	肿瘤气虚证优势	55	1 456	80 075	

与邪毒壅盛证比较，气虚证肿瘤小鼠神经-内分泌-免疫系统组织信号通路总体特征作图如下（图3-6）。

邪毒壅盛证肿瘤小鼠与正常对照小鼠比较。为了从整体上反映邪毒壅盛证肿瘤小鼠（与正常对照小鼠比较）神经-内分泌-免疫系统组织信号通路的活跃程度，我们计算出正常对照小鼠和邪毒壅盛证肿瘤小鼠各自入选优势信号通路基因的相对表达量总量（数量×相对表达量均数），视为该组织的活跃度；然后将邪毒壅盛证肿瘤小鼠活跃度除以正常对照小鼠活跃度，得到邪毒壅盛证肿瘤小鼠神经-内分泌-免疫系统组织的相对活跃度，如表3-25。表

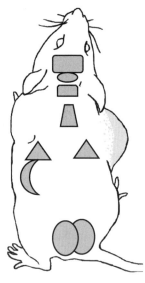
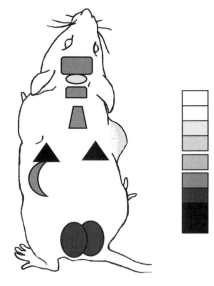

邪毒壅盛证肿瘤小鼠　　　　　　气虚证肿瘤小鼠

图 3-6　两组小鼠神经-内分泌-免疫系统组织信号通路总体特征

　　*图中的框,自上往下依次代表下丘脑、垂体(椭圆)、甲状腺、胸腺(梯形)、肾上腺(2 个三角形)、脾脏(月牙形)、睾丸(2 个椭圆形)。下同

　　**图中:左图灰色代表居中;浅于灰色代表活跃,颜色愈浅愈活跃;深于灰色代表抑制,颜色愈深愈抑制。下同。

明,与正常对照小鼠比较,肿瘤早期邪毒壅盛证肿瘤小鼠神经-内分泌-免疫系统组织信号通路总体上处于活跃状态,仅垂体抑制。

表 3-25　两组小鼠神经-内分泌-免疫系统组织信号通路总体特征(二)

组织	分类	数量	相对表达量均数	活跃度	邪毒壅盛证肿瘤小鼠活跃程度
下丘脑	正常对照优势	90	1 408	126 759	3.23
下丘脑	邪毒壅盛证优势	234	1 748	408 968	
垂体	正常对照优势	222	1 735	385 235	0.29
垂体	邪毒壅盛证优势	84	1 340	112 564	
甲状腺	正常对照优势	122	1 833	223 680	2.11
甲状腺	邪毒壅盛证优势	306	1 543	472 209	
肾上腺	正常对照优势	64	1 506	96 360	7.80
肾上腺	邪毒壅盛证优势	407	1 846	751 151	

（续表）

组织	分类	数量	相对表达量均数	活跃度	邪毒壅盛证肿瘤小鼠活跃程度
睾丸	正常对照优势	97	1 709	165 777	1.58
睾丸	邪毒壅盛证优势	181	1 450	262 432	
胸腺	正常对照优势	77	1 391	107 105	6.68
胸腺	邪毒壅盛证优势	396	1 807	715 454	
脾脏	正常对照优势	152	1 578	239 866	3.17
脾脏	邪毒壅盛证优势	429	1 775	761 339	

气虚证肿瘤小鼠与正常对照小鼠比较。为了从整体上反映气虚证肿瘤小鼠（与正常对照小鼠比较）神经-内分泌-免疫系统组织信号通路的活跃程度，我们计算出正常对照小鼠和气虚证肿瘤小鼠各自入选优势信号通路基因的相对表达量总量（数量×相对表达量均数），视为该组织的活跃度；然后将气虚证肿瘤小鼠活跃度除以正常对照小鼠活跃度，得到气虚证肿瘤小鼠神经-内分泌-免疫系统组织的相对活跃度，如表3-26。表明，与正常对照小鼠比较，肿瘤早期气虚证小鼠神经-内分泌系统组织信号通路总体上处于抑制状态，仅胸腺、脾脏因肿瘤免疫激发而活跃。

表3-26 两组小鼠神经-内分泌-免疫系统组织信号通路总体特征（三）

组织	分类	数量	相对表达量均数	活跃度	气虚证肿瘤小鼠活跃程度
下丘脑	正常对照优势	220	1 448	318 590	0.15
下丘脑	肿瘤气虚证优势	29	1 699	49 262	
垂体	正常对照优势	177	1 885	333 581	0.45
垂体	肿瘤气虚证优势	116	1 284	148 955	
甲状腺	正常对照优势	238	1 671	397 657	0.95
甲状腺	肿瘤气虚证优势	241	1 566	377 375	
肾上腺	正常对照优势	353	1 581	558 017	0.11
肾上腺	肿瘤气虚证优势	40	1 484	59 348	
睾丸	正常对照优势	235	1 739	408 759	0.08
睾丸	肿瘤气虚证优势	30	1 088	32 632	

（续表）

组织	分类	数量	相对表达量均数	活跃度	气虚证肿瘤小鼠活跃程度
胸腺	正常对照优势	80	1 397	111 731	2.78
胸腺	肿瘤气虚证优势	185	1 678	310 408	
脾脏	正常对照优势	173	1 538	266 065	2.01
脾脏	肿瘤气虚证优势	321	1 663	533 822	

与正常对照小鼠比较，邪毒壅盛证和气虚证肿瘤小鼠神经-内分泌-免疫系统组织信号通路总体特征如下（图 3-7）。

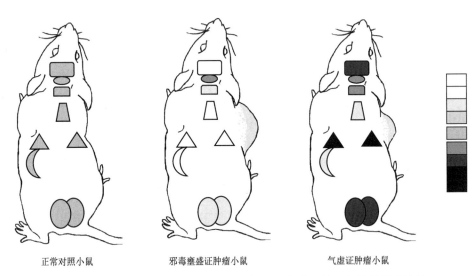

正常对照小鼠　　　　　　邪毒壅盛证肿瘤小鼠　　　　　　气虚证肿瘤小鼠

图 3-7　两组小鼠分别与正常对照组神经-内分泌-免疫系统组织信号通路比较

（二）2006 年批次肿瘤小鼠同病异证的研究

本研究在接种肿瘤后出瘤的肿瘤早期，从 150 只肿瘤小鼠中筛选出同病异证的邪毒壅盛证肿瘤小鼠 16 只、气虚证小鼠 16 只。具体诊法和辨证结果如下。

1. 邪毒壅盛证肿瘤小鼠和气虚证小鼠的证候

（1）诊法检测结果

1）各组均数：不同组别肿瘤小鼠诊法采集数据均数如表 3-27。

表 3-27 肿瘤及同病异证肿瘤小鼠诊法采集数据比较

组别	例数	体重	腋温	抓力	水平	直立	瘤体积	去瘤体重	爪 r	尾 r
所有肿瘤小鼠	150	32.00	36.77	243.10	10.42	4.80	0.23	31.78	0.443	0.389
邪毒壅盛证肿瘤小鼠	16	33.27	36.82	272.07	9.31	4.19	0.54	32.73	0.446	0.391
气虚证肿瘤小鼠	16	31.77	36.83	107.14	6.75	4.88	0.18	31.59	0.445	0.388

2）各邪毒壅盛证肿瘤小鼠诊法采集数据如表 3-28。

表 3-28 肿瘤邪毒壅盛证各小鼠诊法采集数据

编号	体重	腋温	抓力	水平	直立	瘤体积	去瘤体重	爪 r	尾 r
1	31.67	36.90	242.70	8.00	6.00	0.48	31.19	0.454	0.388
2	33.06	36.90	305.20	7.00	6.00	0.58	32.48	0.446	0.392
3	31.83	36.30	232.50	7.00	5.00	0.40	31.43	0.435	0.394
4	32.35	36.60	264.20	9.00	3.00	0.44	31.91	0.438	0.402
5	30.79	36.40	252.90	9.00	5.00	0.47	30.32	0.451	0.395
6	35.99	36.80	188.40	9.00	5.00	0.47	35.52	0.449	0.392
7	35.45	36.80	257.70	9.00	4.00	0.47	34.98	0.437	0.391
8	32.48	36.60	275.70	5.00	3.00	0.43	32.05	0.455	0.389
9	31.72	37.20	363.70	16.00	5.00	0.67	31.05	0.439	0.390
10	30.56	36.80	335.20	2.00	2.00	0.64	29.93	0.450	0.391
11	36.82	37.10	251.10	13.00	3.00	0.73	36.09	0.449	0.388
12	32.12	36.10	374.40	8.00	0.00	0.48	31.64	0.442	0.389
13	35.42	37.00	210.40	11.00	3.00	0.93	34.49	0.450	0.384
14	32.32	37.50	235.10	15.00	7.00	0.56	31.76	0.452	0.383
15	33.33	37.10	241.10	12.00	4.00	0.44	32.89	0.451	0.393
16	36.47	37.00	322.80	9.00	6.00	0.45	36.02	0.435	0.390

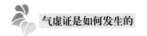

3) 各气虚证肿瘤小鼠诊法采集数据如表 3-29。

表 3-29　肿瘤气虚证各小鼠诊法采集数据

编号	体重	腋温	抓力	水平	直立	瘤体积	去瘤体重	爪 r	尾 r
21	32.95	37.00	249.80	2.00	1.00	0.23	32.72	0.455	0.388
22	30.51	37.40	212.80	5.00	3.00	0.13	30.38	0.444	0.394
23	31.05	36.50	218.00	1.00	1.00	0.20	30.85	0.444	0.387
24	30.93	36.30	177.50	0.00	4.00	0.20	30.73	0.457	0.350
25	32.51	37.20	170.30	5.00	3.00	0.18	32.33	0.447	0.387
26	32.27	37.10	105.70	9.00	4.00	0.18	32.09	0.434	0.390
27	33.63	36.90	121.90	7.00	2.00	0.13	33.50	0.434	0.385
28	31.71	36.20	12.60	13.00	5.00	0.09	31.62	0.441	0.399
29	28.44	36.70	20.30	15.00	3.00	0.33	28.11	0.442	0.395
30	31.81	36.70	57.50	10.00	7.00	0.06	31.75	0.438	0.392
31	32.63	37.20	171.90	4.00	7.00	0.33	32.30	0.446	0.387
32	33.12	36.60	31.80	5.00	6.00	0.25	32.87	0.442	0.386
33	31.43	37.60	113.60	8.00	6.00	0.05	31.38	0.443	0.398
34	33.31	37.20	2.20	7.00	9.00	0.22	33.09	0.449	0.397
35	31.69	36.50	45.10	8.00	7.00	0.07	31.62	0.450	0.384
36	30.27	36.20	3.20	9.00	10.00	0.18	30.09	0.459	0.394

（2）辨证结果

1) 各组均数：如表 3-30 所示，肿瘤早期，所入选 16 只邪毒壅盛证肿瘤小鼠肿瘤增殖快（邪盛衰度 2.381），兼有轻度气虚（气盛衰度 0.708）；所入选 16 只气虚证肿瘤小鼠具有典型的气虚（气盛衰度 0.417），而肿瘤增殖略缓（邪盛衰度 0.780）。

表 3-30　肿瘤及同病异证肿瘤小鼠辨证结果比较

组别	例数	邪盛衰度	气盛衰度	阴盛衰度	阳盛衰度
所有肿瘤小鼠	150	1.000	0.703	0.984	0.987
邪毒壅盛证肿瘤小鼠	16	2.381	0.708	1.013	0.990
气虚证肿瘤小鼠	16	0.780	0.417	0.978	0.989

2）各邪毒壅盛证肿瘤小鼠辨证值（表 3-31）：

表 3-31　肿瘤邪毒壅盛证各小鼠辨证结果

编号	邪盛衰度	气盛衰度	阴盛衰度	阳盛衰度
1	2.136	0.673	0.965	0.998
2	2.548	0.744	1.005	0.992
3	1.772	0.614	0.973	0.976
4	1.947	0.664	0.988	0.986
5	2.071	0.690	0.938	0.995
6	2.077	0.592	1.099	0.994
7	2.054	0.676	1.083	0.981
8	1.898	0.591	0.992	0.997
9	2.935	1.014	0.961	0.985
10	2.799	0.592	0.926	0.995
11	3.220	0.735	1.117	0.994
12	2.124	0.744	0.979	0.979
13	4.102	0.628	1.068	0.993
14	2.488	0.840	0.983	0.998
15	1.937	0.718	1.018	0.999
16	1.980	0.816	1.115	0.980

3）各气虚证肿瘤小鼠辨证值（表 3-32）：

表 3-32　肿瘤气虚证各小鼠辨证结果

编号	邪盛衰度	气盛衰度	阴盛衰度	阳盛衰度
21	0.993	0.442	1.013	1.001
22	0.571	0.497	0.940	0.995
23	0.889	0.372	0.955	0.984
24	0.875	0.352	0.951	0.977
25	0.788	0.433	1.001	0.993
26	0.799	0.447	0.993	0.978
27	0.552	0.384	1.037	0.975

(续表)

编号	邪盛衰度	气盛衰度	阴盛衰度	阳盛衰度
28	0.391	0.418	0.979	0.984
29	1.437	0.432	0.870	0.988
30	0.269	0.460	0.983	0.981
31	1.475	0.497	1.000	0.992
32	1.098	0.288	1.017	0.982
33	0.237	0.478	0.971	0.998
34	0.989	0.352	1.024	1.000
35	0.320	0.397	0.979	0.989
36	0.801	0.419	0.931	1.001

2. 邪毒壅盛证和气虚证肿瘤小鼠外显子芯片检测结果

（1）各组核心基因相对表达量处理结果

16 661 个核心基因芯片检测数据,各组织和不同组别相对表达量均数如表 3-33。

表 3-33　校正前各组织芯片相对表达量均数

组织	正常对照	邪毒壅盛	早期气虚	中期阳虚	晚期阴虚
下丘脑	460	429	426	420	426
垂体	402	459	453	445	495
肾上腺	469	510	495	474	475
睾丸	746	720	723	719	750
胸腺	548	544	558	628	591
脾脏	491	516	496	499	521
肿瘤	—	323	309	273	287

＊该批实验未取甲状腺。

如之前的方法所介绍,经校正后的 16 661 个核心基因,各组织和不同组别相对表达量均数如表 3-34。

表 3-34 校正后各组织芯片相对表达量均数

组织	正常对照	邪毒壅盛	早期气虚	中期阳虚	晚期阴虚
下丘脑	400	397	328	400	402
垂体	400	246	294	291	398
肾上腺	400	349	394	354	341
睾丸	400	370	392	407	388
胸腺	400	433	475	440	486
脾脏	400	467	462	456	484
肿瘤	—	400	432	447	427

后续研究,采用这一校正后的 16 661 个核心基因。

(2)邪毒壅盛证和气虚证肿瘤小鼠神经-内分泌系统组织标志性功能基因

1)下丘脑(图 3-8):气虚证肿瘤小鼠下丘脑 *Trh* 表达接近正常对照,邪毒壅盛证肿瘤小鼠略抑制;肿瘤小鼠下丘脑 *Crh* 抑制,其中气虚证小鼠较邪毒壅盛证肿瘤小鼠更甚;气虚证肿瘤小鼠下丘脑 *Gnrh1* 抑制,而邪毒壅盛证肿瘤小鼠活跃。

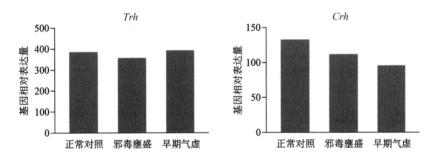

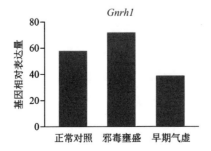

图 3-8 同病异证肿瘤小鼠下丘脑标志性功能基因相对表达量

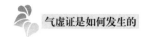

2) 垂体(图 3-9):肿瘤小鼠垂体 $Tshb$、$Pomc$、Lhb、$Fshb$ 均抑制,其中,邪毒壅盛证肿瘤小鼠较气虚证小鼠尤甚,业已全面失代偿。

邪毒壅盛证肿瘤小鼠 Lhb、$Fshb$ 表达模式与下丘脑 $Gnrh1$ 不同,前者抑制,后者兴奋,提示邪毒壅盛证肿瘤小鼠垂体 Lhb、$Fshb$ 表达对下丘脑的促进已无反应,呈失代偿状态。

值得注意的是,邪毒壅盛证肿瘤小鼠垂体 $Pomc$ 表达下降幅度大于气虚证小鼠,与气虚证小鼠下丘脑 Crh 降幅大于邪毒壅盛证肿瘤小鼠不一致,提示邪毒壅盛证肿瘤小鼠垂体 $Pomc$ 表达失代偿。

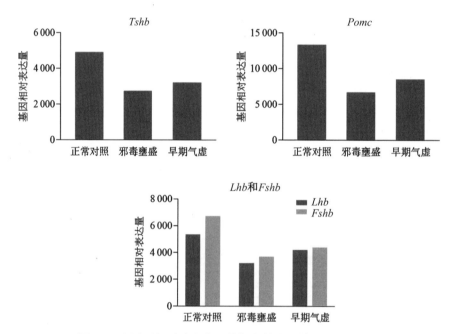

图 3-9　同病异证肿瘤小鼠垂体标志性功能基因相对表达量

3) 肾上腺:如图 3-10 所示,总体上,肿瘤早期两组同病异证小鼠肾上腺若干与糖皮质激素加工有关基因表达均减少,邪毒壅盛证肿瘤小鼠尤甚,肾上腺失代偿明显。与垂体 $Pomc$ 相对表达量下降趋势一致。

4) 睾丸:如图 3-11 所示,肿瘤早期两组同病异证小鼠睾丸 $Star$ 显著下降,且那些与性激素加工有关的基因,邪毒壅盛证肿瘤小鼠表达一致弱于同期的气虚证小鼠,睾丸功能抑制更甚。其模式与垂体 $Fshb$ 相似,可能部分受到了垂体的影响。

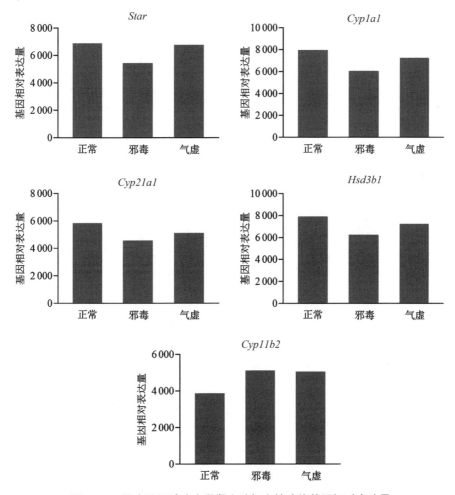

图 3-10　同病异证肿瘤小鼠肾上腺标志性功能基因相对表达量

（3）邪毒壅盛证与气虚证肿瘤小鼠神经-内分泌-免疫系统组织信号通路比较

1）下丘脑：邪毒壅盛证与气虚证肿瘤小鼠互有优势的信号通路。表 3-35 是邪毒壅盛证与气虚证肿瘤小鼠下丘脑互有优势的信号通路（筛选方法请详见前边的"方法"有关内容）。相比之下，邪毒壅盛证肿瘤小鼠入选基因的相对表达量大、数量多，如 RNA transcription reactome、mRNA processing binding reactome、glycogen metabolism、electron transport chain 等。提示相比之下，邪毒壅盛证肿瘤小鼠下丘脑更活跃，积极应对肿瘤应激。

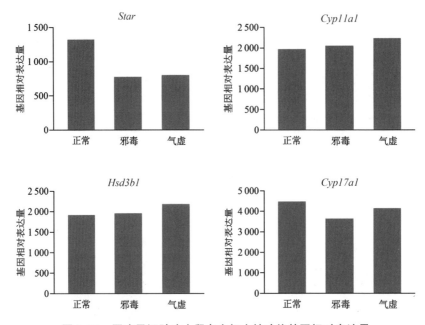

图 3-11　同病异证肿瘤小鼠睾丸标志性功能基因相对表达量

表 3-35　同病异证肿瘤小鼠下丘脑互有优势的信号通路基因相对表达量均数

邪毒壅盛证肿瘤小鼠优势				气虚证肿瘤小鼠优势				pathway
数量	正常对照	邪毒壅盛	肿瘤气虚	数量	正常对照	邪毒壅盛	肿瘤气虚	
74	1 458	1 454	1 036	2	733	796	948	mRNA processing binding reactome
36	1 988	2 075	1 638	1	1 088	846	946	calcium regulation in cardiac cells
32	1 895	1 972	1 520	2	702	717	803	smooth muscle contraction
13	1 569	1 699	1 213	2	1 479	1 583	1 762	circadian exercise
10	2 153	2 179	1 603	2	1 372	1 454	1 655	electron transport chain
8	1 494	1 520	1 125	1	1 488	1 376	1 539	GPCRDB other
5	1 174	1 174	883	1	662	700	811	RNA transcription reactome
5	1 734	1 761	1 359	1	1 534	1 346	1 518	glycogen metabolism
4	2 365	2 178	1 699	1	2 113	2 201	2 473	peptide GPCRs
4	1 753	1 763	1 323	1	2 113	2 201	2 473	GPCRDB class A rhodopsin-like
3	908	1 181	843	1	1 136	994	1 175	nucleotide metabolism
3	1 806	1 841	1 343	1	1 433	920	1 047	biogenic amine synthesis

邪毒壅盛证肿瘤小鼠下丘脑具有独特优势的信号通路。如表 3-36 所示,邪毒壅盛证肿瘤小鼠下丘脑具有独特优势的信号通路数量多,主要有 G protein signaling、Wnt signaling、G13 signaling pathway、MAPK cascade、TGF beta signaling pathway、S1P signaling、nuclear receptors、translation factors、ribosomal proteins、krebs-TCA Cycle、fatty acid degradation、glycolysis and gluconeogenesis、cholesterol biosynthesis、proteasome degradation、steroid biosynthesis、cell cycle、apoptosis 等,细胞内外信号传递、基因表达、新陈代谢均活跃。

表 3-36 邪毒壅盛证肿瘤小鼠下丘脑优势信号通路基因相对表达量均数

数量	正常对照	邪毒壅盛	肿瘤气虚	pathway
29	1 722	1 906	1 418	G protein signaling
24	1 685	1 729	1 320	integrin-mediated cell adhesion
15	1 576	1 620	1 292	proteasome degradation
13	1 844	1 958	1 410	Wnt signaling
11	1 974	2 064	1 544	G13 signaling pathway
11	1 709	1 730	1 274	krebs-TCA cycle
9	1 873	2 010	1 432	MAPK cascade
9	1 680	1 683	1 293	fatty acid degradation
9	1 427	1 635	1 208	translation factors
8	2 219	2 159	1 698	glycolysis and gluconeogenesis
8	2 109	2 020	1 602	TGF beta signaling pathway
7	1 201	1 434	1 009	S1P signaling
7	1 510	1 393	1 171	cholesterol biosynthesis
6	1 614	1 599	1 145	apoptosis
6	1 049	1 100	787	cell cycle
5	1 594	1 524	1 168	prostaglandin synthesis regulation
5	1 205	1 271	902	nuclear receptors
4	1 636	1 750	1 329	matrix metalloproteinases
3	1 224	1 229	1 010	ribosomal proteins
3	903	1 147	832	striated muscle contraction

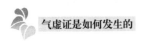
（续表）

数量	正常对照	邪毒壅盛	肿瘤气虚	pathway
3	1 155	1 139	738	mitochondrial fatty acid betaoxidation
2	1 628	1 590	1 272	small ligand GPCRs
2	817	964	634	steroid biosynthesis
2	919	957	737	heme biosynthesis
2	865	861	639	statin pathway
1	4 323	3 604	3 000	acetylcholine synthesis
1	2 196	1 734	1 500	monoamine GPCRs
1	1 599	1 644	1 443	ACE-inhibitor pathway
1	1 240	1 262	1 029	eicosanoid synthesis
1	1 240	1 262	1 029	complement activation classical
1	732	1 231	769	ovarian infertility genes
1	1 349	1 216	1 024	GPCRDB class C metabotropic glutamate pheromone
1	1 308	1 123	952	pentose phosphate pathway
1	1 308	1 123	952	blood clotting cascade
1	834	1 018	783	GPCRDB class B secretin-like
1	567	984	597	mRNA processing reactome
1	613	960	588	glucocorticoid mineralocorticoid metabolism
1	902	819	615	G1 to S cell cycle reactome

综上所述,邪毒壅盛证肿瘤小鼠优势独特入选的基因表达量大,表明该批次实验邪毒壅盛证肿瘤小鼠下丘脑处于肿瘤应激的代偿中;而气虚证肿瘤小鼠则处于抑制中。

2) 垂体:邪毒壅盛证与气虚证肿瘤小鼠互有优势的信号通路。与下丘脑相反,该批次实验中,肿瘤小鼠垂体抑制,邪毒壅盛证肿瘤小鼠尤甚,可能是垂体储备有限,在经历了一段时间的肿瘤应激反应后,邪毒壅盛证肿瘤小鼠出现了失代偿。由于气虚证小鼠前期肿瘤增殖较缓慢,所引发和叠加的肿瘤应激不严重。

如表 3-37 所示,气虚证肿瘤小鼠垂体相对活跃的信号通路有 G protein signaling、G13 signaling pathway、nuclear receptors、mRNA processing

binding reactome、krebs-TCA Cycle、electron transport chain、glycolysis and gluconeogenesis、cell cycle、apoptosis 等。

表 3-37 同病异证肿瘤小鼠垂体互有优势的信号通路基因相对表达量均数

邪毒壅盛证肿瘤小鼠优势				气虚证肿瘤小鼠优势				pathway
数量	正常对照	邪毒壅盛	肿瘤气虚	数量	正常对照	邪毒壅盛	肿瘤气虚	
1	924	906	720	40	1 951	1 109	1 458	mRNA processing binding reactome
2	1 254	985	836	23	3 005	1 582	1 940	electron transport chain
2	673	962	741	20	2 346	1 306	1 838	smooth muscle contraction
2	673	962	741	17	2 630	1 518	2 105	calcium regulation in cardiac cells
1	564	843	503	15	2 480	1 366	1 901	G protein signaling
2	1 868	1 632	1 431	7	3 634	2 219	2 686	glycolysis and gluconeogenesis
1	1 804	1 130	959	7	2 197	1 381	1 684	G13 signaling pathway
1	1 060	832	658	6	1 796	1 136	1 512	circadian exercise
1	1 058	835	755	5	1 538	767	1 161	cell cycle
1	1 227	872	682	4	2 968	1 664	2 040	krebs-TCA cycle
1	1 158	979	832	3	2 430	1 077	1 543	apoptosis
1	1 158	979	832	2	768	698	920	nuclear receptors

气虚证肿瘤小鼠垂体独特优势表达的信号通路。如表 3-38 所示，气虚证肿瘤小鼠垂体独特优势表达的信号通路数量多，诸如 Wnt signaling、MAPK cascade、translation factors、ribosomal proteins、RNA transcription reactome、proteasome degradation、glycogen metabolism、fatty acid synthesis、cholesterol biosynthesis、fatty acid degradation、G1 to S cell cycle reactome、TGF beta signaling pathway 等，提示气虚证肿瘤小鼠垂体功能相对活跃。

表 3-38 气虚证肿瘤小鼠垂体优势信号通路基因相对表达量均数

数量	正常对照	邪毒壅盛	肿瘤气虚	pathway
13	2 654	1 287	1 739	translation factors
11	2 271	1 288	1 611	integrin-mediated cell adhesion
9	3 050	1 658	1 945	proteasome degradation

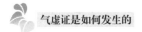
（续表）

数量	正常对照	邪毒壅盛	肿瘤气虚	pathway
4	1 816	940	1 291	G1 to S cell cycle reactome
4	1 400	1 085	1 340	fatty acid degradation
3	1 170	617	897	TGF beta signaling pathway
3	1 773	915	1 412	S1P signaling
3	6 034	3 103	3 794	prostaglandin synthesis regulation
3	1 563	1 085	1 428	ovarian infertility genes
3	1 659	1 003	1 299	MAPK cascade
3	1 325	559	1 015	complement activation classical
2	1 325	798	1 092	Wnt signaling
2	1 058	716	1 059	striated muscle contraction
2	1 583	970	1 482	statin pathway
2	6 606	3 307	3 934	ribosomal proteins
2	3 581	2 528	3 194	matrix metalloproteinases
2	4 206	2 868	3 475	GPCRDB other
2	3 639	2 538	3 130	GPCRDB class B secretin-like
2	1 228	809	1 134	glycogen metabolism
2	1 190	843	1 219	fatty acid synthesis
2	1 933	1 333	1 558	cholesterol biosynthesis
1	1 747	1 286	1 489	RNA transcription reactome
1	994	638	848	nucleotide GPCRs
1	1 237	1 123	1 607	monoamine GPCRs
1	1 409	1 029	1 252	mitochondrial fatty acid betaoxidation
1	886	709	883	inflammatory response pathway
1	1 190	626	938	blood clotting cascade

3) 肾上腺：邪毒壅盛证与气虚证肿瘤小鼠互有优势的信号通路。如表 3-39 所示，本批次实验中，与邪毒壅盛证肿瘤小鼠比较，气虚证肿瘤小鼠肾上腺信号通路异常活跃，入选基因数量多、表达量大，如 G protein signaling、TGF beta signaling pathway、mRNA processing binding reactome、

cholesterol biosynthesis，glycolysis and gluconeogenesis，cell cycle 等，肾上腺处于积极代偿状态。而邪毒壅盛证肿瘤小鼠肾上腺多通路多基因表达显著降低，这些基因及所属通路不活跃可能代表了该证候小鼠肾上腺在肿瘤应激后的失代偿。

表 3-39　同病异证肿瘤小鼠肾上腺互有优势的信号通路基因相对表达量均数

邪毒壅盛证肿瘤小鼠优势				气虚证肿瘤小鼠优势				pathway
数量	正常对照	邪毒壅盛	肿瘤气虚	数量	正常对照	邪毒壅盛	肿瘤气虚	
7	1 200	1 429	1 181	67	1 294	1 088	1 433	mRNA processing binding reactome
1	1 420	1 235	911	19	1 255	1 108	1 394	circadian exercise
3	819	1 164	1 012	18	1 723	1 447	1 775	integrin-mediated cell adhesion
5	1 288	1 366	1 062	15	1 394	1 069	1 453	smooth muscle contraction
3	1 536	1 628	1 338	14	1 561	1 183	1 519	calcium regulation in cardiac cells
1	772	1 102	959	11	1 450	1 169	1 536	G protein signaling
2	1 968	2 330	2 086	10	1 578	1 696	2 114	glycolysis and gluconeogenesis
4	1 119	1 591	1 244	8	1 514	1 316	1 630	TGF beta signaling pathway
1	1 214	1 475	1 140	7	1 322	1 152	1 492	cholesterol biosynthesis
1	1 406	1 400	1 267	7	1 178	905	1 127	cell cycle
1	3 080	3 239	534	6	3 019	2 539	3 075	prostaglandin synthesis regulation
6	920	1 110	932	5	1 595	1 251	1 569	Wnt signaling
1	1 499	980	669	4	1 215	1 162	1 442	ovarian infertility genes
1	2 575	1 275	961	4	1 925	1 553	1 987	GPCRDB class A rhodopsin-like
2	1 090	1 156	1 021	4	1 101	1 078	1 357	glycogen metabolism
3	1 309	1 557	1 381	4	935	812	979	apoptosis
5	1 097	1 335	1 107	3	2 629	2 863	3 618	statin pathway
3	2 171	2 188	1 444	2	1 328	1 293	1 473	nuclear receptors
1	2 575	1 275	961	1	3 419	2 518	3 678	peptide GPCRs

气虚证肿瘤小鼠肾上腺独特高表达的信号通路。如表 3-40 所示，气虚证肿瘤小鼠肾上腺独特高表达信号通路诸如 S1P signaling、MAPK cascade、translation factors、RNA transcription reactome、ribosomal proteins、electron transport chain、krebs-TCA cycle、proteasome degradation、mitochondrial

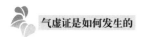

fatty acid betaoxidation、fatty acid degradation、fatty acid synthesis、steroid biosynthesis、DNA replication reactome、inflammatory response pathway、G1 to S cell cycle reactome 等。

表 3-40　气虚证肿瘤小鼠肾上腺优势信号通路基因相对表达量均数

数量	正常对照	邪毒壅盛	肿瘤气虚	pathway
17	1 224	988	1 324	translation factors
17	2 068	1 698	2 134	electron transport chain
16	1 776	1 391	1 790	proteasome degradation
15	2 025	1 921	2 333	krebs-TCA cycle
9	1 779	1 512	1 824	mitochondrial fatty acid betaoxidation
9	1 824	1 700	2 074	fatty acid degradation
8	2 297	1 889	2 345	G13 signaling pathway
8	1 019	797	1 004	G1 to S cell cycle reactome
6	1 342	1 138	1 448	RNA transcription reactome
6	978	1 167	1 414	complement activation classical
5	1 579	1 220	1 535	S1P signaling
5	1 519	1 135	1 411	ribosomal proteins
5	1 125	1 214	1 454	inflammatory response pathway
5	2 932	2 715	3 218	fatty acid synthesis
4	2 869	2 325	2 800	steroid biosynthesis
4	1 839	2 092	2 488	pentose phosphate pathway
4	1 265	948	1 227	MAPK cascade
4	4 647	3 712	4 377	glucocorticoid mineralocorticoid metabolism
2	1 768	1 908	2 192	striated muscle contraction
2	1 257	788	1 047	DNA replication reactome
2	2 479	1 966	2 460	biogenic amine synthesis
1	2 039	1 594	1 847	small ligand GPCRs
1	1 817	1 088	1 732	nucleotide metabolism
1	674	661	1 007	nucleotide GPCRs
1	1 418	688	840	matrix metalloproteinases

4）睾丸：邪毒壅盛证与气虚证肿瘤小鼠互有优势的信号通路。如表3-41所示，与邪毒壅盛证肿瘤小鼠比较，气虚证肿瘤小鼠睾丸信号通路基因表达活跃，上调基因数量多、表达量大，如 G protein signaling、translation factors、mRNA processing binding reactome、proteasome degradation、krebs-TCA cycle、electron transport chain、cell cycle、apoptosis 等，睾丸尚处于积极代偿状态；反之，邪毒壅盛证肿瘤小鼠睾丸功能抑制。

表 3-41　同病异证肿瘤小鼠睾丸互有优势的信号通路基因相对表达量均数

邪毒壅盛证肿瘤小鼠优势				气虚证肿瘤小鼠优势				pathway
数量	正常对照	邪毒壅盛	肿瘤气虚	数量	正常对照	邪毒壅盛	肿瘤气虚	
9	1 013	1 201	1 061	48	1 311	1 133	1 371	mRNA processing binding reactome
2	1 030	1 109	921	15	1 586	1 368	1 673	proteasome degradation
2	1 064	1 264	1 083	11	1 348	1 095	1 325	smooth muscle contraction
4	1 259	1 493	1 323	11	1 689	1 317	1 591	G protein signaling
2	1 064	1 264	1 083	11	1 554	1 259	1 519	calcium regulation in cardiac cells
2	846	955	849	10	1 282	1 047	1 352	krebs-TCA cycle
5	1 037	1 183	1 039	8	1 766	1 459	1 754	electron transport chain
2	786	886	764	7	1 644	1 376	1 688	translation factors
5	917	1 063	895	7	1 382	1 250	1 446	cell cycle
1	627	880	781	3	1 132	1 030	1 193	apoptosis
1	1 390	1 490	1 257	2	2 784	2 087	2 437	statin pathway
2	602	846	713	2	1 391	1 249	1 557	G1 to S cell cycle reactome
2	602	846	713	2	1 083	1 211	1 402	DNA replication reactome

气虚证肿瘤小鼠肾上腺独特高表达的信号通路。如表3-42所示，气虚证肿瘤小鼠肾上腺独特高表达的信号通路诸如 Wnt signaling、TGF beta signaling pathway、G13 signaling pathway、glycolysis and gluconeogenesis、fatty acid degradation、mitochondrial fatty acid betaoxidation、steroid biosynthesis、cholesterol biosynthesis、RNA transcription reactome 等。

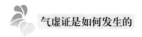
表 3-42　气虚证肿瘤小鼠睾丸优势的信号通路基因相对表达量均数

数量	正常对照	邪毒壅盛	肿瘤气虚	pathway
11	2 556	1 934	2 321	glycolysis and gluconeogenesis
9	1 328	1 227	1 455	integrin-mediated cell adhesion
8	1 659	1 442	1 751	circadian exercise
7	2 034	1 548	1 817	fatty acid degradation
5	1 480	1 212	1 406	mitochondrial fatty acid betaoxidation
4	1 541	1 217	1 409	Wnt signaling
4	903	943	1 115	TGF beta signaling pathway
4	2 084	1 778	2 047	steroid biosynthesis
4	1 837	1 445	1 751	RNA transcription reactome
4	1 354	1 271	1 491	G13 signaling pathway
4	1 821	1 421	1 668	cholesterol biosynthesis
3	1 770	1 496	1 776	GPCRDB other
3	2 504	2 120	2 403	glucocorticoid mineralocorticoid metabolism
2	1 036	817	956	prostaglandin synthesis regulation
2	684	774	922	peptide GPCRs
2	1 290	1 287	1 542	MAPK cascade
2	911	987	1 193	fatty acid synthesis
1	817	1 076	1 236	striated muscle contraction
1	1 286	729	888	small ligand GPCRs
1	1 428	1 093	1 374	ribosomal proteins
1	681	836	967	ovarian infertility genes
1	1 118	770	946	nuclear receptors
1	1 981	1 933	2 197	GPCRDB class B secretin-like
1	681	836	967	GPCRDB class A rhodopsin-like
1	1 084	770	921	complement activation classical
1	580	552	814	blood clotting cascade
1	1 476	1 000	1 513	acetylcholine synthesis
1	2 228	1 448	1 699	ACE-inhibitor pathway

5）胸腺：邪毒壅盛证与气虚证肿瘤小鼠互有优势的信号通路。如表 3-43 所示，与邪毒壅盛证肿瘤小鼠比较，气虚证肿瘤小鼠胸腺相对活跃，上调基因数量多、幅度大，如 G protein signaling、Wnt signaling、TGF beta signaling pathway、S1P signaling、mRNA processing binding reactome、translation factors、cell cycle、G1 to S cell cycle reactome、DNA replication reactome、apoptosis、nucleotide metabolism、krebs-TCA cycle 等；而同期邪毒壅盛证肿瘤小鼠相对抑制。

表 3-43 同病异证肿瘤小鼠胸腺互有优势的信号通路基因相对表达量均数

邪毒壅盛证肿瘤小鼠优势				气虚证肿瘤小鼠优势				pathway
数量	正常对照	邪毒壅盛	肿瘤气虚	数量	正常对照	邪毒壅盛	肿瘤气虚	
18	855	1 174	962	70	1 657	1 662	2 011	mRNA processing binding reactome
2	1 595	2 121	1 758	28	1 364	1 185	1 448	cell cycle
3	837	1 216	971	23	1 482	1 518	1 844	integrin-mediated cell adhesion
2	1 595	2 121	1 758	21	1 266	1 087	1 348	G1 to S cell cycle reactome
8	842	1 140	967	17	1 500	1 373	1 648	smooth muscle contraction
2	797	1 572	1 277	16	1 727	1 694	2 037	proteasome degradation
2	1 261	1 491	1 269	14	1 146	1 010	1 215	DNA replication reactome
3	483	963	736	12	2 111	2 022	2 384	translation factors
1	556	851	537	12	1 494	1 387	1 771	krebs-TCA cycle
6	856	1 133	918	12	1 200	1 098	1 338	apoptosis
4	1 033	1 298	1 159	11	1 648	1 684	2 027	G protein signaling
2	644	1 190	845	11	1 859	1 908	2 278	circadian exercise
6	1 051	1 434	1 253	9	1 723	1 618	1 941	calcium regulation in cardiac cells
2	1 722	2 206	1 905	8	1 635	1 504	1 878	Wnt signaling
1	2 599	2 920	2 544	8	1 646	1 562	1 930	TGF beta signaling pathway
1	647	1 300	1 139	5	2 292	2 109	2 514	GPCRDB class A rhodopsin-like
1	575	1 539	1 299	4	3 218	2 881	3 471	peptide GPCRs
1	562	814	645	4	1 241	1 240	1 563	pentose phosphate pathway
1	880	1 180	939	4	1 168	1 193	1 481	nucleotide metabolism
2	556	1 244	1 051	4	2 213	2 502	2 928	GPCRDB other

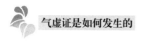

（续表）

邪毒壅盛证肿瘤小鼠优势				气虚证肿瘤小鼠优势				pathway
数量	正常对照	邪毒壅盛	肿瘤气虚	数量	正常对照	邪毒壅盛	肿瘤气虚	
2	1 176	1 477	1 331	3	1 577	1 598	1 913	S1P signaling
2	1 348	1 989	1 671	2	1 578	1 587	1 863	striated muscle contraction
1	509	832	734	2	953	881	1 072	small ligand GPCRs
3	1 355	2 030	1 554	2	735	740	1 024	ovarian infertility genes
1	667	998	773	2	856	860	985	cholesterol biosynthesis
1	298	804	649	1	1 128	1 182	1 373	heme biosynthesis
3	1 173	1 427	1 247	1	707	652	815	glycogen metabolism

气虚证肿瘤小鼠胸腺独特优势信号通路。如表 3-44 所示，气虚证肿瘤小鼠胸腺相对独特优势的信号通路有 MAPK cascade、inflammatory response pathway、electron transport chain、glycolysis and gluconeogenesis、fatty acid degradation、fatty acid synthesis、mitochondrial fatty acid betaoxidation、RNA transcription reactome、nuclear receptors、ribosomal proteins 等。

表 3-44　气虚证肿瘤小鼠胸腺优势信号通路基因相对表达量均数

数量	正常对照	邪毒壅盛	肿瘤气虚	pathway
20	1 701	1 635	2 071	electron transport chain
12	2 405	2 423	2 861	G13 signaling pathway
11	937	862	1 073	RNA transcription reactome
9	1 121	1 141	1 386	MAPK cascade
9	1 547	1 568	1 973	glycolysis and gluconeogenesis
9	1 037	964	1 298	fatty acid degradation
6	1 934	1 903	2 330	prostaglandin synthesis regulation
6	2 005	1 355	1 957	fatty acid synthesis
5	1 127	959	1 365	mitochondrial fatty acid betaoxidation
4	923	929	1 129	nuclear receptors
4	1 882	2 170	2 542	inflammatory response pathway
3	1 283	1 302	1 666	statin pathway

（续表）

数量	正常对照	邪毒壅盛	肿瘤气虚	pathway
3	915	932	1 146	ribosomal proteins
2	2 192	1 916	2 396	matrix metalloproteinases
2	1 081	1 433	1 612	complement activation classical
1	3 442	2 852	3 559	nucleotide GPCRs
1	784	789	996	blood clotting cascade
1	3 168	2 778	3 383	acetylcholine synthesis

6）脾脏：邪毒壅盛证与气虚证肿瘤小鼠互有优势的信号通路。与气虚证肿瘤小鼠比较，邪毒壅盛证肿瘤小鼠脾脏活跃，上调基因数量多、相对表达量大，与该证候小鼠肿瘤增殖快、体积大相关；而同期气虚证肿瘤小鼠则相对抑制。如表 3-45 所示，其中，邪毒壅盛证肿瘤小鼠优势信号通路如 Wnt signaling、mRNA processing binding reactom、translation factors、cell cycle、G1 to S cell cycle reactome、DNA replication reactome、proteasome degradation、electron transport chain、krebs-TCA cycle、glycogen metabolism、apoptosis 等。而气虚证肿瘤小鼠相对优势的信号通路如 G protein signaling、inflammatory response pathway、G13 signaling pathway、RNA transcription reactome、ribosomal proteins、mRNA processing reactome 等。

表 3-45　同病异证肿瘤小鼠脾脏互有优势的信号通路基因相对表达量均数

邪毒壅盛证肿瘤小鼠优势			气虚证肿瘤小鼠优势				pathway
数量	正常对照	邪毒壅盛	肿瘤气虚	数量	正常对照	邪毒壅盛	肿瘤气虚	pathway
54	1 097	1 623	1 380	18	1 555	1 511	1 761	mRNA processing binding reactome
30	856	1 772	1 444	2	1 102	1 036	1 207	cell cycle
24	741	1 571	1 237	2	819	906	1 099	G1 to S cell cycle reactome
22	755	1 593	1 298	2	760	920	1 081	DNA replication reactome
14	1 137	1 836	1 534	1	711	644	826	proteasome degradation
10	1 054	1 561	1 173	13	1 422	1 158	1 397	smooth muscle contraction

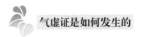

（续表）

邪毒壅盛证肿瘤小鼠优势				气虚证肿瘤小鼠优势				pathway
数量	正常对照	邪毒壅盛	肿瘤气虚	数量	正常对照	邪毒壅盛	肿瘤气虚	
9	973	1 582	1 361	5	1 205	1 377	1 618	translation factors
9	1 312	2 103	1 800	3	785	989	1 151	electron transport chain
8	1 769	2 312	1 847	11	1 557	1 298	1 549	calcium regulation in cardiac cells
7	944	1 373	1 141	4	1 127	1 088	1 374	krebs-TCA cycle
7	1 081	1 469	1 223	6	1 889	1 487	1 782	integrin-mediated cell adhesion
7	1 683	2 221	1 852	1	772	946	1 157	circadian exercise
5	732	1 110	919	4	702	860	1 042	GPCRDB class A rhodopsin-like
5	956	1 343	1 167	2	601	822	957	glycogen metabolism
5	811	1 231	932	5	1 201	1 005	1 189	apoptosis
4	850	1 187	936	2	1 083	755	852	Wnt signaling
4	1 669	2 453	2 027	1	2 764	1 844	2 072	GPCRDB other
3	393	967	612	3	1 495	1 130	1 321	TGF beta signaling pathway
3	1 064	1 629	1 349	2	1 401	1 450	1 672	glycolysis and gluconeogenesis
3	1 554	1 954	1 624	10	1 605	1 314	1 578	G protein signaling
3	757	1 332	1 112	2	1 166	1 343	1 617	fatty acid degradation
2	1 624	2 428	1 876	2	1 484	1 357	1 675	striated muscle contraction
2	1 191	1 660	1 440	3	1 721	1 496	1 696	RNA transcription reactome
2	822	1 068	923	4	1 649	1 496	1 764	peptide GPCRs
2	936	1 120	888	6	1 847	1 518	1 765	inflammatory response pathway
2	1 690	3 064	2 556	3	2 942	2 486	2 965	G13 signaling pathway
1	881	1 205	1 066	1	2 267	1 298	1 734	small ligand GPCRs
1	560	920	761	3	2 467	2 815	3 291	ribosomal proteins
1	465	1 158	963	1	1 731	1 300	1 457	mRNA processing reactome
1	4 566	5 216	4 405	3	1 675	1 303	1 530	GPCRDB class B secretin-like
1	638	1 170	1 052	1	1 581	1 752	2 075	acetylcholine synthesis

邪毒壅盛证肿瘤小鼠脾脏独特优势的信号通路（表3-46）。

表3-46　邪毒壅盛证肿瘤小鼠脾脏优势信号通路基因相对表达量均数

数量	正常对照	邪毒壅盛	肿瘤气虚	pathway
7	1 414	3 225	2 598	heme biosynthesis
5	1 157	1 423	1 201	MAPK cascade
3	666	1 343	1 103	pentose phosphate pathway
2	1 710	3 245	2 856	nucleotide metabolism
2	837	1 623	1 314	nuclear receptors
2	616	1 225	1 061	mitochondrial fatty acid betaoxidation
1	760	1 401	1 007	monoamine GPCRs
1	3 875	6 417	5 796	matrix metalloproteinases
1	558	1 000	832	biogenic amine synthesis

（4）邪毒壅盛证和气虚证肿瘤小鼠神经-内分泌-免疫系统组织信号通路总体特征

1）邪毒壅盛证肿瘤小鼠与气虚证肿瘤小鼠比较。为了从整体上把握邪毒壅盛证和气虚证肿瘤小鼠神经-内分泌-免疫系统组织的活跃程度，我们计算出每个组织两个组别入选优势信号通路基因的相对表达量总量（数量×相对表达量均数），视为该组织的相对活跃度；然后将气虚证肿瘤小鼠活跃度除以邪毒壅盛证肿瘤小鼠活跃度，得到各组织气虚证肿瘤小鼠的相对活跃度，如表3-47。

表3-47　同病异证肿瘤小鼠神经-内分泌-免疫系统组织信号通路总体特征

组织	分类	数量	相对表达量均数	活跃度	气虚证肿瘤小鼠活跃程度
下丘脑	肿瘤邪毒壅盛证优势	293	1 629	477 222	0.04
下丘脑	肿瘤气虚证优势	15	1 324	19 867	
垂体	肿瘤邪毒壅盛证优势	13	1 050	13 656	21.55
垂体	肿瘤气虚证优势	171	1 721	294 334	
肾上腺	肿瘤邪毒壅盛证优势	41	1 504	61 678	7.76
肾上腺	肿瘤气虚证优势	284	1 685	478 464	

（续表）

组织	分类	数量	相对表达量均数	活跃度	气虚证肿瘤 小鼠活跃程度
睾丸	肿瘤邪毒壅盛证优势	34	1 169	39 759	6.63
睾丸	肿瘤气虚证优势	170	1 551	263 686	
胸腺	肿瘤邪毒壅盛证优势	60	1 334	80 022	6.99
胸腺	肿瘤气虚证优势	306	1 829	559 561	
脾脏	肿瘤邪毒壅盛证优势	198	1 722	340 912	0.51
脾脏	肿瘤气虚证优势	103	1 675	172 525	

与邪毒壅盛证比较，气虚证肿瘤小鼠神经-内分泌-免疫系统组织信号通路总体特征为下丘脑及脾脏抑制，而垂体、肾上腺、睾丸、胸腺活跃（图3-12）。

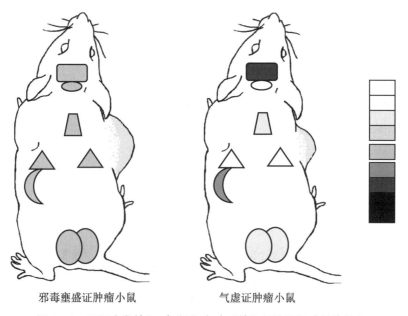

邪毒壅盛证肿瘤小鼠　　　　　　气虚证肿瘤小鼠

图3-12　两组小鼠神经-内分泌-免疫系统组织信号通路总体特征

2）邪毒壅盛证肿瘤小鼠与正常对照小鼠比较。为了从整体上反映邪毒壅盛证肿瘤小鼠（与正常对照小鼠比较）神经-内分泌-免疫系统组织的活跃程度，我们计算出正常对照小鼠和邪毒壅盛证肿瘤小鼠各自入选优势信号通路基因的相对表达量总量（数量×相对表达量均数），视为该组织的相对活跃度；然后将邪毒壅盛证肿瘤小鼠活跃度除以正常对照小鼠活跃度，得到邪毒盛证肿瘤小鼠神经-内分泌-免疫系统组织的相对活跃度。其特点为下丘脑、垂体、肾上腺、睾丸抑制,而胸腺、脾脏活跃。如表3-48。

表3-48 邪毒壅盛证肿瘤小鼠神经-内分泌-免疫系统组织信号通路总体特征

组织	分类	数量	相对表达量均数	活跃度	邪毒壅盛证肿瘤小鼠活跃程度
下丘脑	正常对照优势	155	2 079	322 289	0.54
下丘脑	邪毒壅盛证优势	124	1 411	174 915	
垂体	正常对照优势	387	1 788	691 768	0.01
垂体	邪毒壅盛证优势	7	919	6 436	
肾上腺	正常对照优势	277	1 835	508 388	0.31
肾上腺	邪毒壅盛证优势	104	1 515	157 557	
睾丸	正常对照优势	198	1 950	386 195	0.42
睾丸	邪毒壅盛证优势	135	1 199	161 857	
胸腺	正常对照优势	122	1 628	198 676	1.88
胸腺	邪毒壅盛证优势	241	1 551	373 858	
脾脏	正常对照优势	153	1 760	269 273	2.58
脾脏	邪毒壅盛证优势	394	1 761	693 987	

3)气虚证肿瘤小鼠与正常对照小鼠比较。为了从整体上反映气虚证肿瘤小鼠(与正常对照小鼠比较)神经-内分泌-免疫系统组织的活跃程度,我们计算出正常对照小鼠和气虚证肿瘤小鼠各自入选优势信号通路基因的相对表达量总量(数量×相对表达量均数),视为该组织的相对活跃度;然后将气虚证肿瘤小鼠活跃度除以正常对照小鼠活跃度,得到气虚证肿瘤小鼠神经-内分泌-免疫系统组织的相对活跃度。其特点为下丘脑、垂体严重抑制,睾丸抑制,而肾上腺略活跃,胸腺、脾脏活跃。如表3-49。

表3-49 气虚证肿瘤小鼠神经-内分泌-免疫系统组织信号通路总体特征

组织	分类	数量	相对表达量均数	活跃度	气虚证肿瘤小鼠活跃程度
下丘脑	正常对照优势	329	1 854	609 914	0.07
下丘脑	肿瘤气虚证优势	32	1 374	43 969	

（续表）

组织	分类	数量	相对表达量均数	活跃度	气虚证肿瘤小鼠活跃程度
垂体	正常对照优势	357	1 829	653 119	0.01
垂体	肿瘤气虚证优势	8	1 097	8 772	
肾上腺	正常对照优势	148	1 753	259 462	1.18
肾上腺	肿瘤气虚证优势	192	1 595	306 278	
睾丸	正常对照优势	363	1 615	586 264	0.39
睾丸	肿瘤气虚证优势	183	1 244	227 647	
胸腺	正常对照优势	17	1 510	25 671	26.31
胸腺	肿瘤气虚证优势	378	1 786	675 272	
脾脏	正常对照优势	132	1 765	232 996	2.68
脾脏	肿瘤气虚证优势	371	1 685	625 173	

肿瘤早期气虚证小鼠肾上腺信号通路较正常对照小鼠略活跃，推测是叠加了肿瘤应激所致。

与正常对照小鼠比较，邪毒壅盛证和气虚证肿瘤小鼠神经-内分泌-免疫系统组织信号通路总体特征如下（图3-13）。

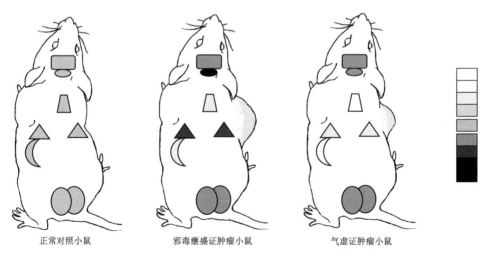

正常对照小鼠　　　　　　邪毒壅盛证肿瘤小鼠　　　　　　气虚证肿瘤小鼠

图3-13　两组小鼠分别与正常对照组神经-内分泌-免疫系统组织信号通路比较

四、讨论

1. 有关实验设计

本章呈现了两批同病异证肿瘤小鼠的实验结果。

（1）2008 年批次肿瘤小鼠同病异证的研究

该批次实验是在 2006 年批次实验基础上进行的深入研究，实验组别设计包括：正常对照组、正常气虚证组、肿瘤早期邪毒壅盛证组、肿瘤早期气虚证组，以及肿瘤中期阳气虚证组、肿瘤中期气虚证组、肿瘤晚期气阴阳虚证组、肿瘤晚期气虚证组，以期更好地揭示气虚证发生的物质基础。实验采用昆明种雄性小鼠 250 只，随机取 60 只小鼠作正常对照，另 190 只腋下接种 H22 肝癌腹水癌细胞造模，常规饲养，不予额外干预。实验过程中采用计量化诊法与辨证，筛选出不同证候的小鼠。

设置正常气虚证组，除了探索气虚证发生的物质基础外，还便于与不同气虚证肿瘤小鼠进行比较。正常气虚证小鼠详见前述第二章，以及后文的第四章、第五章，可对比参阅。

本章主要介绍肿瘤早期的同病异证，即邪毒壅盛证和气虚证的异同。通过与邪毒壅盛证比较，可以较好地揭示肿瘤早期气虚证发生的物质基础与特点。鉴于临床上肿瘤患者的同病异证是同病异治的依据，因此，揭示同病异证的发生机制特点和差异，不仅有助于丰富中医基础理论学科的学术内容，还有助于探索和发展肿瘤辨证论治的方案。此外，邪毒壅盛证肿瘤小鼠和气虚证小鼠也是肿瘤早期比较易于获得的两个证候小鼠，便于开展同病异证和肿瘤气虚证的研究。

如前所述，本研究还观察了另外两个时间点的同病异证肿瘤小鼠。我们在数据分析中发现，中期和晚期肿瘤小鼠同病异证机制要比预期的复杂：首先，这一阶段的气虚证不单一，会相兼不同程度的阴虚证、阳虚证等，是多种虚证的兼证，不似肿瘤早期气虚证小鼠可以筛选到相对单一的气虚证；其次，能够存活到中、晚期的肿瘤小鼠，在接种肿瘤出瘤的早期，其肿瘤增殖较缓慢、肿瘤体积小（邪盛衰度轻），而且没有明显的气血阴阳不足（气血阴阳充盈），体质好，因此在其疾病的发展过程中，这些肿瘤小鼠神经-内分泌-免疫系统有较充沛的时间去适应和应对较缓慢增殖肿瘤所带来的应激，甚至随着肿

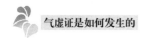

瘤及体重的增长,其神经-内分泌-免疫系统还会持续活跃,而同病异证发生的机制要复杂得多。此外,中晚期肿瘤小鼠因肿瘤体积增大,会不同程度影响和干扰抓力和旷场的检测,带来检测的偏倚。因此本书不予详细展开介绍。

(2) 2006 年批次肿瘤小鼠同病异证的研究

该实验组别设计包括:正常对照组、肿瘤早期邪毒壅盛证组、肿瘤早期气虚证组、肿瘤中期阳气虚证组、肿瘤晚期气阴阳虚证组 5 个组别。实验采用昆明种雄性小鼠 250 只,随机取 60 只小鼠作正常对照,另 190 只腋下接种 H22 肝癌腹水癌细胞造模,常规饲养,不予额外干预。实验过程中采用计量化诊法与辨证,筛选出不同证候的小鼠。

该实验拟探索肿瘤常见同病异证的发生机制,且重点关心肿瘤早期的同病异证,即邪毒壅盛证和气虚证。该实验还为后续的深入研究和数据分析积累了经验。

但在神经-内分泌组织的取材中,漏检了甲状腺,留有遗憾(因此本书这一内容缺失)。此外,中晚期小鼠神经-内分泌组织表达谱芯片数据分析带来的困难如前述。

2. 有关肿瘤模型的选择

本研究采用小鼠腋下接种 H22 肝癌腹水癌细胞 0.2 mL(细胞浓度 4×10^7 个/mL)造模,该肿瘤细胞株来自小鼠肝癌,造模方便、成模稳定,肿瘤生长带来的对周边组织的压迫及肿瘤应激、肿瘤细胞增殖与凋亡对神经-内分泌-免疫系统带来的影响等与大多肿瘤近似,因此是较为理想的肿瘤动物模型。

3. 有关同病异证肿瘤小鼠的获得

本研究采用本团队创建的计量化诊法工作站及计量化辨证方法,在正常小鼠和肿瘤小鼠中检测和筛选出不同证候的小鼠(而不是在肿瘤造模的基础上叠加证候造模),以准确模拟临床所开展的诊法和辨证,较为贴近临床实际。

4. 有关两批同病异证肿瘤小鼠神经-内分泌系统活跃度异同的分析

2006 年及 2008 年两批实验均在肿瘤的出瘤早期筛选出邪毒壅盛证和气虚证小鼠,即同病异证肿瘤小鼠,但芯片检测结果存在一定差异,主要表现如下。

(1) 2008 年批次实验同病异证小鼠神经-内分泌系统组织标志性功能基因

1)下丘脑-垂体-甲状腺轴。下丘脑 Trh 总体表达活跃,邪毒壅盛证肿瘤小鼠尤甚,垂体 *Tshb* 表达活跃,气虚证小鼠尤甚;甲状腺 *Tshr*、*Tg*、*Tpo* 等表达在邪毒壅盛证肿瘤小鼠中多抑制,而在气虚证小鼠中多活跃。

2)下丘脑-垂体-肾上腺轴。下丘脑 *Crh* 表达抑制,邪毒壅盛证肿瘤小鼠尤甚;垂体两证候小鼠 *Pomc* 表达均轻度抑制;肾上腺参与糖皮质激素加工的 *Star*、*Cyp11a1*、*Hsd3b1*、*Cyp21a1*、*Cyp11b2* 等基因的表达,在邪毒壅盛证肿瘤小鼠中或促进或持平,而在气虚证小鼠中则抑制减少。

3)下丘脑-垂体-性腺轴。邪毒壅盛证肿瘤小鼠下丘脑 *Gnrh1* 表达活跃,而气虚证小鼠抑制;垂体 *Fshb*、*Lhb* 表达均轻度抑制;睾丸参与雄激素加工的 *Star* 基因表达下调,而 *Cyp11a1*、*Hsd3b1*、*Cyp17a1* 等基因在邪毒壅盛证肿瘤小鼠中表达均上调,而在气虚证小鼠中则一致下调。

为了便于观察,摘要制表如下(表 3-50)。

表 3-50　2008 年批次同病异证肿瘤小鼠神经-内分泌-免疫系统组织标志性功能基因

下丘脑-垂体-甲状腺轴		下丘脑-垂体-肾上腺轴		下丘脑-垂体-性腺轴	
邪毒壅盛证	肿瘤气虚证	邪毒壅盛证	肿瘤气虚证	邪毒壅盛证	肿瘤气虚证
下丘脑:活跃甚	下丘脑:活跃	下丘脑:抑制甚	下丘脑:抑制	下丘脑:活跃	下丘脑:抑制
垂体:活跃	垂体:活跃甚	垂体:抑制	垂体:抑制	垂体:抑制	垂体:抑制
甲状腺:抑制	甲状腺:活跃	肾上腺:略活跃	肾上腺:抑制	睾丸:略活跃	睾丸:抑制

(2)2006 年批次实验同病异证小鼠神经-内分泌系统组织标志性功能基因

1)下丘脑-垂体-甲状腺轴。气虚证肿瘤小鼠下丘脑 *Trh* 表达接近正常对照,邪毒壅盛证肿瘤小鼠略抑制;垂体 *Tshb* 表达抑制,邪毒壅盛证肿瘤小鼠尤甚;甲状腺未检测。

2)下丘脑-垂体-肾上腺轴。肿瘤小鼠下丘脑 *Crh* 表达抑制,其中气虚证小鼠较邪毒壅盛证肿瘤小鼠更甚;垂体抑制,邪毒壅盛证肿瘤小鼠尤甚(垂体 *Pomc* 表达,邪毒壅盛证肿瘤小鼠下降幅度大于气虚证小鼠,与下丘脑 *Crh* 表达,气虚证小鼠降幅大于邪毒壅盛证肿瘤小鼠不一致,提示邪毒壅盛证肿瘤小鼠垂体 *Pomc* 加工能力失代偿);肾上腺参与糖皮质激素加工的 *Star*、*Cyp11a1*、*Cyp21a1*、*Hsd3b1* 等基因表达一致下降,邪毒壅盛证肿瘤小鼠尤甚,肾上腺失代偿明显。

3）下丘脑-垂体-性腺轴。气虚证肿瘤小鼠下丘脑 *Gnrh* 表达抑制,而邪毒壅盛证肿瘤小鼠活跃;垂体 *Lhb*、*Fshb* 表达均抑制,邪毒壅盛证肿瘤小鼠尤甚(邪毒壅盛证肿瘤小鼠 *Lhb*、*Fshb* 表达模式与下丘脑 *Gnrh1* 不同,前者抑制,后者兴奋,提示邪毒壅盛证肿瘤小鼠垂体 *Lhb*、*Fshb* 表达对下丘脑的促进已无反应,失代偿);两个肿瘤早期同病异证小鼠睾丸参与雄激素加工的 *Star* 显著下降,且在与性激素加工有关的基因中,邪毒壅盛证肿瘤小鼠表达一致弱于同期的气虚证,睾丸功能抑制更甚。

为了便于观察,摘要制表如下(表 3-51)。

表 3-51　2006 年批次同病异证肿瘤小鼠神经-内分泌-免疫系统组织标志性功能基因

下丘脑-垂体-甲状腺轴		下丘脑-垂体-肾上腺轴		下丘脑-垂体-性腺轴	
邪毒壅盛证	肿瘤气虚证	邪毒壅盛证	肿瘤气虚证	邪毒壅盛证	肿瘤气虚证
下丘脑:抑制	下丘脑:持平	下丘脑:抑制	下丘脑:抑制甚	下丘脑:活跃	下丘脑:抑制
垂体:抑制甚	垂体:抑制	垂体:抑制甚	垂体:抑制	垂体:抑制甚	垂体:抑制
甲状腺:未测	甲状腺:未测	肾上腺:抑制甚	肾上腺:抑制	睾丸:抑制甚	睾丸:抑制

（3）同病异证小鼠神经-内分泌-免疫系统组织信号通路活跃度有所异同

与正常对照组小鼠比较,在 2008 年批次实验中,邪毒壅盛证肿瘤小鼠表现为神经-内分泌-免疫系统总体上活跃,唯垂体有失代偿表现,而在 2006 年批次实验中,邪毒壅盛证肿瘤小鼠神经-内分泌-免疫系统以抑制为主;2008年批次实验中,气虚证小鼠神经-内分泌-免疫系统抑制,而 2006 年批次实验中,气虚证小鼠神经-内分泌-免疫系统的肾上腺功能尚活跃(图 3-14)。

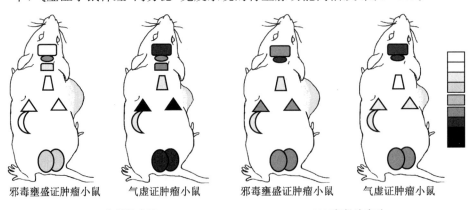

邪毒壅盛证肿瘤小鼠　气虚证肿瘤小鼠　　邪毒壅盛证肿瘤小鼠　气虚证肿瘤小鼠

2008年批次实验　　　　　　　　2006年批次实验

图 3-14　两批实验同病异证肿瘤小鼠神经-内分泌-免疫系统组织信号通路总体特征

(4)芯片检测结果差异反映了病机的差异

通常,不同批次实验、组织取材和 RNA 提取、芯片检测和数据提取等各实验环节均可能产生一定的误差和偏倚,但是经仔细比较和观察,两批实验小鼠的病机差异是导致芯片检测结果异同的主要原因。

证候的表现主要取决于病机。我们仔细审视两批小鼠的证候,比较后看到:

1)两批邪毒壅盛证肿瘤小鼠的比较:2008 年批次邪毒壅盛证肿瘤小鼠的邪盛衰度较重,但无气虚(图 3-15),证候单一。肿瘤压迫和疼痛所引发的肿瘤应激程度严重。由于是比较单一的邪气盛,没有正气虚,令神经-内分泌系统处于积极的肿瘤应激反应状态,信号通路总体上活跃(但此时肾上腺轴的下丘脑、垂体已最先发生应激失代偿,性腺轴的垂体已失代偿,唯甲状腺轴的下丘脑和垂体仍维持着积极的促进作用)。

2006 年批次邪毒壅盛证肿瘤小鼠虽然邪盛衰度较轻,但兼有气虚证(图 3-16),是虚实夹杂的兼证。在肿瘤应激严重的同时,可能发生了因实致虚,也可能兼有先天性气虚。这样虚实夹杂病机,反映在神经-内分泌系统上,便出现了神经-内分泌系统组织信号通路总体上的抑制:甲状腺轴的下丘脑和垂体抑制(甲状腺未检测)、肾上腺轴全面抑制,以及性腺轴的垂体和睾丸抑制。

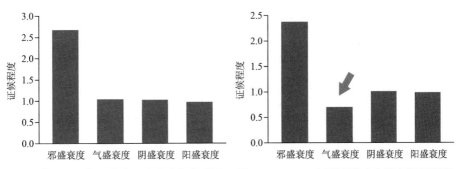

图 3-15　2008 年邪毒壅盛小鼠各证候程度　图 3-16　2006 年邪毒壅盛小鼠各证候程度

＊2006 批次实验邪毒壅盛证肿瘤小鼠存在气虚兼证(图 3-16 箭头所指);而 2008 批次实验邪毒壅盛证肿瘤小鼠没有气虚兼证。

2)气虚组的比较:2008 年批次实验中,气虚证肿瘤小鼠的肿瘤邪盛衰度居中(图 3-17)。虚实夹杂,叠加有肿瘤压迫和疼痛所引发的应激和可能的因实致虚,也可能存在先天性气虚病机。因此,神经-内分泌系统组织信号通路总体上全面抑制：仅甲状腺轴维持活跃状态，肾上腺轴和性腺轴全面抑制。

2006 年批次实验中，气虚证肿瘤小鼠的肿瘤邪盛衰度较轻（图 3-18），肿瘤应激偏轻。因而在神经-内分泌系统中肾上腺信号通路总体上略活跃（由较轻的肿瘤应激所激发），其余抑制；但肾上腺轴的主要功能基因，以及下丘脑、垂体、肾上腺均已抑制、失代偿，性腺轴全面抑制，唯甲状腺轴下丘脑主要功能基因尚维持在一定的水平，而垂体已抑制（甲状腺组织未检测）。

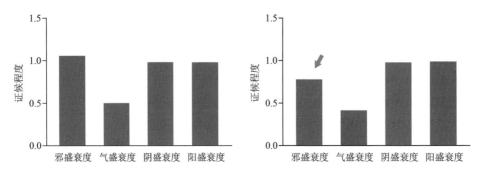

图 3-17　2008 年气虚证肿瘤小鼠各证候程度　图 3-18　2006 年气虚证肿瘤小鼠各证候程度

＊2006 批次实验气虚证肿瘤小鼠邪盛衰度低（图 3-18 箭头所指），肿瘤增殖不活跃；而 2008 批次实验气虚证肿瘤小鼠邪盛衰度居中。

5. 本研究的部分发现

（1）初步揭示了肿瘤小鼠同病异证及肿瘤气虚证发生的物质基础

以上通过肿瘤模型小鼠“同病异证”的对比研究，可以看到：

1）同病异证肿瘤小鼠存在神经-内分泌系统组织（肾上腺轴、性腺轴、甲状腺轴）功能与代表性功能基因的调节紊乱或减退，两者差异明显，提示这是肿瘤小鼠同病异证发生的主要物质基础。

2）肿瘤实证与因实致虚的机制：健康小鼠在接种肿瘤后，随着实体瘤的形成和增殖，肿瘤对周边组织、胸廓的压迫所引发的肿瘤应激、肿瘤细胞增殖与凋亡所释放的有关分子所带来对神经-内分泌-免疫系统影响及所引发的肿瘤应激，会激发神经-内分泌系统的应激反应。在肿瘤体积较小的早期，神经-内分泌系统尚能充分调动、兴奋、协调，此时表现为单纯的实证；若肿瘤增殖快、体积迅速扩大，则会超出神经-内分泌系统应激反应的调节能力，引发其失代偿、紊乱、抑制，出现因实致虚、虚实夹杂。

神经-内分泌系统在肿瘤应激时，肾上腺首当其冲，其失代偿也往往发生得最早；在失代偿早期，下丘脑、垂体在接受肾上腺糖皮质激素相对减弱的负反馈后,会积极应对、兴奋、调动,久而久之,则会继发失代偿,呈现下丘脑-垂体-肾上腺轴的一致抑制;在失代偿的早期,这些组织的信号通路总体上仍维持活跃状态,但代表性功能基因已发生抑制。性腺轴和甲状腺轴也参与到肿瘤应激中,其中性腺轴往往失代偿发生得较早且持续抑制,而甲状腺轴往往在肾上腺轴和性腺轴失代偿后仍能维持代偿状态。

3) 肿瘤气虚证的发生机制:如上所述,因实致虚是肿瘤气虚发生的常见病机。

但值得注意的是,肿瘤早期的气虚证小鼠,很可能存在先天性的气虚。比较容易理解的是,首先,在肿瘤早期邪盛衰度相近的情况下,大多肿瘤小鼠并没有气虚证,那为什么部分小鼠会发生典型且严重的气虚呢? 其次,正常小鼠,也能见到部分气虚证小鼠(如第二章所介绍的),当这些正常气虚证小鼠接种肿瘤后,自然会表现出肿瘤气虚证。但无论如何,神经-内分泌系统功能减退仍是气虚证的关键病机。

以上还揭示了参与肿瘤同病异证及气虚证发生的信号通路、基因,以及它们之间可能存在的联系;以及初步确认了参与肿瘤同病异证及气虚证发生的组织器官,及其之间存在的关系。

(2) 小鼠标准化、计量化诊法与辨证方法的重要性

本研究再次证明了小鼠标准化、计量化诊法与辨证方法确能准确给予实验动物计量化的辨证,而这对于同病异证、兼有气虚证的同病异证发生的物质基础的揭示十分必要,是前提。

在揭示了肿瘤早期同病异证中气虚证在神经-内分泌-免疫系统的特征后,本研究更进一步指出了比较正常气虚证小鼠与肿瘤早期气虚证小鼠(类似于异病同证)在神经-内分泌的异同及明确各自特征的必要性,如此才有助于比较全面地刻画气虚证的复杂发病机制;最后,通过对以上大量数据的比较与研判,我们不禁好奇,导致正常气虚证小鼠神经-内分泌功能紊乱和抑制的最初诱因是什么? 是如何启动的? 在这些诱因中,有没有遗传倾向,累及哪些组织,分子机制是什么?

第四章

正常气虚证与肿瘤气虚证发生机制的比较

一、目的

（1）正常气虚证小鼠和气虚证肿瘤小鼠近似于"异病同证"，对比研究将有助于揭示气虚发生机制的异同。因此，本章的研究目的是进一步揭示气虚证发生的物质基础，涉及参与气虚证发生的组织器官及其之间的关系、参与气虚证发生的信号通路、基因及其之间的关系。

（2）在研究以上数据的同时，还将进一步分析和探索：

1）正常气虚证发生的动因是什么？即是哪些因素引起气虚证组织器官和基因异常的，如何启动的。

2）气虚证有没有遗传倾向，累及哪些组织，具体的分子机制是什么。

3）从发病机制上看，气虚证应如何分类。

二、方法

1. 证候类

有关实验动物、实验动物的诊法与辨证、小鼠处死与取材等方法，请参见第二章和第三章，2008 年和 2006 年批次肿瘤小鼠实验研究。

2. 外显子芯片

有关芯片检测、芯片数据处理等基本方法与信息、比较与研究，请参见第二章和第三章 2008 年批次肿瘤小鼠实验研究。本章关注以下几点。

（1）正常气虚证和气虚证肿瘤小鼠神经-内分泌系统组织标志性功能基因表达异同。

（2）正常气虚证与气虚证肿瘤小鼠神经-内分泌-免疫系统组织信号通路基因表达异同。

（3）正常气虚证和气虚证肿瘤小鼠的肾上腺、睾丸若干信号通路比较，找出在 2 个组织中气虚小鼠表达量一致降低的通路，予以比较。

（4）正常气虚证和气虚证肿瘤小鼠相似下调基因的进一步分析：

1）所有组织进行筛选和分别观察神经-内分泌-免疫系统中 7 个组织有没有一致入选者。

2）肾上腺可能参与肿瘤应激的基因。

3）肾上腺正常高表达基因功能的了解与分析。

三、结果

1. 证候类

如前所述，2008 年批次实验中，本研究从 50 只正常小鼠中筛选出正常对照小鼠 8 只、正常气虚证小鼠 8 只；以及在接种肿瘤后出瘤的肿瘤早期，从 150 只肿瘤小鼠中筛选出同病异证的气虚证小鼠 8 只。具体诊法和辨证结果请参见本书的第二和第三章。

2. 外显子芯片检测结果

（1）各组核心基因相对表达量处理结果

请参见本书的第三章。

（2）正常气虚证和气虚证肿瘤小鼠神经-内分泌系统组织标志性功能基因

1）下丘脑（图 4-1）：正常气虚证小鼠和气虚证肿瘤小鼠 Trh 表达均增加，正常气虚证尤甚；

正常气虚证小鼠和气虚证肿瘤小鼠 Crh 表达一致抑制；

正常气虚证小鼠 $Gnrh1$ 表达略增，而气虚证肿瘤小鼠 $Gnrh1$ 抑制。

2）垂体（图 4-2）：正常气虚证小鼠和气虚证肿瘤小鼠 $Tshb$ 表达增加，肿瘤气虚证尤甚。提示肿瘤应激可能通过其他途径促进垂体 $Tshb$ 表达。

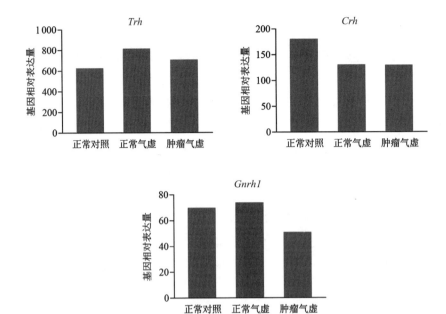

图 4-1　不同气虚证小鼠下丘脑标志性功能基因相对表达量比较

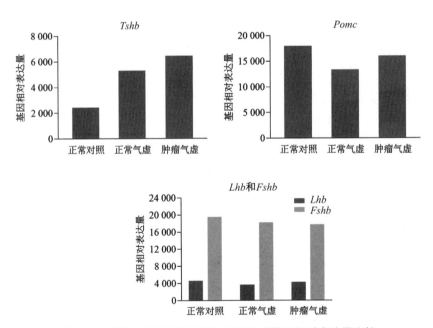

图 4-2　不同气虚证小鼠垂体标志性功能基因相对表达量比较

正常气虚证小鼠和气虚证肿瘤小鼠 *Pomc* 抑制,正常气虚证尤甚。提示肿瘤应激可能通过其他途径促进垂体 *Pomc* 表达。

正常气虚证小鼠和气虚证肿瘤小鼠 *Fshb*、*Lhb* 表达一致,呈轻度抑制。

3) 甲状腺(图 4-3):正常气虚证小鼠和气虚证肿瘤小鼠模式有所差别;正常气虚证小鼠 *Tshr*、*Tg* 表达增加,*Tpo* 持平,*Slc5a5* 略抑制;气虚证肿瘤小鼠 *Tshr* 增幅弱于正常气虚证小鼠,*Tg* 表达抑制,而 *Tpo*、*Slc5a5* 增加。

总之,两个气虚证甲状腺功能总体上略活跃。

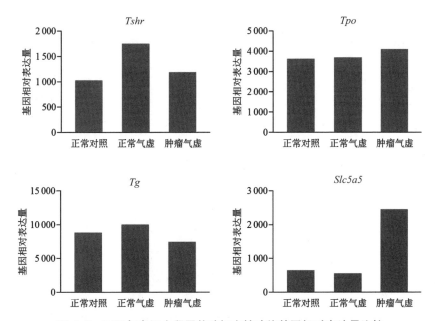

图 4-3 不同气虚证小鼠甲状腺标志性功能基因相对表达量比较

4) 肾上腺(图 4-4)

正常气虚证小鼠和气虚证肿瘤小鼠肾上腺 *Star*、*Cyp11a1*、*Cyp21a1*、*Hsd3b1*、*Cyp11b2* 表达一致抑制,且气虚证肿瘤小鼠一致弱于正常气虚证小鼠。提示肾上腺功能减退是气虚证发生的主要因素;而且叠加了肿瘤应激,会加重气虚证肿瘤小鼠肾上腺功能的失代偿。

5) 睾丸(图 4-5):正常气虚证小鼠和气虚证肿瘤小鼠睾丸 *Star*、*Cyp11a1*、*Hsd3b1*、*Cyp17a1* 表达一致抑制,且气虚证肿瘤小鼠一致弱于正常气虚证小鼠。提示睾丸功能减退是气虚证发生的主要因素之一,而且叠加肿瘤应激会加重睾丸功能抑制。

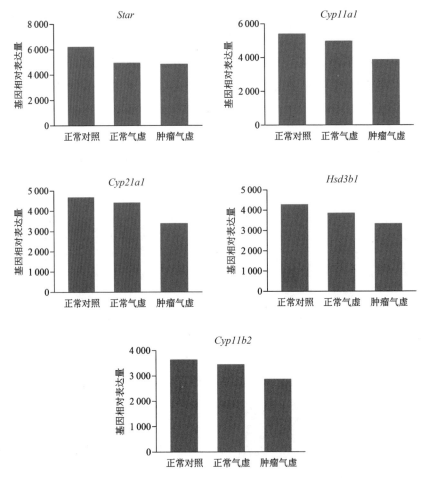

图 4-4　不同气虚证小鼠肾上腺标志性功能基因相对表达量比较

（3）正常气虚证与气虚证肿瘤小鼠神经-内分泌-免疫系统组织信号通路比较

1）下丘脑：

① 正常气虚证与气虚证肿瘤小鼠互有优势的信号通路。相比之下，正常气虚证小鼠入选基因的相对表达量大、数量多，提示正常气虚证小鼠较气虚证肿瘤小鼠下丘脑更活跃。如表 4-1 所示，正常气虚证小鼠下丘脑较为活跃的信号通路有 G protein signaling、Wnt signaling、TGF beta signaling pathway、translation factors、mRNA processing binding reactome、proteasome degradation、glycolysis and gluconeogenesis、electron transport chain、krebs-TCA cycle、cell cycle 等。

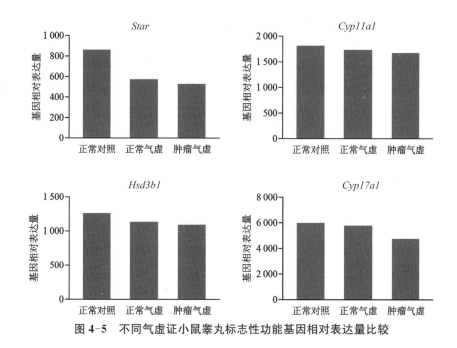

图 4-5　不同气虚证小鼠睾丸标志性功能基因相对表达量比较

表 4-1　不同气虚证小鼠下丘脑互有优势的信号通路基因相对表达量均数

正常气虚证小鼠优势				气虚证肿瘤小鼠优势				pathway
数量	正常对照	正常气虚	肿瘤气虚	数量	正常对照	正常气虚	肿瘤气虚	
35	1 279	1 252	957	10	1 118	1 011	1 219	mRNA processing binding reactome
29	1 900	1 875	1 578	2	1 738	1 542	1 862	calcium regulation in cardiac cells
23	2 004	1 967	1 634	4	1 569	1 408	1 649	smooth muscle contraction
15	2 169	2 090	1 741	2	1 482	1 304	1 515	G protein signaling
8	1 363	1 338	1 076	6	1 121	1 082	1 290	proteasome degradation
7	1 792	1 899	1 484	4	1 739	1 688	1 905	electron transport chain
7	1 956	1 871	1 575	1	1 951	1 778	2 080	Wnt signaling
6	1 551	1 919	1 362	4	1 907	2 060	2 336	glycolysis and gluconeogenesis
6	1 391	1 381	1 017	2	1 453	1 335	1 604	GPCRDB class A rhodopsin-like
6	1 262	1 292	1 057	3	2 013	2 035	2 346	krebs-TCA cycle
4	1 422	1 312	1 058	1	1 641	1 455	1 630	TGF beta signaling pathway
4	1 251	1 150	875	1	805	768	915	GPCRDB other

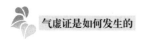

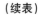（续表）

正常气虚证小鼠优势				气虚证肿瘤小鼠优势				pathway
数量	正常对照	正常气虚	肿瘤气虚	数量	正常对照	正常气虚	肿瘤气虚	
3	1 615	1 650	1 387	1	1 986	1 729	2 052	cell cycle
3	1 499	1 481	1 002	2	1 128	1 007	1 161	translation factors
3	1 079	1 108	830	2	1 453	1 335	1 604	peptide GPCRs
2	2 211	2 281	1 732	2	1 439	1 243	1 554	prostaglandin synthesis regulation
2	2 140	2 151	1 871	2	1 161	1 078	1 336	glycogen metabolism
1	3 698	4 181	3 770	3	1 837	2 084	2 400	fatty acid degradation
1	1 622	1 419	1 165	1	1 789	1 716	1 922	small ligand GPCRs
1	1 649	1 418	1 092	1	1 255	1 188	1 346	ribosomal proteins
1	1 098	845	641	1	1 333	1 324	1 476	ovarian infertility genes

＊上表系正常气虚证与肿瘤气虚证比较（而正常对照是在这样条件下入选的基因,供参照,因此以浅色表示,下同）。

② 正常气虚证小鼠下丘脑独具优势的信号通路。如表 4-2 所示,正常气虚证小鼠下丘脑独具优势的信号通路主要有 G13 signaling pathway、S1P signaling、MAPK cascade、RNA transcription reactome、integrin-mediated cell adhesion、matrix metalloproteinases、steroid biosynthesis 等。

表 4-2　正常气虚证小鼠下丘脑优势信号通路基因相对表达量均数

数量	正常对照	正常气虚	肿瘤气虚	pathway
12	1 727	1 649	1 291	circadian exercise
9	1 751	1 758	1 399	integrin-mediated cell adhesion
9	1 818	1 800	1 514	G13 signaling pathway
4	1 775	1 729	1 384	S1P signaling
4	1 846	1 810	1 445	MAPK cascade
3	1 786	1 839	1 556	matrix metalloproteinases
2	673	1 128	464	steroid biosynthesis
2	1 089	1 150	940	RNA transcription reactome
2	673	1 128	464	glucocorticoid mineralocorticoid metabolism

（续表）

数量	正常对照	正常气虚	肿瘤气虚	pathway
1	1 478	1 254	964	striated muscle contraction
1	54	866	84	statin pathway
1	1 476	1 248	699	nucleotide metabolism
1	1 439	1 344	1 170	nucleotide GPCRs
1	2 757	2 634	2 383	nuclear receptors
1	1 487	1 338	1 171	mRNA processing reactome
1	1 397	1 505	925	monoamine GPCRs
1	1 227	1 138	956	GPCRDB class B secretin-like
1	1 035	956	723	G1 to S cell cycle reactome
1	3 279	3 345	2 541	eicosanoid synthesis
1	1 035	956	723	DNA replication reactome
1	3 279	3 345	2 541	complement activation classical
1	2 132	2 222	1 955	biogenic amine synthesis

综上所述：①正常气虚证小鼠下丘脑独特优势基因表达量大，表明下丘脑处于积极的气虚应激代偿中。②同时还提示，气虚证肿瘤小鼠下丘脑抑制，可能与其原先兼有气虚证有关，在叠加肿瘤应激后其失代偿加速。

2）垂体：

① 正常气虚证与气虚证肿瘤小鼠互有优势的信号通路。与气虚证肿瘤小鼠比较，正常气虚证小鼠垂体信号通路亦十分活跃。如表 4-3 所示，正常气虚证小鼠垂体优势信号通路有 G protein signaling、Wnt signaling、TGF beta signaling pathway、translation factors、nuclear receptors、ribosomal proteins、RNA transcription reactome、mRNA processing binding reactome、proteasome degradation、electron transport chain、krebs-TCA cycle、glycogen metabolism、fatty acid degradation、glycolysis and gluconeogenesis、apoptosis、cell cycle、G1 to S cell cycle reactome、DNA replication reactome 等，提示正常气虚证小鼠垂体处于积极代偿状态；而气虚证肿瘤小鼠则相对抑制。

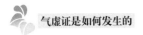

表4-3 不同气虚证小鼠垂体互有优势的信号通路基因相对表达量均数

| 正常气虚证小鼠优势 | | | | 气虚证肿瘤小鼠优势 | | | | pathway |
数量	正常对照	正常气虚	肿瘤气虚	数量	正常对照	正常气虚	肿瘤气虚	
105	1 237	1 560	1 021	27	1 251	814	1 338	mRNA processing binding reactome
25	1 628	1 990	1 394	21	1 721	982	1 758	smooth muscle contraction
22	1 879	2 193	1 602	16	1 905	1 055	1 965	calcium regulation in cardiac cells
22	1 201	1 641	1 173	3	1 192	759	1 376	proteasome degradation
20	1 673	1 979	1 374	14	1 867	1 012	1 943	G protein signaling
18	1 292	1 743	1 259	4	1 790	1 001	2 051	electron transport chain
15	1 666	2 112	1 533	13	961	469	1 134	integrin-mediated cell adhesion
12	1 529	1 856	1 300	5	1 432	1 005	1 546	Wnt signaling
12	1 007	1 392	876	6	1 039	546	1 154	apoptosis
11	1 798	2 261	1 646	2	1 245	788	1 524	G13 signaling pathway
10	1 523	1 843	1 218	4	1 553	964	1 502	cell cycle
10	1 163	1 448	1 024	5	1 682	868	1 651	circadian exercise
9	1 276	1 686	1 019	4	1 214	991	1 462	G1 to S cell cycle reactome
9	1 017	1 391	993	10	1 664	1 135	1 817	translation factors
9	919	1 381	825	3	783	429	1 040	RNA transcription reactome
8	1 825	2 374	1 669	6	1 289	1 154	1 582	krebs-TCA cycle
8	1 970	2 255	1 648	2	371	128	850	prostaglandin synthesis regulation
8	1 181	1 669	1 161	7	1 065	685	1 208	TGF beta signaling pathway
8	895	1 170	807	4	1 793	728	1 418	nuclear receptors
7	923	1 252	797	4	1 563	831	1 594	glycogen metabolism
6	1 504	1 915	1 370	2	1 264	1 078	1 226	ribosomal proteins
6	849	1 303	953	1	872	325	906	mitochondrial fatty acid betaoxidation
6	798	1 276	909	2	953	661	1 172	fatty acid degradation
5	2 264	2 808	1 877	8	1 351	1 016	1 456	glycolysis and gluconeogenesis
5	767	1 119	641	2	512	179	940	GPCRDB other
4	1 386	1 809	1 221	4	1 197	481	1 404	S1P signaling

（续表）

正常气虚证小鼠优势				气虚证肿瘤小鼠优势				pathway
数量	正常对照	正常气虚	肿瘤气虚	数量	正常对照	正常气虚	肿瘤气虚	
4	786	1 173	701	1	1 560	1 263	1 793	DNA replication reactome
3	2 305	2 693	1 672	2	2 460	1 241	2 013	ovarian infertility genes
3	1 280	1 502	1 101	2	1 153	782	1 639	statin pathway
3	922	1 247	1 095	4	1 136	853	1 812	fatty acid synthesis
3	682	1 008	665	1	15	59	1 307	steroid biosynthesis
3	561	939	593	2	1 284	826	1 361	nucleotide metabolism
2	1 522	2 135	1 291	1	841	534	968	pentose phosphate pathway
2	1 629	1 911	1 364	6	1 053	498	1 180	MAPK cascade
2	775	1 214	671	1	865	687	1 045	blood clotting cascade
2	634	1 139	656	2	15	49	1 074	glucocorticoid mineralocorticoid metabolism
1	1 999	2 267	1 903	3	1 251	530	1 301	striated muscle contraction
1	773	1 109	705	4	997	556	1 294	inflammatory response pathway
1	1 228	1 107	971	1	634	318	860	matrix metalloproteinases
1	715	1 013	721	1	754	491	901	eicosanoid synthesis

② 正常气虚证小鼠垂体独特优势的信号通路。如表 4-4 所示，正常气虚证小鼠垂体独特优势的信号通路诸如 peptide GPCRs、cholesterol biosynthesis 等。

表 4-4　正常气虚证小鼠垂体优势信号通路基因相对表达量均数

数量	正常对照	正常气虚	肿瘤气虚	pathway
6	1 433	1 794	1 225	peptide GPCRs
6	1 123	1 410	915	GPCRDB class A rhodopsin-like
6	1 189	1 606	1 134	cholesterol biosynthesis
2	2 004	2 433	1 610	acetylcholine synthesis
1	721	1 015	658	small ligand GPCRs
1	1 178	2 019	1 136	nucleotide GPCRs

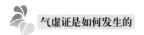

3）甲状腺：

① 正常气虚证与气虚证肿瘤小鼠互有优势的信号通路。与气虚证肿瘤小鼠相比,正常气虚证小鼠甲状腺信号通路活跃,入选基因上调数量多,尚处于积极的代偿状态。如表 4-5 所示,正常气虚证小鼠甲状腺优势信号通路如 G protein signaling、Wnt signaling、TGF beta signaling pathway、MAPK cascade、S1P signaling、translation factors、mRNA processing binding reactome、RNA transcription reactome、krebs-TCA cycle、electron transport chain、glycolysis and gluconeogenesis、glycogen metabolism、proteasome degradation、fatty acid degradation、apoptosis、cell cycle、G1 to S cell cycle reactome 等。

表 4-5　不同气虚证小鼠甲状腺互有优势的信号通路基因相对表达量均数

正常气虚证小鼠优势				气虚证肿瘤小鼠优势				pathway
数量	正常对照	正常气虚	肿瘤气虚	数量	正常对照	正常气虚	肿瘤气虚	
109	1 329	1 633	963	12	1 143	963	1 491	mRNA processing binding reactome
33	1 822	2 210	1 391	15	748	834	1 314	smooth muscle contraction
29	1 405	2 034	1 399	4	1 512	1 677	2 115	electron transport chain
28	1 284	1 790	1 249	4	559	488	924	proteasome degradation
26	1 931	2 366	1 640	10	958	1 113	1 631	calcium regulation in cardiac cells
23	1 532	1 842	1 243	10	833	868	1 456	G protein signaling
20	1 628	1 912	1 383	18	831	802	1 430	integrin-mediated cell adhesion
16	1 579	1 831	1 220	5	1 102	1 033	1 347	circadian exercise
16	1 004	1 261	824	11	887	734	1 189	apoptosis
15	1 808	1 979	1 371	4	755	703	1 117	G13 signaling pathway
15	1 203	1 574	938	6	849	902	1 346	translation factors
13	1 352	1 675	1 086	5	810	780	1 224	cell cycle
12	2 336	2 753	1 899	6	951	1 047	1 824	glycolysis and gluconeogenesis
12	2 904	2 948	844	3	1 748	1 284	2 093	striated muscle contraction
12	1 214	1 564	1 009	4	756	742	1 206	G1 to S cell cycle reactome
12	1 755	2 148	1 333	4	602	515	1 668	prostaglandin synthesis regulation

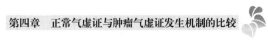

（续表）

正常气虚证小鼠优势				气虚证肿瘤小鼠优势				pathway
数量	正常对照	正常气虚	肿瘤气虚	数量	正常对照	正常气虚	肿瘤气虚	
12	2 002	2 487	1 812	2	1 303	1 397	2 388	krebs-TCA cycle
11	1 441	1 712	1 150	4	582	536	1 082	Wnt signaling
11	1 472	1 719	1 274	11	955	804	1 362	TGF beta signaling pathway
10	916	1 213	793	2	528	586	920	RNA transcription reactome
9	1 543	1 740	1 146	2	1 212	1 396	1 998	glycogen metabolism
8	1 066	1 343	846	1	239	287	1 089	GPCRDB class A rhodopsin-like
8	1 167	1 483	1 061	5	725	715	1 236	MAPK cascade
7	1 072	1 346	849	2	396	454	954	peptide GPCRs
7	1 129	1 536	1 019	7	981	1 185	1 693	fatty acid degradation
7	1 068	1 342	977	5	990	950	1 594	S1P signaling
5	1 274	1 282	700	6	719	680	1 229	nuclear receptors
4	2 587	2 970	2 276	1	949	936	1 102	ovarian infertility genes
4	2 180	2 369	1 835	1	414	595	1 060	matrix metalloproteinases
4	2 217	2 812	1 893	5	1 079	908	1 419	GPCRDB other
4	1 550	1 633	1 054	10	1 264	1 122	2 015	inflammatory response pathway
3	1 133	1 730	1 116	5	855	1 027	1 449	mitochondrial fatty acid betaoxidation
3	787	896	451	2	667	723	1 016	nucleotide metabolism
2	2 784	3 681	2 621	1	885	680	822	GPCRDB class B secretin-like
2	781	1 147	692	1	879	772	911	small ligand GPCRs
2	973	1 325	670	4	734	1 121	1 586	cholesterol biosynthesis
2	1 259	1 546	1 099	4	1 184	1 280	2 031	statin pathway
2	883	1 066	500	1	1 540	1 689	2 181	DNA replication reactome
2	900	1 276	734	1	23	16	3 202	steroid biosynthesis
1	1 391	1 806	1 093	1	1 518	826	2 053	nucleotide GPCRs
1	710	1 110	937	2	20	19	3 406	glucocorticoid mineralocorticoid metabolism

② 正常气虚证小鼠甲状腺独特高表达的信号通路(表 4-6)。

表 4-6　正常气虚证小鼠甲状腺优势信号通路基因相对表达量均数

数量	正常对照	正常气虚	肿瘤气虚	pathway
8	1 082	1 555	976	ribosomal proteins
3	941	1 503	1 103	eicosanoid synthesis
2	2 814	3 402	2 379	acetylcholine synthesis
1	1 044	1 760	972	pentose phosphate pathway
1	949	895	637	mRNA processing reactome
1	2 572	2 965	1 813	GPCRDB class C metabotropic glutamate pheromone

③ 气虚证肿瘤小鼠甲状腺独特高表达的信号通路(表 4-7)。

表 4-7　气虚证肿瘤小鼠甲状腺优势信号通路基因相对表达量均数

数量	正常对照	正常气虚	肿瘤气虚	pathway
8	1 261	864	1 451	complement activation classical
7	1 183	1 526	2 286	fatty acid synthesis
2	1 161	1 236	2 084	heme biosynthesis
2	29	23	1 207	biogenic amine synthesis
1	516	716	1 076	blood clotting cascade

4) 肾上腺:

① 正常气虚证与气虚证肿瘤小鼠互有优势的信号通路。与气虚证肿瘤小鼠比较,正常气虚证小鼠肾上腺信号通路异常活跃,入选基因数量多、表达量大,肾上腺处于积极代偿状态。而气虚证肿瘤小鼠多通路多基因表达显著降低,抑制严重。如表 4-8 所示,正常气虚证小鼠肾上腺优势信号通路有 G protein signaling、TGF beta signaling pathway、MAPK cascade、G13 signaling pathway、Wnt signaling、nuclear receptors、mRNA processing binding reactome、integrin-mediated cell adhesion、proteasome degradation、fatty acid synthesis、glycogen metabolism 等。

表4-8 不同气虚证小鼠肾上腺互有优势的信号通路基因相对表达量均数

正常气虚证小鼠优势				气虚证肿瘤小鼠优势				pathway
数量	正常对照	正常气虚	肿瘤气虚	数量	正常对照	正常气虚	肿瘤气虚	
30	1 393	1 251	966	21	1 753	1 103	1 472	mRNA processing binding reactome
23	1 629	1 527	1 152	3	1 297	1 114	1 293	smooth muscle contraction
22	1 663	1 569	1 232	1	1 144	967	1 213	calcium regulation in cardiac cells
21	1 550	1 501	1 212	5	1 667	1 264	1 580	integrin-mediated cell adhesion
15	1 764	1 661	1 341	2	864	821	1 262	G protein signaling
8	1 803	1 725	1 413	10	1 014	859	1 079	proteasome degradation
8	1 438	1 340	1 088	4	1 133	697	1 034	circadian exercise
8	1 486	1 516	1 158	2	1 286	838	1 499	TGF beta signaling pathway
8	1 307	1 315	939	1	1 291	1 203	1 344	MAPK cascade
7	1 851	1 585	1 248	1	1 500	880	986	G13 signaling pathway
6	1 570	1 546	1 253	4	1 647	1 429	1 753	translation factors
6	1 219	1 372	1 035	1	1 108	1 138	1 619	Wnt signaling
5	1 036	1 087	796	2	2 836	1 763	2 243	nuclear receptors
4	2 082	1 958	1 487	4	1 590	1 122	1 729	statin pathway
4	1 823	1 452	1 078	1	1 639	1 249	1 389	GPCRDB class A rhodopsin-like
4	1 470	1 290	1 000	12	1 480	1 205	1 605	electron transport chain
4	1 057	1 103	898	3	1 444	1 176	1 384	cell cycle
4	1 024	1 133	864	7	1 970	1 706	2 202	glycolysis and gluconeogenesis
3	3 767	3 276	2 733	3	2 497	2 111	2 474	fatty acid synthesis
3	1 771	1 820	1 566	2	1 506	1 116	1 377	glycogen metabolism
3	1 419	1 447	1 088	1	1 522	1 624	2 279	complement activation classical
2	1 516	1 698	1 475	3	757	585	877	inflammatory response pathway
2	916	1 304	786	1	1 316	712	1 006	ovarian infertility genes
2	834	1 020	798	1	1 081	984	1 113	G1 to S cell cycle reactome
2	1 333	1 115	947	5	2 193	1 694	2 287	fatty acid degradation
1	2 490	2 310	1 577	1	751	400	826	nucleotide GPCRs
1	2 256	1 786	1 335	9	1 401	1 044	1 381	krebs-TCA cycle

② 正常气虚证小鼠肾上腺独特高表达的信号通路。与气虚证肿瘤小鼠比较,以下信号通路仅出现在正常气虚证小鼠中(表4-9)。诸如S1P signaling、RNA transcription reactome、matrix metalloproteinases、steroid biosynthesis、apoptosis等。

表4-9 正常气虚证小鼠肾上腺优势信号通路基因相对表达量均数

数量	正常对照	正常气虚	肿瘤气虚	pathway
9	1 151	1 186	915	apoptosis
6	1 531	1 551	1 187	S1P signaling
5	2 082	1 869	1 500	prostaglandin synthesis regulation
5	1 641	1 585	1 196	matrix metalloproteinases
4	1 259	1 161	983	RNA transcription reactome
4	1 823	1 452	1 078	peptide GPCRs
4	1 378	1 378	907	GPCRDB other
3	2 396	2 288	1 697	steroid biosynthesis
3	3 740	3 612	2 732	glucocorticoid mineralocorticoid metabolism
2	2 677	2 746	2 203	heme biosynthesis
2	1 516	1 316	1 081	biogenic amine synthesis
1	951	950	503	eicosanoid synthesis

③ 气虚证肿瘤小鼠肾上腺独特高表达的信号通路(表4-10)。

表4-10 气虚证肿瘤小鼠肾上腺优势信号通路基因相对表达量均数

数量	正常对照	正常气虚	肿瘤气虚	pathway
5	1 840	1 528	2 008	mitochondrial fatty acid betaoxidation
4	1 509	1 172	1 703	cholesterol biosynthesis
3	1 405	1 187	1 444	striated muscle contraction
3	1 501	1 291	1 570	pentose phosphate pathway
1	1 081	984	1 113	DNA replication reactome

5) 睾丸:

① 正常气虚证与气虚证肿瘤小鼠互有优势的信号通路。与气虚证肿瘤小鼠比较,正常气虚证小鼠睾丸信号通路基因表达活跃,上调基因数量多、表

达量大,睾丸功能相对活跃;反之,气虚证肿瘤小鼠睾丸功能更为抑制。如表 4-11 所示,正常气虚证小鼠睾丸相对优势的信号通路有 G protein signaling、Wnt signaling、TGF beta signaling pathway、ribosomal proteins、mRNA processing binding reactome、RNA transcription reactome、proteasome degradation、electron transport chain、krebs-TCA cycle、glycolysis and gluconeogenesis、fatty acid degradation、cell cycle、G1 to S cell cycle reactome、apoptosis 等。

表 4-11　不同气虚证小鼠睾丸互有优势的信号通路基因相对表达量均数

正常气虚证小鼠优势				气虚证肿瘤小鼠优势				pathway
数量	正常对照	正常气虚	肿瘤气虚	数量	正常对照	正常气虚	肿瘤气虚	
45	1 577	1 560	1 159	15	1 063	967	1 172	mRNA processing binding reactome
16	1 853	1 770	1 420	2	1 006	818	951	proteasome degradation
15	1 486	1 423	1 104	1	1 631	1 225	1 389	electron transport chain
13	2 701	2 589	1 694	1	700	687	892	glycolysis and gluconeogenesis
13	1 722	1 698	1 082	5	1 228	1 114	1 301	G protein signaling
12	1 752	1 678	1 271	3	822	768	973	cell cycle
9	1 547	1 434	952	5	1 248	1 197	1 386	calcium regulation in cardiac cells
7	1 373	1 243	985	3	1 013	846	993	apoptosis
6	2 018	1 945	1 557	2	791	790	952	G1 to S cell cycle reactome
6	1 692	1 583	1 005	4	1 152	930	1 103	Wnt signaling
6	1 640	1 537	1 141	1	1 631	1 225	1 389	krebs-TCA cycle
6	871	974	745	4	874	781	950	RNA transcription reactome
4	2 533	2 230	1 323	3	931	782	963	fatty acid degradation
4	1 528	1 567	1 313	1	525	656	812	DNA replication reactome
3	2 042	2 070	1 458	2	884	765	967	circadian exercise
2	2 723	3 010	1 820	1	746	726	855	matrix metalloproteinases
2	2 040	1 886	1 347	2	1 007	935	1 094	S1P signaling
2	998	1 159	722	2	984	790	1 000	TGF beta signaling pathway
2	1 077	1 030	647	1	853	706	895	ribosomal proteins

(续表)

正常气虚证小鼠优势				气虚证肿瘤小鼠优势				pathway
数量	正常对照	正常气虚	肿瘤气虚	数量	正常对照	正常气虚	肿瘤气虚	
1	6 566	6 467	3 751	3	1 151	950	1 141	statin pathway
1	3 165	2 924	1 748	1	1 046	829	998	mitochondrial fatty acid betaoxidation
2	1 556	1 501	1 209	1	1 667	1 531	1 704	G13 signaling pathway
10	1 342	1 202	801	4	1 307	1 260	1 470	smooth muscle contraction
1	908	1 029	791	3	1 326	1 193	1 494	ovarian infertility genes
2	1 269	1 266	481	1	3 461	2 952	3 409	prostaglandin synthesis regulation

② 正常气虚证小鼠睾丸独具优势的信号通路。如表 4-12 所示,正常气虚证小鼠独具优势的信号通路有 MAPK cascade、translation factors、integrin-mediated cell adhesion、glycogen metabolism、cholesterol biosynthesis、steroid biosynthesis 等。

表 4-12 正常气虚证小鼠睾丸优势的信号通路基因相对表达量均数

数量	正常对照	正常气虚	肿瘤气虚	pathway
5	2 116	2 041	1 670	translation factors
4	2 130	1 819	1 281	integrin-mediated cell adhesion
4	2 302	2 219	1 636	glycogen metabolism
3	1 165	1 077	720	MAPK cascade
3	1 629	1 763	1 382	cholesterol biosynthesis
2	3 420	3 752	2 821	steroid biosynthesis
2	2 592	2 445	1 900	GPCRDB other
2	819	979	392	complement activation classical
1	1 167	1 034	581	small ligand GPCRs
1	1 103	1 217	822	nucleotide metabolism
1	2 609	2 431	2 180	GPCRDB class B secretin-like
1	6 002	6 495	5 088	glucocorticoid mineralocorticoid metabolism
1	803	957	191	eicosanoid synthesis
1	1 020	881	737	acetylcholine synthesis
1	1 653	1 805	979	ACE-inhibitor pathway

6）胸腺：

① 正常气虚证与气虚证肿瘤小鼠互有优势的信号通路。正常气虚证小鼠胸腺入选基因数量多，但气虚证肿瘤小鼠上调幅度大。

如表 4-13 所示，正常气虚证小鼠优势信号通路有 G protein signaling、Wnt signaling、MAPK cascade、translation factors、mRNA processing binding reactome、RNA transcription reactome、cell cycle、G1 to S cell cycle reactome、DNA replication reactome、proteasome degradation、fatty acid synthesis、glycogen metabolism、nucleotide metabolism、electron transport chain、krebs-TCA cycle 等。气虚证肿瘤小鼠优势信号通路有 inflammatory response pathway、integrin-mediated cell adhesion、matrix metalloproteinases、apoptosis、glycolysis and gluconeogenesis、steroid biosynthesis 等。

表 4-13　不同气虚证小鼠胸腺互有优势的信号通路基因相对表达量均数

正常气虚证小鼠优势				气虚证肿瘤小鼠优势				pathway
数量	正常对照	正常气虚	肿瘤气虚	数量	正常对照	正常气虚	肿瘤气虚	
69	1 308	1 630	1 284	23	1 466	1 349	1 666	mRNA processing binding reactome
22	1 210	1 570	1 254	7	1 939	1 750	2 189	cell cycle
19	1 191	1 474	1 186	6	1 601	1 485	1 899	G1 to S cell cycle reactome
16	1 059	1 423	1 093	3	1 706	1 769	2 136	DNA replication reactome
13	1 436	1 730	1 345	9	1 498	1 380	1 720	proteasome degradation
12	1 132	1 442	1 132	7	1 792	1 538	1 952	translation factors
10	1 342	1 543	1 265	16	1 566	1 341	1 653	integrin-mediated cell adhesion
10	1 237	1 408	1 159	10	1 452	1 325	1 622	smooth muscle contraction
9	1 364	1 618	1 337	7	1 705	1 589	1 888	calcium regulation in cardiac cells
9	1 812	2 129	1 765	8	1 734	1 516	1 917	G13 signaling pathway
9	1 767	2 078	1 694	10	1 315	1 193	1 480	electron transport chain
8	942	1 081	901	11	1 194	1 186	1 498	apoptosis
8	1 271	1 570	1 289	4	2 052	1 711	2 155	G protein signaling
8	1 185	1 480	1 091	3	1 450	1 273	1 536	krebs-TCA cycle
6	1 128	1 366	1 084	4	1 705	1 521	1 974	Wnt signaling

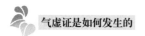

(续表)

正常气虚证小鼠优势				气虚证肿瘤小鼠优势				pathway
数量	正常对照	正常气虚	肿瘤气虚	数量	正常对照	正常气虚	肿瘤气虚	
5	1 447	1 881	1 361	3	1 059	1 161	1 373	GPCRDB class A rhodopsin-like
4	1 244	1 549	1 235	3	1 608	1 695	1 975	glycolysis and gluconeogenesis
4	1 335	1 767	1 406	2	1 801	1 408	1 745	circadian exercise
4	1 271	1 548	1 208	2	1 144	1 246	1 464	GPCRDB other
4	769	1 066	824	2	856	811	1 001	RNA transcription reactome
4	1 372	1 594	1 346	4	1 101	834	1 139	MAPK cascade
4	1 785	2 001	1 568	1	1 272	1 189	1 421	fatty acid synthesis
3	917	1 108	839	1	922	772	1 048	glycogen metabolism
3	1 590	2 031	1 572	3	1 093	935	1 143	nucleotide metabolism
2	2 114	2 498	2 129	1	4 018	3 569	4 030	inflammatory response pathway
2	1 276	1 387	1 212	3	906	846	1 203	ribosomal proteins
2	890	960	852	1	737	681	812	fatty acid degradation
1	1 749	2 156	1 958	3	2 344	2 061	2 413	S1P signaling
1	1 466	1 669	1 514	1	2 238	2 111	2 670	matrix metalloproteinases
1	2 246	2 479	2 090	1	2 163	1 946	2 629	prostaglandin synthesis regulation
1	1 014	1 229	794	1	990	1 093	1 268	steroid biosynthesis
1	1 027	1 673	1 035	5	1 527	1 317	1 646	nuclear receptors
1	1 357	1 658	1 491	1	1 189	825	1 013	small ligand GPCRs

② 正常气虚证小鼠胸腺独特优势信号通路(表4-14)。

表4-14 正常气虚证小鼠胸腺优势信号通路基因相对表达量均数

数量	正常对照	正常气虚	肿瘤气虚	pathway
4	1 481	1 951	1 335	peptide GPCRs
3	1 438	1 795	1 395	GPCRDB class B secretin-like
2	1 061	1 144	994	mitochondrial fatty acid betaoxidation
1	733	1 081	831	mRNA processing reactome
1	1 362	1 522	1 316	eicosanoid synthesis

③ 气虚证肿瘤小鼠胸腺独特优势信号通路(表 4-15)。

表 4-15　气虚证肿瘤小鼠胸腺优势信号通路基因相对表达量均数

数量	正常对照	正常气虚	肿瘤气虚	pathway
7	1 712	1 468	1 857	TGF beta signaling pathway
3	1 496	1 316	1 787	ovarian infertility genes
2	1 103	1 052	1 349	cholesterol biosynthesis
1	3 236	2 877	3 445	striated muscle contraction
1	1 641	1 291	1 545	statin pathway
1	1 402	1 960	2 242	monoamine GPCRs

7)脾脏:

① 正常气虚证与气虚证肿瘤小鼠互有优势的信号通路。与正常气虚证小鼠比较,气虚证肿瘤小鼠脾脏活跃,上调基因数量多。如表 4-16 所示,气虚证肿瘤小鼠优势信号通路有 Wnt signaling、MAPK cascade、translation factors、RNA transcription reactome、mRNA processing binding reactome、cell cycle、G1 to S cell cycle reactome、DNA replication reactome、proteasome degradation、nucleotide metabolism、glycolysis and gluconeogenesis、glycogen metabolism、matrix metalloproteinases 等。正常气虚证小鼠优势信号通路有 G protein signaling、TGF beta signaling pathway、G13 signaling pathway、S1P signaling、inflammatory response pathway、ribosomal proteins、prostaglandin synthesis regulation、integrin-mediated cell adhesion、apoptosis 等。

表 4-16　不同气虚证小鼠脾脏互有优势的信号通路基因相对表达量均数

正常气虚证小鼠优势				气虚证肿瘤小鼠优势				pathway
数量	正常对照	正常气虚	肿瘤气虚	数量	正常对照	正常气虚	肿瘤气虚	
29	1 339	1 422	1 127	86	1 266	1 233	1 716	mRNA processing binding reactome
5	1 566	1 551	1 239	38	868	860	1 830	cell cycle
3	2 029	2 004	1 634	36	793	798	1 693	G1 to S cell cycle reactome
4	938	1 130	818	28	1 154	1 169	1 674	proteasome degradation
1	792	925	733	27	740	780	1 705	DNA replication reactome
20	1 309	1 391	1 049	16	850	866	1 262	apoptosis

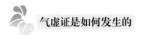

（续表）

正常气虚证小鼠优势				气虚证肿瘤小鼠优势				pathway
数量	正常对照	正常气虚	肿瘤气虚	数量	正常对照	正常气虚	肿瘤气虚	
5	1 470	1 512	1 250	15	1 367	1 321	1 853	translation factors
25	1 473	1 461	1 074	12	1 467	1 301	1 810	smooth muscle contraction
19	1 523	1 522	1 195	9	1 065	975	1 373	integrin-mediated cell adhesion
10	1 041	1 129	748	9	1 145	1 073	1 402	GPCRDB class A rhodopsin-like
1	1 212	1 416	992	9	1 384	1 271	1 879	glycolysis and gluconeogenesis
18	1 521	1 504	1 153	8	1 469	1 341	1 755	calcium regulation in cardiac cells
1	1 062	1 336	913	8	707	718	1 397	nucleotide metabolism
6	1 706	1 687	1 257	7	1 049	973	1 413	Wnt signaling
4	1 645	1 775	1 592	6	1 825	1 617	2 357	circadian exercise
14	1 552	1 595	1 187	5	1 270	1 169	1 610	G protein signaling
4	1 052	1 083	627	5	1 423	1 255	1 540	peptide GPCRs
2	867	852	697	5	762	731	1 156	glycogen metabolism
10	1 694	1 767	1 415	4	1 335	1 259	1 556	TGF beta signaling pathway
8	2 048	2 230	1 822	4	1 122	1 025	1 555	G13 signaling pathway
3	1 582	1 494	1 137	4	665	604	1 051	MAPK cascade
2	2 231	2 320	1 806	4	1 186	1 225	1 527	RNA transcription reactome
6	1 497	1 620	1 139	3	431	405	1 690	GPCRDB other
5	2 103	2 286	1 812	3	914	946	1 166	ribosomal proteins
1	1 124	960	692	3	1 077	1 076	1 814	matrix metalloproteinases
5	2 387	2 475	2 014	2	1 658	1 765	2 118	prostaglandin synthesis regulation
4	1 490	1 559	1 052	2	1 095	972	1 711	S1P signaling
3	2 080	2 167	1 810	2	952	871	1 143	statin pathway
1	2 781	2 378	1 854	2	1 275	1 268	2 143	fatty acid synthesis
1	2 324	2 383	2 074	2	907	807	1 083	cholesterol biosynthesis
9	1 989	2 052	1 522	1	1 079	988	1 320	inflammatory response pathway
4	1 280	1 388	818	1	1 290	1 287	1 601	small ligand GPCRs
2	1 150	1 308	1 024	1	906	884	2 733	nuclear receptors
1	2 467	2 346	1 945	1	2 234	2 429	3 308	ovarian infertility genes
1	839	1 014	604	1	863	978	1 290	monoamine GPCRs

（续表）

正常气虚证小鼠优势				气虚证肿瘤小鼠优势				pathway
数量	正常对照	正常气虚	肿瘤气虚	数量	正常对照	正常气虚	肿瘤气虚	
1	1 366	1 284	1 093	1	902	862	1 056	eicosanoid synthesis
1	1 459	1 551	1 152	1	378	448	1 252	mRNA processing reactome
1	1 284	1 627	1 027	1	632	688	942	nucleotide GPCRs

② 气虚证肿瘤小鼠脾脏独特优势的信号通路。如表 4-17 所示，气虚证肿瘤小鼠脾脏独特优势的信号通路诸如 electron transport chain、krebs-TCA cycle、fatty acid degradation、mitochondrial fatty acid betaoxidation 等。

表 4-17　气虚证肿瘤小鼠脾脏优势信号通路基因相对表达量均数

数量	正常对照	正常气虚	肿瘤气虚	pathway
18	1 553	1 538	2 103	electron transport chain
10	1 400	1 325	1 766	krebs-TCA cycle
8	960	925	2 969	heme biosynthesis
6	1 101	1 151	1 769	pentose phosphate pathway
6	985	914	1 510	fatty acid degradation
5	726	700	1 090	mitochondrial fatty acid betaoxidation
4	1 597	1 489	2 135	striated muscle contraction
2	1 721	1 591	2 262	acetylcholine synthesis
1	268	374	1 221	irinotecan pathway
1	545	612	1 167	biogenic amine synthesis

③ 正常气虚证小鼠脾脏独特优势的信号通路（表 4-18）。

表 4-18　正常气虚证小鼠脾脏优势信号通路基因相对表达量均数

数量	正常对照	正常气虚	肿瘤气虚	pathway
6	1 762	1 874	1 435	complement activation classical
3	853	871	678	blood clotting cascade
2	1 834	1 931	1 413	GPCRDB class B secretin-like

(续表)

数量	正常对照	正常气虚	肿瘤气虚	pathway
1	841	811	730	steroid biosynthesis
1	1 426	1 564	1 181	glucocorticoid mineralocorticoid metabolism

（4）正常气虚证和气虚证肿瘤小鼠神经-内分泌-免疫系统组织信号通路总体特征

1）正常气虚证小鼠与气虚证肿瘤小鼠比较

为了从整体上把握正常气虚证和气虚证肿瘤小鼠神经-内分泌-免疫系统组织的活跃程度，我们计算出每个组织两个组别入选优势信号通路基因的相对表达量总量（数量×相对表达量均数），视为该组织的相对活跃度；然后计算气虚证肿瘤小鼠活跃度/正常气虚证小鼠活跃度，得到各组织气虚证肿瘤小鼠的相对活跃度。与正常气虚证小鼠相比，气虚证肿瘤小鼠下丘脑、垂体、甲状腺、肾上腺、睾丸和胸腺抑制，而脾脏活跃。如表4-19。

表4-19 不同气虚证小鼠神经-内分泌-免疫系统组织信号通路总体特征

组织	分类	数量	相对表达量均数	活跃度	气虚证肿瘤小鼠活跃程度
下丘脑	正常气虚证优势	160	1 572	251 595	0.29
下丘脑	肿瘤气虚证优势	46	1 559	71 716	
垂体	正常气虚证优势	337	1 627	548 249	0.41
垂体	肿瘤气虚证优势	155	1 439	223 008	
甲状腺	正常气虚证优势	420	1 792	752 650	0.33
甲状腺	肿瘤气虚证优势	164	1 527	250 440	
肾上腺	正常气虚证优势	182	1 472	267 948	0.61
肾上腺	肿瘤气虚证优势	108	1 521	164 256	
睾丸	正常气虚证优势	175	1 727	302 227	0.21
睾丸	肿瘤气虚证优势	55	1 170	64 340	
胸腺	正常气虚证优势	216	1 593	344 151	0.68
胸腺	肿瘤气虚证优势	140	1 670	233 853	
脾脏	正常气虚证优势	182	1 572	286 050	1.94
脾脏	肿瘤气虚证优势	328	1 689	553 841	

气虚证肿瘤小鼠神经-内分泌-免疫系统组织信号通路总体特征如下（图4-6）。

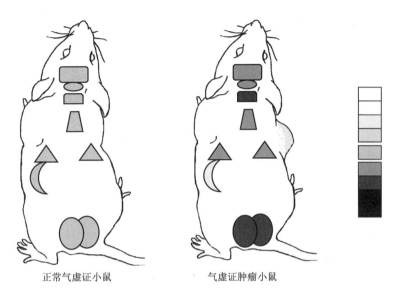

正常气虚证小鼠　　　　　　　气虚证肿瘤小鼠

图 4-6　不同气虚证小鼠神经-内分泌-免疫系统组织信号通路总体特征

2）正常气虚证小鼠与正常对照小鼠比较（图4-7中）

请参见本书的第二章。

3）气虚证肿瘤小鼠与正常对照小鼠比较（图4-7右）

请参见本书的第三章。

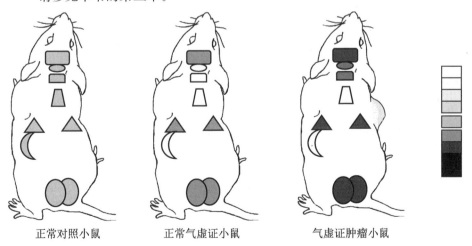

正常对照小鼠　　　　　　正常气虚证小鼠　　　　　　气虚证肿瘤小鼠

图 4-7　不同气虚证小鼠分别与正常对照小鼠神经-内分泌-免疫系统组织信号通路比较

（5）正常气虚证和气虚证肿瘤小鼠的肾上腺、睾丸若干信号通路比较

1）目的：鉴于两组气虚证小鼠肾上腺和睾丸信号通路一再出现相似性衰退，拟进一步观察其基因表达是否也存在相似性的异常。

2）方法：找出在 2 个组织中气虚小鼠表达量（均数）一致减退的通路，予以比较。

3）结果：

① 2 个组织中有 6 个信号通路变化趋势近似，即 G protein signaling、G13 signaling pathway、Wnt signaling、translation factors、mRNA processing binding reactome、krebs-TCA cycle。具体见表 4-20。

表 4-20　不同气虚证小鼠肾上腺和睾丸若干信号通路比较

组织	信号通路基因数量	正常对照	正常气虚	肿瘤早期气虚	pathway
肾上腺	90	729	652	567	G protein signaling
睾丸	90	514	498	424	
肾上腺	38	796	652	563	G13 signaling pathway
睾丸	38	471	471	462	
肾上腺	64	525	504	438	Wnt signaling
睾丸	64	385	352	307	
肾上腺	48	822	675	658	translation factors
睾丸	48	837	801	726	
肾上腺	378	631	480	462	mRNA processing binding reactome
睾丸	378	614	598	543	
肾上腺	28	1546	1246	1335	krebs-TCA cycle
睾丸	28	910	846	747	

② 2 个组织中气虚证变化趋势一致的基因。

G protein signaling。所有基因数量 90 个，两组织中，正常气虚证一致低于正常对照的基因数为 5 个，一致占比仅 5.56%（表 4-21）。

表 4-21　不同气虚证小鼠肾上腺和睾丸 G protein signaling 比较（一）

组织	数量	正常对照	正常气虚	肿瘤气虚
肾上腺	5	1 753	1 541	1 501
睾丸	5	1 843	1 633	1 402

具体如表 4-22。

表 4-22　不同气虚证小鼠肾上腺和睾丸 G protein signaling 比较(二)

transcript_id	symbol	正常对照	正常气虚	肿瘤气虚
6784810	*Prkar1a*	2 853	2 372	2 401
6788866	*Akap10*	909	656	575
6797391	*Calm1*	1 334	1 319	1 219
6823666	*Prkcd*	851	766	843
6919152	*Gnb1*	2 820	2593	2468
肾上腺	均数	1 753	1 541	1 501
6784810	*Prkar1a*	1 985	1 782	1 608
6788866	*Akap10*	1 663	1 292	1 068
6797391	*Calm1*	1 667	1 531	1 704
6823666	*Prkcd*	2 021	1 745	667
6919152	*Gnb1*	1 877	1 817	1 963
睾丸	均数	1 843	1 633	1 402

关于 *Akap10*(A 激酶锚定蛋白 10)。G protein signaling 通路 cAMP 下游最重要的靶蛋白 PKA(蛋白激酶 A)需要通过 Akaps 的骨架蛋白定位到特定的细胞位置上。通过 Akaps 骨架蛋白,PKA、相关其他调控蛋白和 PKA 底物可以聚集在一起,并由 cAMP 激活对底物的磷酸化效应。在 Akaps 中,Akap10 分布在线粒体上,其病变会导致小鼠寿命降低。

在所采用的外显子芯片中,Akaps 家族有 11 个基因(表 4-23)。

表 4-23　不同气虚证小鼠肾上腺和睾丸 Akaps 家族比较(一)

transcript_id	symbol	正常对照	正常气虚	肿瘤气虚
6790648	*Akap1*	746	784	662
6913777	*Akap2*	1126	1129	1659
6949958	*Akap3*	22	64	8
7009750	*Akap4*	16	63	7
6795078	*Akap6*	128	128	101
6772829	*Akap7*	422	250	179

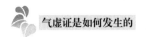

（续表）

transcript_id	symbol	正常对照	正常气虚	肿瘤气虚
6854871	*Akap8*	1 114	637	586
6854872	*Akap8l*	453	303	279
6928487	*Akap9*	677	210	204
6788866	*Akap10*	909	657	575
6771912	*Akap12*	83	74	67
肾上腺	均数	518	391	393
6790648	*Akap1*	1 980	1 947	1 054
6913777	*Akap2*	348	291	259
6949958	*Akap3*	2 468	2 642	1250
7009750	*Akap4*	3 309	3 623	1648
6795078	*Akap6*	116	89	62
6772829	*Akap7*	69	97	105
6854871	*Akap8*	558	573	600
6854872	*Akap8l*	443	406	394
6928487	*Akap9*	223	241	203
6788866	*Akap10*	1 663	1 293	1 072
6771912	*Akap12*	132	101	144
睾丸	均数	1 028	1 028	617

但对比下来，肾上腺与睾丸表达模式差异很大（表 4-24）。

表 4-24　不同气虚证小鼠肾上腺和睾丸 Akaps 家族比较（二）

组织	数量	正常对照	正常气虚	肿瘤气虚
肾上腺	11	518	391	393
睾丸	11	1 028	1 028	617

G13 signaling pathway。所有基因数量 38 个，在两组织中，正常气虚证一致低于正常对照的基因数量为 3 个，一致占比仅 7.89%（表 4-25）。

表 4-25 不同气虚证小鼠肾上腺和睾丸 G13 signaling pathway 比较(一)

组织	数量	正常对照	正常气虚	肿瘤气虚
肾上腺	3	1 352	1 317	1 182
睾丸	3	1 307	1 175	1 212

具体如表 4-26。

表 4-26 不同气虚证小鼠肾上腺和睾丸 G13 signaling pathway 比较(二)

transcript_id	symbol	正常对照	正常气虚	肿瘤气虚
6782139	*Rnf167*	1 263	1 218	940
6797391	*Calm1*	1 334	1 319	1 219
6992330	*Rhoa*	1 460	1 415	1 387
肾上腺	均数	1 352	1 317	1 182
6782139	*Rnf167*	1321	1 129	1 076
6797391	*Calm1*	1667	1 531	1 704
6992330	*Rhoa*	932	867	856
睾丸	均数	1 307	1 175	1 212

Wnt signaling。所有基因数量 64 个,在两组织中,正常气虚证一致低于正常对照的基因数量为 4 个,一致占比仅 6.25%(表 4-27)。

表 4-27 不同气虚证小鼠肾上腺和睾丸 Wnt signaling 比较(一)

组织	数量	正常对照	正常气虚	肿瘤气虚
肾上腺	4	1 751	1 566	1 528
睾丸	4	1 702	1 546	1 092

具体如表 4-28。

表 4-28 不同气虚证小鼠肾上腺和睾丸 Wnt signaling 比较(二)

transcript_id	symbol	正常对照	正常气虚	肿瘤气虚
6823666	*Prkcd*	851	766	843
6840828	*Gsk3b*	1 631	1 586	1 431
6992330	*Rhoa*	1 460	1 415	1 387

（续表）

transcript_id	symbol	正常对照	正常气虚	肿瘤气虚
6992962	*Ctnnb1*	3 063	2 496	2 451
肾上腺	均数	1 751	1 566	1 528
6823666	*Prkcd*	2 021	1 745	667
6840828	*Gsk3b*	2 870	2 781	1 846
6992330	*Rhoa*	932	867	856
6992962	*Ctnnb1*	984	790	1 000
睾丸	均数	1 702	1 546	1 092

translation factors。所有基因数量 48 个，在两组织中，正常气虚证一致低于正常对照的基因数量为 4 个，一致占比仅 8.33%（表 4-29）。

表 4-29　不同气虚证小鼠肾上腺和睾丸 translation factors 比较（一）

组织	数量	正常对照	正常气虚	肿瘤气虚
肾上腺	4	1 680	1 337	1 559
睾丸	4	2 113	1 901	1 841

具体如表 4-30。

表 4-30　不同气虚证小鼠肾上腺和睾丸 translation factors 比较（二）

transcript_id	symbol	正常对照	正常气虚	肿瘤气虚
6784177	*Eif1*	2 424	1 930	2 206
6798216	*Eif5*	1 046	528	732
6935273	*Eif3b*	1 616	1 588	1 864
6971272	*Eif3c*	1 632	1 302	1 432
肾上腺	均数	1680	1 337	1 559
6784177	*Eif1*	1 631	1 486	1 544
6798216	*Eif5*	1 329	1 299	1 291
6935273	*Eif3b*	3 177	2 706	2 556
6971272	*Eif3c*	2 316	2 115	1 972
睾丸	均数	2 113	1 901	1 841

mRNA processing binding reactome。所有基因数量 378 个,在两组织中,正常气虚证一致低于正常对照的基因数量为 26 个,一致占比仅 6.88%(表 4-31)。

表 4-31　不同气虚证小鼠肾上腺和睾丸 mRNA processing binding reactome 比较(一)

组织	数量	正常对照	正常气虚	肿瘤气虚
肾上腺	26	1 615	1 227	1 320
睾丸	26	1 438	1 261	1 195

具体如表 4-32。

表 4-32　不同气虚证小鼠肾上腺和睾丸 mRNA processing binding reactome 比较(二)

transcript_id	symbol	正常对照	正常气虚	肿瘤气虚
6768866	Snrpd3	960	817	747
6779818	Cpeb4	2 666	1 194	2 000
6782037	Fxr2	854	802	598
6785697	Ewsr1	920	684	889
6788120	Hnrnpab	2 277	1 961	2 415
6790621	Msi2	2 000	1 760	1 329
6791965	Ddx5	2 214	1 496	1 452
6796538	Rbm25	1 208	538	1 004
6799064	Ddx1	1 650	1 110	1 348
6824668	Mettl3	1 051	835	842
6854944	Hnrnpm	1 822	1 106	1 465
6854954	2-Mar	1 007	916	756
6883641	Rae1	1 057	906	902
6890584	Myef2	809	424	539
6896667	Fxr1	1 224	554	582
6927075	Park7	2 715	2 438	2 251
6935273	Eif3b	1 616	1 588	1 864
6959457	Hnrnpl	1 571	1 460	1 175
6966976	Snrp70	853	642	771
6972998	Rps9	1 493	1 405	1 452

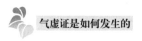

（续表）

transcript_id	symbol	正常对照	正常气虚	肿瘤气虚
6979709	Afg3l1	1 041	961	862
6980126	Elavl1	1 601	1 482	1 452
6982158	Slc25a4	2 607	1 953	2 211
6992189	Vprbp	1·011	813	671
6998647	Rbm5	1 471	1 191	1 218
7010079	Ddx3x	4 299	2 851	3 520
肾上腺	均数	1 615	1 227	1 320
6768866	Snrpd3	852	778	808
6779818	Cpeb4	1 179	983	716
6782037	Fxr2	900	672	922
6785697	Ewsr1	1 596	1 574	1 379
6788120	Hnrnpab	1 974	1 645	1 539
6790621	Msi2	940	730	603
6791965	Ddx5	1 087	829	765
6796538	Rbm25	1 268	1 060	1 028
6799064	Ddx1	2 716	2 464	2 329
6824668	Mettl3	1 049	876	827
6854944	Hnrnpm	1 582	1 474	1 702
6854954	2-Mar	838	751	753
6883641	Rae1	1 317	1 188	1 173
6890584	Myef2	1 581	1 344	1 363
6896667	Fxr1	1 907	1 810	1 216
6927075	Park7	1 879	1 843	1 783
6935273	Eif3b	3 177	2 706	2 556
6959457	Hnrnpl	1 207	1 178	1 340
6966976	Snrp70	844	669	761
6972998	Rps9	1 480	1 138	837
6979709	Afg3l1	850	811	514

（续表）

transcript_id	symbol	正常对照	正常气虚	肿瘤气虚
6980126	*Elavl1*	1 753	1 741	1 690
6982158	*Slc25a4*	1 273	933	1 035
6992189	*Vprbp*	1 786	1 571	1 161
6998647	*Rbm5*	1 170	924	1 062
7010079	*Ddx3x*	1 187	1 098	1 215
睾丸	均数	1 438	1 261	1 195

krebs-TCA cycle。所有基因数量 28 个，在两组织中，正常气虚证一致低于正常对照的基因数量为 7 个，一致占比 25.00%（表 4-33）。

在 6 个信号通路中一致下调基因数的占比最高，肾上腺和睾丸最接近。具体如表 4-34。

表 4-33　不同气虚证小鼠肾上腺和睾丸 krebs-TCA cycle 比较（一）

组织	数量	正常对照	正常气虚	肿瘤气虚
肾上腺	7	2 014	1 626	1 730
睾丸	7	1 221	1 056	1 053

表 4-34　不同气虚证小鼠肾上腺和睾丸 krebs-TCA cycle 比较（二）

transcript_id	symbol	正常对照	正常气虚	肿瘤气虚
6764043	*Sdhc*	2 310	2 060	2 187
6778560	*Ogdh*	2 650	2 541	2 382
6786572	*Mdh1*	3 164	2 730	2 726
6820241	*Sucla2*	1 623	641	1 076
6822459	*Pdhb*	1 032	716	937
6890898	*Idh3b*	2 274	1 767	1 747
6995515	*Dlat*	1 044	924	1 052
肾上腺	均数	2 014	1 626	1 730
6764043	*Sdhc*	1 631	1 225	1 389
6778560	*Ogdh*	1 205	990	964

（续表）

transcript_id	symbol	正常对照	正常气虚	肿瘤气虚
6786572	*Mdh1*	869	716	779
6820241	*Sucla2*	1 634	1 514	1 535
6822459	*Pdhb*	898	849	684
6890898	*Idh3b*	987	964	936
6995515	*Dlat*	1 327	1 135	1 082
睾丸	均数	1 221	1 056	1 053

通过对 krebs-TCA cycle 通路进一步的观察发现，正常气虚证小鼠肾上腺几乎所有参与该通路的基因表达均减弱；而肿瘤应激，可以活跃或重新激活该通路（表 4-35）。

表 4-35　不同气虚证小鼠肾上腺 krebs-TCA cycle 比较

symbol	正常对照	正常气虚	肿瘤气虚
Cs	1 802	1 619	1 532
Aco2	2 256	1 786	1 335
Idh3g	2 963	2 469	2 657
Idh3b	2 274	1 767	1 747
Idh3a	2 502	1 824	2 444
Idh2	1 237	1 186	1 233
Ogdh	2 650	2 541	2 382
Sucla2	1 623	641	1 076
Suclg1	1 544	1 167	1 463
Sdhd	911	764	888
Sdhc	2 310	2 060	2 187
Sdhb	1 119	938	888
Fh1	1 705	1 390	1 264
Mdh2	2 099	2 045	2 255
Mdh1	3 164	2 730	2 726
均数	2 010	1 662	1 738

有关基因在染色体上拷贝数的检索。经检索，以上 6 个信号通路一些表达量较大的基因，在小鼠中全部是单拷贝的基因。联系 krebs-TCA cycle 通路观察的结果，可以推测，这些信号通路基因表达量的改变，因遗传基因的丢失或关闭而造成的可能性不大。

此外，鉴于 tRNA 在小鼠染色体上有 100 个拷贝，追踪 tRNA 研究进展，tRNA 编码遗传异常，可能会导致调节和活跃这些基因启动子的蛋白抑制或部分缺失。

4）分析：虽然气虚小鼠 G protein signaling、G13 signaling pathway、Wnt signaling、translation factors、mRNA processing binding reactome、krebs-TCA cycle 这 6 个信号通路均数变化趋势相似、且呈抑制，但与正常对照比较，正常气虚证小鼠肾上腺和睾丸一致减弱的基因数却不多，表明这两个组织气虚发病的机制有所差异。

在 6 个信号通路中，肾上腺 4 个信号通路相对表达量均数大于睾丸，提示这些信号通路在肾上腺中作用更突出，应予关注。

气虚小鼠肾上腺 krebs-TCA cycle 基因大多表达下降，提示存在某些因素对其造成了普遍的调节作用。

气虚证发生与遗传学和表观遗传学*的关系。以上研究，部分是为了进一步探索气虚证的发生与遗传学和表观遗传学的关系，亦即若是在遗传学水平方面的变化，两个组织一致下调的基因数量占比会较多，而来自表观遗传学水平方面的变化，则两个组织一致下调的基因数量占比会较少。从生物学上看，昆明种小鼠的遗传基本是稳定的，但在个体胚胎发育过程中，可能发生肾上腺等组织干细胞基因的丢失、异常修饰等表观遗传学的现象，例如可能会造成 Akap10、tRNA 等功能基因的表达异常、丢失和拷贝减少，并由此带来系列基因表达的差异。因此，以上数据提示表观遗传学方面的异常可能是正常气虚证的诱发因素。

＊表观遗传学（epigenetics，或译作表遗传学）由英国发育生物学家 Waddington 于 1939 年提出。鉴于具有相同基因的细胞在发育中分化成各种不同类型的细胞这一现象，他提出这是在遗传学上存在某种因素使然[1]。

到 20 世纪 90 年代，表观遗传学的定义是研究没有 DNA 序列变化的、可遗传的基因表达改变。亦即，从受精卵开始的个体发育，DNA 序列不变，但不同组织细胞形成了各自不同的结构与功能，是通过 DNA 甲基化和组蛋白修饰等机制完成的,并令这些细胞可以世代间维持其遗传特性[1]。研究发现,即使在同卵双胞胎之间,新生儿出生时的表观遗传学图谱也存在着广泛的差异,推测可能是由于胎盘和脐带等特定组织的影响不同,引起双胞胎表观遗传学的不同[2]。

研究还发现,在胚胎发育阶段,不良的环境因素影响母体后,可影响胚胎细胞的基因,从而导致成年后一些慢性病,如2型糖尿病、高血压病和冠心病等的发病[1]。例如,孕期母体应激可影响子代下丘脑-垂体-肾上腺轴(HPA轴)的发育,产生了表观遗传学的不同[3]。再如,母体应激引起的宫内环境改变,可以改变胎儿特异性糖皮质激素受体基因($NR3C1$)和11β羟基类固醇脱氢2型酶(11β-HSD2)的 DNA 甲基化水平;再如大鼠妊娠第1周给予应激刺激,其子代 $NR3C1$ 基因表达减少、下丘脑 CRH 基因启动子区甲基化水平降低,而 $NR3C1$ 基因启动子 DNA 甲基化水平升高[4]。因此,从发病角度而言,表观遗传学通常指在胚胎发育过程中,某一组织干细胞一个或若干关键基因的丢失、异常,令其功能减退、消失或异常;而其他组织干细胞所携带基因组却是正常的。

此外,鉴于表观遗传学的发生具有偶然性、随机性,而我们的实验是多小鼠组织样本的合并,以致表现出来的是相对表达量的减弱,值得关注。

(6)两个气虚相似下调基因的进一步分析

1)所有组织筛选

目的:鉴于普遍存在两组气虚小鼠不同组织多信号通路相对表达量均数降低的现象,而这一现象可能存在一致的机制,如基因的缺失。故在初步观察了信号通路后,我们拟进一步观察所有基因。

方法:筛选条件,表达量上,正常对照组>400,正常对照组>正常气虚组,及正常对照组>肿瘤气虚组(比值一致大于1.5的基因)。分别观察神经-内分泌-免疫系统中7个组织有没有一致入选者,即有着相似的病理改变。

结果:未见明显的规律。仍不支持基因遗传丢失的可能(不然所有组织会出现较一致的结果,即符合条件的基因数量较多)。

经比较,观察两个气虚组同步下调的组织,正常气虚和肿瘤气虚肾上腺一致下调的基因数量最多,表明肾上腺确是神经-内分泌-免疫系统中气虚发生的最关键组织;垂体、甲状腺入选基因相对表达量大;下丘脑、睾丸符合条件的少;胸腺、脾脏基本无关(表4-36)。

表 4-36　不同气虚证小鼠各组织一致下调的基因

组织	数量	正常对照	正常气虚	肿瘤气虚
下丘脑	17	667	281	267
垂体	29	1 067	492	571
甲状腺	32	1 039	481	354
肾上腺	839	776	390	380
睾丸	51	880	488	436
胸腺	16	509	245	245
脾脏	54	779	154	137

组织相似入选基因少。在以上结果中,仅 16 个基因同时出现在两个组织中,没有同时出现在 3 个及以上组织中的(表 4-37)。

表 4-37　一些基因在不同气虚证小鼠不同组织表达一致的情况

探针号	symbol	正常对照	正常气虚	肿瘤气虚	正常对照/正常气虚	正常对照/肿瘤气虚	组织
6754735	Dpt	1 005	659	668	1.53	1.50	肾上腺
6754735	Dpt	422	272	273	1.55	1.55	胸腺
6758691	Stk17b	616	289	272	2.13	2.26	肾上腺
6758691	Stk17b	557	344	198	1.62	2.81	下丘脑
6789365	Eif5a	716	446	349	1.60	2.05	肾上腺
6789365	Eif5a	683	433	400	1.58	1.71	下丘脑
6817060	Il3ra	1025	636	541	1.61	1.89	垂体
6817060	Il3ra	610	312	299	1.95	2.04	睾丸
6824915	Zmym5	949	611	289	1.55	3.28	甲状腺
6824915	Zmym5	661	112	185	5.88	3.57	肾上腺
6849507	Hmga1	1 143	644	582	1.77	1.96	垂体
6849507	Hmga1	1 520	627	399	2.42	3.81	睾丸
6855304	AY036118	3 334	1 483	1 791	2.25	1.86	垂体
6855304	AY036118	1 004	607	415	1.65	2.42	下丘脑
6907009	Crct1	639	404	331	1.58	1.93	垂体
6907009	Crct1	412	204	211	2.02	1.96	睾丸
6912859	Dnaja1	594	292	91	2.03	6.51	肾上腺
6912859	Dnaja1	575	370	175	1.55	3.29	脾脏

（续表）

探针号	symbol	正常对照	正常气虚	肿瘤气虚	正常对照/正常气虚	正常对照/肿瘤气虚	组织
6927085	*Per3*	574	291	349	1.97	1.64	垂体
6927085	*Per3*	545	214	222	2.55	2.45	甲状腺
6942417	*Vps37d*	664	419	403	1.59	1.65	垂体
6942417	*Vps37d*	511	240	213	2.12	2.39	睾丸
6946339	*Chn2*	781	427	306	1.83	2.56	脾脏
6946339	*Chn2*	457	263	172	1.74	2.65	胸腺
6946835	*Igk-V21-2*	854	103	300	8.29	2.84	下丘脑
6946835	*Igk-V21-2*	1944	471	677	4.13	2.87	甲状腺
6957687	*Gsg1*	444	155	52	2.86	8.49	胸腺
6957687	*Gsg1*	924	116	69	7.95	13.32	脾脏
6980271	*Arglu1*	1219	483	734	2.52	1.66	肾上腺
6980271	*Arglu1*	1714	722	883	2.37	1.94	垂体
7010177	*Cypt6*	842	170	298	4.97	2.82	胸腺
7010177	*Cypt6*	2252	140	181	16.14	12.47	脾脏
	均数	943	405	385	3.04	3.32	

分析：正常气虚和气虚证肿瘤小鼠，不存在遗传上的核心基因丢失的现象。

正常气虚和气虚证肿瘤小鼠，可能存在某个组织（比如肾上腺）、某个或某些关键核心基因在胚胎发育过程中发生丢失和（或）异常的可能（属表观遗传学范畴）；也不排除染色体多拷贝基因的遗传缺陷，比如 *tRNA*。

气虚证（正常气虚、肿瘤气虚）具有共同的神经内分泌功能减退的物质基础。其中，肾上腺为关键，睾丸次之，甲状腺再次之，且在一定的范围和阶段内，在下丘脑-垂体的应激反应促进下，功能提升的反馈机制依然存在。

鉴于肾上腺符合筛选条件的基因甚多！再次表明，肾上腺是气虚证发生的主要组织。

2）肾上腺可能参与肿瘤应激的基因

目的：肿瘤气虚因叠加肿瘤应激会进一步促进肾上腺一些基因的表达，令一些基因的相对表达量可能会大于原本业已下调的正常气虚证小鼠（被应激唤醒）。因此，可以据此在肿瘤气虚抑制的基因中筛选出那些参与肿瘤应激反应者。亦即，在肾上腺两个气虚一致下调的 839 个基因中，反映肿瘤应激的基因，在邪毒壅盛/正常、肿瘤气虚/正常气虚组中，应有一致性，表现类似，即一致上调。

方法：取肾上腺正常对照表达量≥400，以及正常气虚、肿瘤气虚与正常对照比值一致≥1.5倍的839个基因。

肿瘤气虚/正常气虚，按≥1.25、0.75～1.25、≤0.75分为3类。其中≥1.25者可视为正常气虚叠加肿瘤应激者。

在839个基因中，取肿瘤气虚/正常气虚，以及邪毒壅盛/正常对照，均≥1.1者。

结果：两种气虚确实存在上下调的差别。近1/4正常气虚基因表达低于肿瘤气虚（肿瘤气虚/正常气虚≥1.25），近1/4肿瘤气虚基因表达低于正常气虚（肿瘤气虚/正常气虚≤0.75）：

邪毒壅盛证优势者，集中在表4-38的第1、2行，代表了肿瘤应激激发活跃基因群。

肿瘤气虚优势者（表4-38的第1行），均数424（正常气虚仅274），可能代表正常气虚叠加肿瘤应激的基因群。在该基因群中，信号通路居然集中在mRNA processing binding reactome！计22个基因入选。

正常气虚优势者（表4-38的第3行），均数413（肿瘤气虚仅265），可能更代表正常气虚应激，受到情绪与虚弱等因素影响（而肿瘤应激不会唤醒/调动这些基因，甚至牺牲这些基因的表达）。

表 4-38　肾上腺可能参与肿瘤应激的基因比较

分类	数量	正常对照	正常气虚	邪毒壅盛	肿瘤气虚
肿瘤气虚优势者	185	799	274	878	424*
两气虚近似者	467	793	427	868	408
正常气虚优势者	187	714	413	718	265
均数	839	776	390	837	380

* 在肿瘤气虚优势表达基因中，信号通路 mRNA 加工结合反应体（mRNA processing binding reactome）富集。例如：Clk1〔6758941, peptidylprolyl isomerase（cyclophilin）-like 3，肽酰脯氨酰异构酶（亲环蛋白）样3〕，系肽基脯氨酰顺反异构酶，参与：protein folding（蛋白折叠）、protein amino acid phosphorylation（磷酸化）、peptidyl（肽基）- serine（丝氨酸）/threonine（苏氨酸）/tyrosine（酪氨酸）phosphorylation、protein amino acid autophosphorylation（自身磷酸化）。肽基脯氨酰顺反异构酶（peptidylprolyl cis-trans isomerase）：催化肽链中脯氨酸主链顺反异构化的酶。异构酶（isomerase）亦称异构化酶，是催化生成异构体反应的酶之总称，是酶分类上的主要类别之一。根据反应方式而分类。①结合于同一碳原子基团的立体构型发生转位反应（消旋酶、差向异构酶），如 UDP 葡萄糖差向酶（生成半乳糖）；②顺反异构；③分子内的氧化还原反应（酮糖－醛糖相互转化等），如葡萄糖磷酸异构酶（生成磷酸果糖）；④分子内基团的转移反应（变位酶），如磷酸甘油酸变位酶；⑤分子内脱去加成反应（数字为酶编号的第2位数字）。其作用方式多种多样。

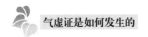

如果以上数据再经邪毒壅盛上调与否细分(邪毒壅盛/正常≥1.1),则可见:

肿瘤早期气虚(表4-39的第1行)84个基因(均数438)应最代表肿瘤应激反应——由肿瘤所唤起,因于疼痛与绝望。

正常气虚(表4-39的第6行)125个基因(均数410)可能代表了正常气虚的应激,因为排除了邪毒壅盛的肿瘤应激,且在肿瘤气虚牺牲者。

表4-39 肾上腺可能参与肿瘤应激的基因进一步比较

分类	数量	正常对照	正常气虚	邪毒壅盛	肿瘤气虚	肿瘤气虚/正常气虚	邪毒/正常
肿瘤气虚优势者	84	797	282	1 068	438	1.62	1.35
	101	801	267	720	412	1.73	0.90
两气虚近似者	207	779	422	1 056	401	0.96	1.36
	260	804	431	719	413	0.96	0.89
正常气虚优势者	62	714	418	1 009	272	0.65	1.41
	125	713	410	573	262	0.63	0.81

取符合肿瘤气虚/正常气虚,以及邪毒壅盛/正常对照,均大于1.1条件者,计122个基因,推测这些基因代表了在肿瘤气虚抑制基因中的参与肿瘤应激者(表4-40):

表4-40 肾上腺可能参与肿瘤应激的基因(一)

肾上腺	数量	正常对照	正常气虚	邪毒壅盛	肿瘤气虚	肿瘤气虚/正常气虚	邪毒/正常
应激基因	122	790	304	1 070	430	1.49	1.35

这类基因可能保留了参与肿瘤应激的基因。其中有12个mRNA processing binding reactome通路基因入选(表4-41)。

表4-41 肾上腺可能参与肿瘤应激的基因(二)

肾上腺	symbol	正常对照	正常气虚	邪毒壅盛	肿瘤气虚	瘤/正气虚
6860034	*Matr3*	1 367	451	1 541	822	1.82
7023079	*Ddx3y*	2 114	599	2 716	1196	2.00
6890584	*Myef2*	809	425	1 063	539	1.27

（续表）

肾上腺	symbol	正常对照	正常气虚	邪毒壅盛	肿瘤气虚	瘤/正气虚
6947470	*Zfml*	732	168	973	233	1.38
6892423	*Rbm39*	1 207	318	2 085	649	2.04
6806162	*Prpf4b*	539	154	743	337	2.18
6815682	*Sfrs12*	566	149	723	307	2.06
6780855	*Clk4*	1 115	352	1 566	739	2.10
6911091	*Clk2*	490	229	641	313	1.37
7017672	*F8*	548	195	608	268	1.37
6908350	*Amy1*	718	168	988	475	2.83
6947620	*Tia1*	803	301	1007	493	1.64
均数		917	293	1221	531	

分析：正常气虚的发生机制。正常气虚的发生很难想象不是通过遗传而来的。其诱发动因可能来自表观遗传学，即在胚胎发育过程中，一些组织（包括肾上腺）的干细胞基因组发生了异常，令那些小鼠出生后即在群体中处于弱势，长期被同笼饲养的其他小鼠侵犯、欺凌、剥夺，引发慢性社会应激（诱发因素）。久而久之，以下丘脑-垂体-肾上腺为代表的神经-内分泌系统从应激代偿发展至失代偿，在低水平上维持其平衡（酿成气虚），并持续下去。

肿瘤气虚的发生机制。发病原因可能同正常气虚，另有肿瘤因实致虚，而两者叠加可能居多（慢性较轻的社会应激＋急性剧烈的肿瘤应激*）。比较以上的数据，可以部分予以验证。

肿瘤气虚优势基因各组表达量均大，提示这些基因的重要性；正常气虚抑制是其物质基础之一。其中，mRNA processing binding reactome 相对富集，表达量大，可以进一步关注。

正常气虚优势基因在各组表达均弱，提示是重要基因表达抑制后的相对升高；而且该组基因在邪毒壅盛组一致低于正常对照，提示这些基因确与肿瘤应激无关。

＊有关应激[5-7]

应激（stress）是指机体在受到内外环境因素及社会、心理因素刺激时出现的全身性非特异性适应反应，又称为应激反应。哺乳动物的神经-内分泌反应是应激的基本反应,目前已知,当机体受到强烈刺激时,神经-内分泌系统的主要变化为蓝斑-交感-肾上腺髓质系统及下丘脑-垂体-肾上腺皮质轴的强烈兴奋,并伴有其他多种内分泌激素的改变。

(1) 蓝斑-交感-肾上腺髓质系统是应激时发生快速反应的系统,其中枢整合部位主要位于脑桥蓝斑及相应的去甲肾上腺素能神经元,外周参与效应的是交感神经-肾上腺髓质系统,蓝斑是中枢神经系统对应激最敏感的部位。应激时蓝斑-交感-肾上腺髓质系统的中枢效应主要是引起兴奋、警觉及紧张、焦虑等情绪反应,这与上述脑区中去甲肾上腺素(即总的交感神经活性)的释放有关;应激时蓝斑-交感-肾上腺髓质系统的外周效应主要表现为血浆中肾上腺素(肾上腺髓质激素)、去甲肾上腺素及多巴胺等儿茶酚胺浓度的迅速升高。

蓝斑-交感-肾上腺髓质系统在响应应激时的积极意义:①提高中枢神经系统兴奋性,使机体警觉性提高;②心率加快、心输出量增加,改善组织器官血液供应;③收缩皮肤、内脏血管,扩张冠状动脉,使血液重新分布以保证重要生命器官的血液供应;④扩张支气管改善肺通气,使氧供满足应激时机体的需求;⑤促进糖原分解和脂肪动员,使组织得到更多的能量;⑥抑制胰岛素分泌,促进促肾上腺皮质激素、生长激素和甲状腺激素等分泌,且各激素间的协同作用加强。上述作用使机体在应激时紧急动员,处于唤起状态,有利于应付各种变化的环境。消极影响是:①引起紧张、焦虑、抑郁、愤怒等情绪反应及行为改变;②心肌耗氧量增加、血压升高;③能量消耗过多、脂质过氧化增强;④皮肤与腹腔器官缺血、胃肠道黏膜糜烂、出血、溃疡等。因此应激时过度强烈的交感-肾上腺髓质系统兴奋对机体是不利的。

(2) 下丘脑-垂体-肾上腺皮质轴(HPA)主要由下丘脑的室旁核(PVN)与腺垂体及肾上腺皮质组成。该系统的中枢位点在下丘脑的室旁核和腺垂体,参与效应的外周组织是肾上腺皮质。应激时 HPA 轴兴奋可产生明显的中枢效应,如出现抑郁、焦虑及厌食等情绪行为改变,学习与记忆能力下降,这些效应主要由促皮质激素释放激素(CRH)分泌增多引起。应激时 HPA 轴兴奋的外周效应主要由肾上腺皮质分泌的糖皮质激素引起。

HPA轴应激的积极意义:①通过蛋白质分解和糖原异生,使血糖增高保证能量供应;②提高心血管系统对儿茶酚胺的敏感性;③通过稳定溶酶体膜,防止溶酶体外漏,减轻组织损伤;④通过抑制炎症介质白三烯、前列腺素、5-羟色胺、致炎性细胞因子等的合成与释放,使炎症反应减轻、组织损伤减少。

因此,应激时糖皮质激素增加对机体抵抗有害刺激起着广泛、极为重要的作用。

HPA轴应激的消极影响:①引起物质代谢障碍,导致血糖增高、血脂增高、胰岛素抵抗;②蛋白质大量分解,导致负氮平衡;③抑制免疫反应,导致机体抵抗力降低;④慢性应激时抑制生长激素分泌,导致生长发育迟缓;⑤抑制甲状腺轴,导致T4转化为T3受阻;⑥抑制性腺轴,导致性功能减退、月经失调;⑦行为改变,如抑郁、异食癖、自杀倾向。因此,长期慢性应激时糖皮质激素的持续增加也会对机体产生不利影响。

值得注意的是,蓝斑-交感-肾上腺髓质系统与HPA轴存在密切的联系,位于脑桥蓝斑的去甲肾上腺素能神经元与下丘脑室旁核分泌CRH的神经元之间有直接纤维联系,前者释放去甲肾上腺素后,刺激室旁核神经元上的α肾上腺素能受体而使CRH释放增多,从而启动HPA轴的活化。

此外,应激时会导致多方面的神经内分泌变化,比如β内啡肽、抗利尿激素、醛固酮、胰高血糖素、催乳素水平升高,胰岛素、TRH、TSH、T4、T3、GnRH、LH、FSH水平降低;而生长激素则在急性应激时分泌增多,在慢性应激时分泌减少。

3)肾上腺正常高表达基因功能的分析

目的:鉴于那些正常表达高、气虚下调严重的基因,可能相对重要。因此我们予以进一步筛选和观察。

方法:在以上肾上腺839个入选基因中,取正常小鼠相对表达量≥1 000者,筛选以上正常对照是正常气虚2倍及以上者;或正常对照基因相对表达量<1 500者,且是正常气虚或肿瘤气虚3倍以上者,也入选。

结果:符合以上条件的计172个,其中正常对照是正常气虚2倍及以上者计67个。

其中11个基因在正常对照组表达量大,值得进一步关注(表4-42)。

表4-42 肾上腺一些高表达的基因

肾上腺	symbol	正常对照	正常气虚	肿瘤气虚
6796422	Sfrs5	2 568	1 118	1 631
7023079	Ddx3y	2 114	599	1 196
6793652	Rock2	1 218	403	509

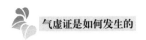

（续表）

肾上腺	symbol	正常对照	正常气虚	肿瘤气虚
6892423	*Rbm39*	1 207	318	649
6758941	*Clk1*	2 502	809	1 359
7016666	*Smarca1*	2 193	1 020	1 261
6762784	*Rgs2*	1 798	900	785
6799836	*Dld*	1 538	743	729
6820241	*Sucla2*	1 623	643	1 075
6997215	*Tmem30a*	1 553	601	661
6780855	*Clk4*	1 115	352	739

分析：如前所述，正常气虚证小鼠气虚诱发的因素可能源自表观遗传学引发的异常，令这类小鼠出生后部分功能偏弱，在多只小鼠同笼饲养的环境下，长期的社会应激引起其神经-内分泌系统应激代偿演变为失代偿。

肿瘤早期气虚证小鼠，其中部分小鼠的气虚证可能多来自表观遗传学的改变，叠加肿瘤应激后，会激发原本已不活跃的神经-内分泌系统，令其代偿或发展至失代偿，主要累及肾上腺轴。一些其他严重的应激可能效应均类似。

以上应是造成两个虚证肾上腺分子表达近似，而其他神经内分泌组织差异大的主要原因。

在因实致虚、久病致虚方面，肾上腺失代偿仍是关键，还涉及营养不良、其他神经内分泌功能减退等。*

＊ 这些小鼠的肾上腺干细胞DNA序列无异常（与正常气虚证小鼠不同），问题发生在核酸转录层面上，是由其表达调控失代偿及细胞内环境异常所引起的。

四、讨论

1. 正常气虚证和气虚证肿瘤小鼠

本章通过比较两个不同的气虚证（正常气虚证、肿瘤气虚证），揭示了两者发病机制的异同，以及探索其可能的诱因。研究发现如下。

（1）正常气虚证和气虚证肿瘤小鼠神经-内分泌系统组织标志性功能基因表达特点

与正常对照组小鼠比较而言，两类气虚证小鼠特征如下。

1）甲状腺轴功能总体上略活跃（推测在肾上腺轴、性腺轴先后应激失代偿后，下丘脑尚维持并能调动甲状腺的应激反应，促进甲状腺轴活跃）。参见表4-43。

表4-43　不同气虚证小鼠甲状腺轴标志性功能基因表达特点

甲状腺轴	正常气虚证小鼠	气虚证肿瘤小鼠
下丘脑 *Trh*	增加幅度大	增加
垂体 *Tshb*	增加	增加幅度大
甲状腺 *Tshr*	增加	略增加
甲状腺 *Tg*	增加	抑制
甲状腺 *Tpo*	持平	增加
甲状腺 *Slc5a5*	略抑制	增加

2）肾上腺功能减退，肿瘤应激会加重肾上腺功能抑制。参见表4-44。

表4-44　不同气虚证小鼠肾上腺轴标志性功能基因表达特点

肾上腺轴	正常气虚证小鼠	气虚证肿瘤小鼠
下丘脑 *Crh*	抑制	抑制
垂体 *Pomc*	抑制严重	抑制
肾上腺 *Star*	抑制	抑制略甚
肾上腺 *Cyp11a1*	抑制	抑制略甚
肾上腺 *Cyp21a1*	抑制	抑制略甚
肾上腺 *Hsd3b1*	抑制	抑制略甚
肾上腺 *Cyp11b2*	抑制	抑制略甚

3）睾丸功能减退，肿瘤应激会加重睾丸功能抑制。参见表4-45。

表4-45　不同气虚证小鼠性腺轴标志性功能基因表达特点

性腺轴	正常气虚证小鼠	气虚证肿瘤小鼠
下丘脑 *Gnrh1*	略增加	抑制
垂体 *Fshb*、*Lhb*	轻度抑制	轻度抑制
睾丸 *Star*	抑制	抑制略甚

(续表)

性腺轴	正常气虚证小鼠	气虚证肿瘤小鼠
睾丸 *Cyp11a1*	抑制	抑制略甚
睾丸 *Hsd3b1*	抑制	抑制略甚
睾丸 *Cyp17a1*	抑制	抑制略甚

（2）正常气虚证和气虚证肿瘤小鼠神经-内分泌-免疫系统组织信号通路总体特征

如表 4-19、图 4-6 和图 4-7 所示，两者相比较，大致特征见表 4-46。

表 4-46　不同气虚证小鼠神经-内分泌-免疫系统组织信号通路总体特征（一）

神经-内分泌-免疫系统组织	正常气虚证小鼠	气虚证肿瘤小鼠
下丘脑	基准	抑制甚
垂体	基准	抑制
甲状腺	基准	抑制
肾上腺	基准	抑制
睾丸	基准	抑制甚
胸腺	基准	抑制
脾脏	基准	活跃

两者分别与正常对照小鼠比较，大致特征见表 4-47。

表 4-47　不同气虚证小鼠神经-内分泌-免疫系统组织信号通路总体特征（二）

神经-内分泌-免疫系统组织	正常气虚证小鼠	气虚证肿瘤小鼠
下丘脑	抑制	抑制甚
垂体	活跃	抑制
甲状腺	活跃	抑制
肾上腺	抑制	抑制甚
睾丸	抑制	抑制甚
胸腺	活跃甚	活跃
脾脏	活跃	活跃甚

（3）正常气虚证和气虚证肿瘤小鼠的肾上腺、睾丸若干信号通路比较

鉴于两个气虚小鼠肾上腺和睾丸信号通路一再出现相似性衰退，进一步筛选发现，在 2 个组织中有 6 个信号通路变化趋势近似，即 G protein signaling、G13 signaling pathway、Wnt signaling、translation factors、mRNA processing binding reactome、krebs-TCA cycle。但在两个不同的气虚证中，两个虚证肾上腺及睾丸一致表达弱于正常对照的基因数量占比却很少，提示其下调机制不同（表 4-48）。

表 4-48　不同气虚证小鼠肾上腺、睾丸若干信号通路比较

通路名称	所有基因数	一致下调基因数	占比（%）
G protein signaling	90	5	5.56
G13 signaling pathway	38	3	7.89
Wnt signaling	64	4	6.25
translation factors	48	4	8.33
mRNA processing binding reactome	378	26	6.88
krebs-TCA cycle	28	7	25.00

其中，两类气虚小鼠肾上腺 krebs-TCA cycle 基因大多下降，提示存在某些因素对其发挥了普遍的调节作用。

该结果还部分回答了本项目研究以来一直在思考的问题，即气虚证发生的诱因是什么，尤其是正常气虚证。提示，正常气虚证发生可能与表观遗传学的关系密切，而非遗传学。后文将进一步展开讨论。

（4）两个气虚相似下调基因的进一步分析

顺着以上思路，我们进一步尝试对两类气虚小鼠神经-内分泌-免疫系统中 7 个组织内所有 16 654 个核心基因进行筛选，结果发现：

1）未见明显的规律。这进一步提示气虚证发生与表观遗传学的关系密切，而非遗传学，亦即不支持基因遗传丢失的可能。

但其中，正常气虚和气虚证肿瘤小鼠肾上腺一致下调的基因入选数量最多（839 个），这从另一角度证明肾上腺确是气虚证发生的最关键组织（表 4-49）。

表 4-49 不同气虚证小鼠不同组织一致下调的基因

组织	数量	正常对照	正常气虚	肿瘤气虚
下丘脑	17	667	281	267
垂体	29	1 067	492	571
甲状腺	32	1 039	481	354
肾上腺	839	776	390	380
睾丸	51	880	488	436
胸腺	16	509	245	245
脾脏	54	779	154	137

2）在以上结果中，仅 16 个入选的基因同时出现在两个不同的组织中，没有同时出现在 3 个及以上组织中的，进一步提示气虚证发生与表观遗传学的关系密切，而非遗传学。参见表 4-37。

3）肾上腺可能参与肿瘤应激的基因：鉴于气虚证普遍表现为肾上腺轴的失代偿，我们推测，正常气虚形成的初始诱因来自表观遗传学，即在胚胎发育过程中，一些组织的干细胞基因发生了异常，令那些出生后的小鼠在群体中处于弱势，长期被同笼饲养的其他小鼠侵犯、欺凌、剥夺，引发慢性社会应激（诱发因素），久而久之，表现出以下丘脑-垂体-肾上腺为代表的神经-内分泌系统的失代偿，在低水平上维持其平衡（气虚结果），并持续发展；而肿瘤早期气虚证小鼠，还会叠加肿瘤应激。因此，两个气虚小鼠肾上腺可能存在一些重要的参与应激反应的基因群。发现 mRNA processing binding reactome 等通路基因相对富集，表达量大，可能在肾上腺应激反应中发挥重要的作用。

4）对正常对照小鼠肾上腺高表达基因观察：在以上研究中，筛选出 172 个基因，其中正常对照是正常气虚 2 倍及以上者计 67 个，有 11 个基因在正常对照组表达量大，值得进一步关注。

2. 本研究发现

（1）正常气虚证小鼠和气虚证肿瘤小鼠神经-内分泌-免疫系统的特征

通过对比，本研究详细展现了正常气虚证小鼠和气虚证肿瘤小鼠不同组织的主要功能基因、常见信号通路及其核酸表达特征、一些重要功能基因的表达特征，及其气虚证的发病机制及其异同。

正常气虚证小鼠和气虚证肿瘤小鼠突出表现为肾上腺轴的抑制。其特点是以肾上腺功能减退为代表的神经-内分泌-免疫系统功能的减退,肾上腺抑制突出。提示肾上腺轴在经历了长期应激反应后发生了失代偿。

综合以上及本书的第二章、第三章的结果,可以看到:

1) 首先是肾上腺参与应激反应,在其出现功能紊乱、失代偿及糖皮质激素释放相对减少后,糖皮质激素对下丘脑、垂体负反馈相对减弱,引发下丘脑、垂体的兴奋,促进肾上腺功能的活跃,久而久之导致下丘脑、垂体的功能紊乱、失代偿,令肾上腺轴处于一种低水平的平衡状态。

2) 肾上腺是气虚证发病的关键组织。其糖皮质激素加工释放相对减退,是气虚证发生的关键,亦即主要的物质基础。

3) 下丘脑、垂体不是气虚发生的主要关键组织。依据是当肾上腺应激反应出现功能紊乱、失代偿的阶段,下丘脑、垂体尚在积极应对,并在较长时间内维持甲状腺轴的活跃。

4) 性腺轴、甲状腺轴功能减退在正常气虚证小鼠和(或)大鼠中扮演了相对次要的角色。

(2) 气虚证的诱发动因

1) 正常气虚证的诱发因素。那么,是什么因素导致肾上腺轴的抑制呢?

通过研究(包括前第二和第三章),正常气虚证的诱发因素指向表观遗传学的层面。依据如下。

① 非遗传因素:即指排除目前学术界公认遗传性疾病。以往的研究表明,一些遗传性疾病小鼠部分具有气虚证的表现;一些基因敲除小鼠、转基因小鼠亦然。

鉴于一些品系的小鼠相比其他品系小鼠而言存在气虚表现,因此正常气虚证小鼠可以分为两类:偶发性表观遗传学改变诱发的气虚证(本文所研究的)、稳定性遗传的气虚证(本研究没有采用这类实验动物)。

本研究采用的昆明种小鼠、Wistar 大鼠遗传性能是稳定的。

昆明种小鼠和 Wistar 大鼠正常气虚证的发生率不高,即大多数小鼠/大鼠是正常的,没有气虚证。

鉴于昆明种小鼠和 Wistar 大鼠遗传的相对稳定性,以及同窝小鼠/大鼠大多正常,表明造成遗传差异的环节,应来自表观遗传学,而非遗传学。

② 表观遗传学改变及由此引发持续的社会应激是诱发气虚的主要原因:在标准饲养环境下,实验动物享有优异的成长环境:饲料营养合理和充分,饲

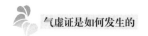

养环境没有常见致病菌,笼具经常清洁和消毒,垫料能及时更新、干燥、温暖,不存在在自然环境下各类引发伤害并由此诱发气虚证的因素。

以往临床和实验室研究发现,一些单基因遗传缺陷疾病、单基因敲除小鼠,可以发生伴随气虚证表现的疾病。提示只要仅仅某个基因发生异常,便有可能直接导致小鼠和(或)大鼠某一组织、器官的功能减退、偏弱。而在受精卵发展至胚胎成熟阶段,孕鼠受到方方面面的影响,导致胚胎发育过程中个别甚至一些基因的突变是很自然的现象。

综合本研究的所有数据,提示气虚证小鼠下丘脑-垂体-肾上腺轴的抑制,其诱因应来自表观遗传学的改变,即在受精卵至胎鼠成熟阶段,一些因素随机引发有关组织干细胞个别和(或)若干基因异常,限制了出生后小鼠和(或)大鼠受累组织(如肾上腺等)的功能,从而造成这些幼鼠在同笼饲养的小鼠和(或)大鼠中,显得某些功能偏弱,显得弱势。

在同笼饲养的环境下,小鼠和(或)大鼠的强弱差异,导致那些某些功能偏弱的小鼠和(或)大鼠长期和持续的被欺凌、攻击、剥夺,造成慢性社会应激,从而引发以肾上腺轴为代表的神经-内分泌系统的代偿、失代偿、功能减退、低水平平衡。

若非由表观遗传学所引发,在实验室常规饲养环境下,偶发的小鼠和(或)大鼠争斗撕咬,不会引起神经-内分泌持续的应激反应而失代偿。

可以推测,表观遗传学引起的一些组织干细胞受累,在多数情况下,应表现为随机性、相对集中性(即有些组织、有些基因易引发改变)。

即便如此,正常气虚证小鼠对肿瘤等新叠加的应激因素仍有响应的能力,但反应的程度弱、存在个体差异、易于失代偿。

2) 肿瘤早期小鼠气虚证的引发因素。主要有两种。

① 同正常气虚证的引发因素:我们的所有实验数据表明,肿瘤早期筛选出的气虚证小鼠,其气虚证主要来自表观遗传学的改变,即这些小鼠原本就存在气虚证,在接种肿瘤细胞并出瘤后,叠加了肿瘤应激,导致原本已不活跃的神经-内分泌系统功能在早期的一个阶段内尚可代偿而暂时活跃,而后则迅速失代偿、减退加剧,主要累及肾上腺轴。

② 肿瘤引发的应激反应的失代偿:移植瘤小鼠早期可以存在急性的因实致虚,大多病机表现为虚实夹杂。其特点亦表现为肾上腺应激失代偿最先发生且严重,睾丸次之,再累及下丘脑、垂体的代偿至失代偿,甲状腺轴通常

亦可以维持较久。其失代偿机制,部分应与受累组织(主要是肾上腺)重要的功能基因在转录和表达层面受到干扰(组织/细胞内应激引发的环境异常)有关,如发生基因的剪接异常,干扰了这些基因的正常表达;而且肿瘤发展快,应激反应愈严重,干扰就愈严重。

3)中晚期肿瘤气虚证的引发因素:能存活到中晚期的肿瘤小鼠,其气虚证是典型的因实致虚;与早期易于筛选出的气虚证肿瘤小鼠病机有所不同。

我们核对和分析了 2006 年和 2008 年两批次小鼠证候表现与存活情况的关系,将能存活至中晚期的肿瘤小鼠历次诊法和辨证结果单列,与较早死亡(不能带瘤存活到晚期)的小鼠历次诊法检测结果比较,可以发现:

2006 年批次实验:如图 4-8 显示,带瘤生存时间长,能存活至中晚期的肿瘤小鼠,早期更健康(气盛衰度值偏大,气虚程度不严重)、肿瘤增殖缓慢(邪盛衰度值小)。提示气虚与否,而非阴阳盛衰,与预后的关系密切。因此,存活久的肿瘤小鼠,是典型肿瘤"因实致虚";而带瘤生存时间短的小鼠,是虚实夹杂的。

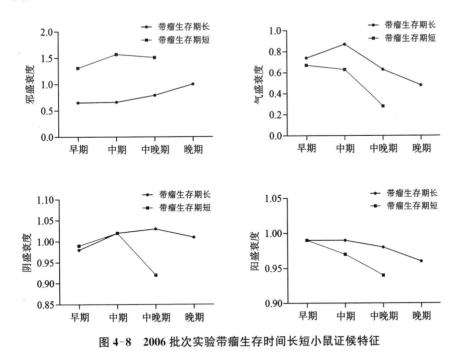

图 4-8 2006 批次实验带瘤生存时间长短小鼠证候特征

2008 年批次实验:如图 4-9 显示,其趋势与 2006 年批次实验一致。即带瘤生存时间长,能存活至中晚期的肿瘤小鼠,早期更健康(气盛衰度值偏大,没有气虚)而肿瘤增殖缓慢(邪盛衰度值小)。

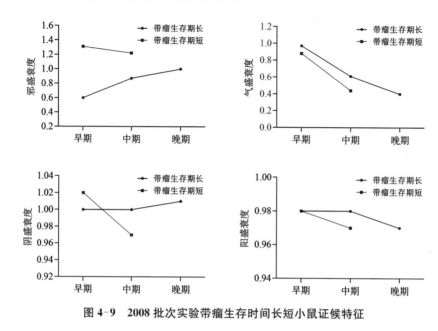

图 4-9　2008 批次实验带瘤生存时间长短小鼠证候特征

总之,①带瘤生存时间长,能存活到中晚期的肿瘤小鼠,在出瘤早期,其气血阴阳旺盛,没有气虚(或仅有轻微的气虚表现),不存在典型的气虚证。这也提示,2006 年和 2008 年两批次实验,早期筛选出的两类证候小鼠,邪毒壅盛证邪盛衰度大;气虚证则气盛衰度小,预后差,难以带瘤存活到晚期。②能存活到中晚期的肿瘤小鼠还因肿瘤发展相对缓慢,使其神经-内分泌-免疫系统得以适应肿瘤应激,且有充分的时间代偿、适应、调整,总体上会导致在较长时间内,神经-内分泌-免疫系统得以积极应对、活跃。③一旦发生失代偿,气虚发生的主要组织仍是肾上腺或兼睾丸。

(3) 从发病机制上对气虚证的分类

通过以上研究,可以归纳出气虚证的病因分类。

1) 正常气虚证。表观遗传学改变的弱势,在长期的社会应激后诱发神经-内分泌系统的应激后失代偿。

2) 肿瘤虚实夹杂证。即在正常气虚证小鼠接种肿瘤细胞后,出现兼有先天性气虚、肿瘤因实致虚的复合诱因和病机。

3) 肿瘤因实致虚。可以发生在肿瘤的各个阶段,疾病引发神经-内分泌系统的代偿至失代偿;而通常能够存活到中晚期的肿瘤小鼠,往往是在病程进展中缓慢发生的因实致虚。

　　以上有关气虚证小鼠和(或)大鼠在神经-内分泌-免疫系统中丰富的核心基因表达差异与特征,引导我们进一步关注:那些改变明显的、与气虚证发生密切相关的核心基因,在其外显子剪切差异方面有何特点、变化,及其在气虚证发生中的意义。

参考文献

[1] 薛开先.表遗传学几个重要问题的述评[J].遗传,2014,36(3):286-294.

[2] 冯丽雅,刘汝青.环境因素影响人体健康的表观遗传机制[J].毒理学杂志,2014,28(3):234-236.

[3] 张崇,程玉洁,潘洁,等.孕期外源化合物暴露影响子代下丘脑-垂体-肾上腺轴功能的研究进展[J].中国药理学与毒理学杂志,2019,33(5):379-384.

[4] 王宣尹,吴丽丽,严灿.HPA轴编程及其有关表观遗传修饰机制与创伤后应激障碍发病的研究进展[J].中国药理学通报,2017,33(1):22-27.

[5] 金惠名,王建枝.病理生理学[M].7版.北京:人民卫生出版社,2008:127-140.

[6] 杨权.下丘脑-垂体-肾上腺皮质轴应激反应的中枢控制[J].生理科学进展,2000,31(3):222-226.

[7] 李载权,周爱儒,唐朝枢.内质网应激反应分子机理研究进展[J].中国生物化学与分子生物学报,2004,20(3):283-288.

第五章

气虚证小鼠外显子剪接差异的特点

在前述研究的基础上,本章拟进一步展现不同气虚证有关基因外显子的剪接差异。

一、目的

探索一些与气虚发生密切相关的神经-内分泌系统组织及其基因在外显子剪接方面的特征,以期在基因外显子剪接层面进一步揭示气虚证发生的物质基础。

二、方法

1. 有关 2008 年批次小鼠实验外显子及其探针组

(1) 公司提供的材料

芯片检测公司提供有正常对照、正常气虚,肿瘤早期的邪毒壅盛、肿瘤气虚,肿瘤中期的阳气虚、气虚,肿瘤晚期的气阴阳虚、气虚共 8 个组别的下丘脑、垂体、甲状腺、肾上腺、睾丸、胸腺、脾脏、肿瘤共 8 个组织的外显子及探针组检测信息。依据公司参照 Affymetrix 给出的条件,筛选并保留了 187 637 个探针组(probeset)/行数据(每个探针组多含 4 个探针杂交结果,换算成表达水平)。

附:该公司采用的外显子剪接异常与否的判断方法(摘自公司提供的介绍)

（1）采用 PLIER 算法读出 probeset 水平数据，共包括 228 090 个 probeset。

（2）分别对 8 个组织的芯片组进行分析：

1）挑选出 cofidence level = core，并且 crosshyb type = 1，也就是没有 cross hybridization 的 probeset。

2）分别用其他 7 组的基因与正常对照组进行比较，如果一个 probeset 在一个样本中的 Detection P 值<0.05，则认为该 probeset 在该样本中存在。

3）如果一个 transcript 50％以上（含）的 probeset 都在一个样本中存在，则认为该 transcript 在该样本中存在。

4）如果一个 transcript 在两个样本中都存在则保留，否则删掉。

5）如果一个 transcript 在两个样本中的基因表达值均大于或等于 30 则保留，否则删掉。

＊ 该公司提交的结果含 187 637 个探针组信息，占所有 228 090 个 probeset 的 82.26％（通过以上方法删除了 17.74％），保留了大部分的结果，是有价值的。

＊＊ 存在的问题。通过对以上方法分析，结合所提交的具体数据，可以看到公司在数据分析方法中，忽略了探针组表达水平的量（通常表达量大的探针组比较重要且准确性高）；而采用 SI = $\log_2$（NI J21/NI J11），要上下调一倍以上（>2，或<0.5）的条件过于苛刻，会导致大量有价值信息未被标记而落选，从而遗漏大量具有生物学意义外显子剪接信息。

（2）数据处理

1）将该公司提供的外显子标注信息补充到以上数据中（原始数据中遗漏了外显子信息）。

2）删除一些无关信息，另存为各组织所有阳性剪接差异的探针组，以便数据处理。

3）重点关心在之前研究中筛选出的一些拟深入研究的基因的外显子剪接差异。

2. 有关 2006 年批次小鼠实验外显子及其探针组

（1）公司提供的材料

1）当时，公司仅提供了检测报告，及下丘脑和垂体的外显子剪接差异的 excel 结果，其余结果采用 Affymetrix 输出方式的结果，不便查阅和利用。

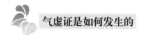

2）其基因外显子剪接差异判断的方法同上。

（2）数据处理

1）对有关结果进行初步的审阅，并重点关心下丘脑和垂体的一些代表性功能基因的外显子剪接差异。

2）注册和登录 Affymetrix 官网，对 Affymetrix GeneChip® mouse Exon 1.0 ST Array 个别基因有关探针组信息作进一步了解。

三、结果

1. 有关 2008 年批次小鼠实验外显子及其探针组数据分析

（1）公司提供数据的基本信息

1）各组织外显子芯片结果提供的原始信息含探针组数为 187 637 个（该芯片探针组多由 4 个探针组成，换算成表达水平）。

2）各组织探针组表达水平均数如表 5-1。

表 5-1　不同组别小鼠各组织探针组表达水平均数

组织	正常对照	正常气虚	邪毒壅盛	早期气虚	中期阳虚	中期气虚	晚期阴虚	晚期气虚
下丘脑	350	361	347	311	346	345	327	344
垂体	294	295	303	331	316	318	275	298
甲状腺	301	320	289	281	286	280	302	281
肾上腺	331	300	325	285	305	353	325	338
睾丸	354	421	388	389	426	420	413	424
胸腺	289	305	321	286	313	307	263	293
脾脏	302	308	302	292	308	281	296	313
肿瘤			293	313	301	329	311	298

3）各组织外显子探针剪接异常数量：与正常对照组比较，"＋1"指探针组剪接异常表现为上调者，"－1"指探针组剪接异常表现为下调者（某个外显子可以由 1 至多个探针组组成）。

下丘脑：肿瘤早期气虚小鼠下丘脑外显子异常剪接数显著大于同期的同

病异证邪毒壅盛证,提示肿瘤早期气虚小鼠可能叠加了小鼠的正常气虚和肿瘤应激的因素(表 5-2)。

表 5-2　不同组别小鼠下丘脑上下调探针组数

	正常气虚	邪毒壅盛	早期气虚	中期阳虚	中期气虚	晚期阴虚	晚期气虚
下丘脑+1	1 118	1 770	2 981	1 070	821	4 252	2 362
下丘脑-1	928	837	2 722	812	947	4 392	2 024
合计	2 046	2 607	5 703	1 882	1 768	8 644	4 386

* 表中"＋1"指上调,"－1"指下调,下同。

垂体:正常气虚证小鼠和肿瘤早期气虚小鼠垂体外显子异常剪接数显著大于肿瘤早期的邪毒壅盛证,提示气虚的神经内分泌代偿性调节令垂体不堪重负,基因剪接异常增加(表 5-3)。

表 5-3　不同组别小鼠垂体上下调探针组数

	正常气虚	邪毒壅盛	早期气虚	中期阳虚	中期气虚	晚期阴虚	晚期气虚
垂体+1	3 759	916	1 720	968	1 036	1 556	3 186
垂体-1	2 812	1 896	3 554	2 007	2 167	2 879	5 217
合计	6 571	2 812	5 274	2 975	3 203	4 435	8 403

甲状腺:肿瘤早期气虚小鼠甲状腺外显子异常剪接数显著大于同期的同病异证邪毒壅盛证,提示肿瘤早期气虚小鼠可能叠加了小鼠的正常气虚和肿瘤应激的因素(表 5-4)。

表 5-4　不同组别小鼠甲状腺上下调探针组数

	正常气虚	邪毒壅盛	早期气虚	中期阳虚	中期气虚	晚期阴虚	晚期气虚
甲状腺+1	1 195	1 501	2 646	1 733	2 439	1 517	1 935
甲状腺-1	1 605	2 806	3 853	1 482	2 441	2 693	1 407
合计	2 800	4 307	6 499	3 215	4 880	4 210	3 342

肾上腺:肿瘤早期气虚小鼠肾上腺外显子异常剪接数显著大于同期的同病异证邪毒壅盛证,提示肿瘤早期气虚小鼠可能叠加了小鼠的正常气虚和肿瘤应激的因素(表 5-5)。

表 5-5　不同组别小鼠肾上腺上下调探针组数

	正常气虚	邪毒壅盛	早期气虚	中期阳虚	中期气虚	晚期阴虚	晚期气虚
肾上腺＋1	2 037	4 251	6 231	5 275	2 069	2 069	1 984
肾上腺－1	1 881	2 854	4 249	3 957	1 123	911	962
合计	3 918	7 105	10 480	9 232	3 192	2 980	2 946

睾丸：睾丸的外显子异常剪接模式与以上肾上腺、甲状腺不同,提示其在肿瘤应激中扮演的角色不同(表 5-6)。

表 5-6　不同组别小鼠睾丸上下调探针组数

	正常气虚	邪毒壅盛	早期气虚	中期阳虚	中期气虚	晚期阴虚	晚期气虚
睾丸＋1	2 885	2 918	2 001	4 478	2 983	3 804	3 709
睾丸－1	3 242	2 752	3 345	6 136	4 620	5 080	5 445
合计	6 127	5 670	5 346	10 614	7 603	8 884	9 154

胸腺(表 5-7)：

表 5-7　不同组别小鼠胸腺上下调探针组数

	正常气虚	邪毒壅盛	早期气虚	中期阳虚	中期气虚	晚期阴虚	晚期气虚
胸腺＋1	2 148	1 839	2 041	1 148	1 116	4 930	2 412
胸腺－1	989	1 697	1 714	1 540	1 679	4 742	1 816
合计	3 137	3 536	3 755	2 688	2 795	9 672	4 228

脾脏(表 5-8)：

表 5-8　不同组别小鼠脾脏上下调探针组数

	正常气虚	邪毒壅盛	早期气虚	中期阳虚	中期气虚	晚期阴虚	晚期气虚
脾脏＋1	704	1 190	1 216	1 279	1 920	1 475	1 379
脾脏－1	579	1 057	1 013	848	1 751	1 382	1 197
合计	1 283	2 247	2 229	2 127	3 671	2 857	2 576

肿瘤：各组与邪毒壅盛证组比较(表 5-9)。

表 5-9　不同组别小鼠肿瘤上下调探针组数

	正常气虚	邪毒壅盛	早期气虚	中期阳虚	中期气虚	晚期阴虚	晚期气虚
肿瘤 + 1			2 423	1 243	2 371	2 560	1 648
肿瘤 - 1			1 214	608	1 736	1 311	1 127
合计			3 637	1 851	4 107	3 871	2 775

* 以上系公司提供外显子剪接异常的数据。

4）将公司提供的外显子剪接异常结果中与各组织不相关的数据删除后，在 187 637 个探针组总表中，各组织入选的剪接异常的探针组数如表 5-10。

可见，总体上气虚证肿瘤小鼠神经内分泌组织基因剪接异常的数量最多（其中又以肾上腺最多），邪毒壅盛证肿瘤小鼠次之，正常气虚证小鼠再次之。

表 5-10　不同组别小鼠各组织探针组剪接异常数

组织	正常气虚	邪毒壅盛	肿瘤气虚	所有涉及基因的探针组数量*
下丘脑	2 046	2 607	5 703	110 104
垂体	6 571	2 812	5 274	96 887
甲状腺	2 800	4 307	6 499	100 916
肾上腺	3 918	7 105	10 480	115 938
睾丸	6 127	5 670	5 346	106 914
胸腺	3 137	3 536	3 755	106 608
脾脏	1 283	2 247	2 229	51 118
肿瘤			3 637	59 375

* 包含那些发生剪接异常探针组基因的其他未发生剪接异常的基因。即在某基因的若干探针组中，可以有若干探针组发生剪接异常，而大多未发生剪接异常。

（2）对一些基因外显子剪接差异的比较

1）各组织入选剪接异常的基因：鉴于异常外显子剪接差异数据量极大，以及评价是否存在剪接差异的标准条件偏高等因素，我们重点围绕在前文介绍的一些基因，在按公司标准入选存在差异剪接基因的数据基础上，进一步分析这些基因可能存在的剪接差异。以下是我们关心的基因数和公司判断是否存在剪接异常的部分结果。

下丘脑：拟观察 5 个基因，其中存在剪接异常的基因有 3 个，见表 5-11。

表5-11　不同证候小鼠下丘脑基因表达均数及剪接情况

分类	数量	正常对照	正常气虚	邪毒壅盛	早期气虚
剪接正常	2	1 693	1 723	1 493	1 548
剪接异常	3	154	149	149	131

＊以下重点关心正常气虚和早期肿瘤气虚证,不再罗列中期阳虚、中期气虚、晚期阴虚、晚期气虚等数据。

下丘脑存在剪接异常基因的信息。见表5-12。

表5-12　不同证候小鼠下丘脑探针组剪接异常基因及表达水平

transcript id	symbol	probeset id	正常对照	正常气虚	邪毒壅盛	早期气虚	正气虚/正	邪毒/正	瘤气虚/正
6817217	*Thrb*	5097697	209.14	311.90	252.63	156.88	0.29	−0.07	−0.50
6819958	*Gnrh1*	4360450	19.02	36.48	46.95	37.12	0.80	0.76	1.37
6903525	*Crh*	5184094	80.10	56.84	65.35	40.50	−0.11	1.59	−0.58
6903525	*Crh*	5189420	84.25	88.28	87.89	112.31	0.45	1.94	0.82

＊ 表中"正气虚/正"是正常气虚/正常对照、"邪毒/正"是邪毒壅盛/正常对照、"瘤气虚/正"是肿瘤气虚(或称早期气虚)/正常对照的缩写,数据为公司提供的 $\log_2$ 值。下同。

＊＊ 保留"邪毒壅盛"数据是以便与肿瘤气虚对照。下同。

＊＊＊ 一些基因会存在多个外显子探针组剪接差异,如上表的 *Crh*,有2个探针组剪接存在差异。下同。

垂体:拟观察18个基因,其中存在剪接异常的基因有6个,见表5-13。

表5-13　不同证候小鼠垂体基因表达均数及剪接情况

分类	数量	正常对照	正常气虚	邪毒壅盛	早期气虚
剪接正常	12	4 401	4 004	3 945	4 164
剪接异常	6	745	259	808	452

垂体存在剪接异常基因的信息(表5-14)。

表5-14　不同证候小鼠垂体探针组剪接异常基因及表达水平

transcript id	symbol	probeset id	正常对照	正常气虚	邪毒壅盛	早期气虚	正气虚/正	邪毒/正	瘤气虚/正
6784042	*Thra*	4837986	719.43	140.14	504.94	274.92	−0.61	−0.80	−1.67
6784494	*Crhr1*	5515966	128.18	116.52	117.42	57.23	1.17	−0.08	

（续表）

transcript id	symbol	probeset id	正常对照	正常气虚	邪毒壅盛	早期气虚	正气虚/正	邪毒/正	瘤气虚/正
6805381	*Hist1h1c*	5441221	201.34	30.17	333.48	296.15	—		2.96
6805381	*Hist1h1c*	5554872	433.22	249.37	762.48	523.36	—	0.00	2.68
6817060	*Il3ra*	4798185	1403.4	2019.9	364.75	554.55	1.19	−1.80	−0.60
6830154	*Trhr*	4768572	50.01	84.24	92.56	80.86	−1.45	0.21	−0.30
6859972	*Egr1*	4633715	230.03	186.33	201.89	137.07	1.64	−0.07	0.16
6859972	*Egr1*	4902102	271.27	234.26	335.75	221.12	1.73	0.43	0.62
6859972	*Egr1*	5594797	444.18	353.16	568.57	309.10	1.61	0.48	0.39

甲状腺：拟观察 27 个基因，其中存在剪接异常的基因有 21 个，见表 5-15。

表 5-15　不同证候小鼠甲状腺基因表达均数及剪接情况

分类	数量	正常对照	正常气虚	邪毒壅盛	早期气虚
剪接正常	6	854	283	536	259
剪接异常	21	1 416	1 160	1 280	986

甲状腺存在剪接异常基因的信息，见表 5-16。

表 5-16　不同证候小鼠甲状腺探针组剪接异常基因及表达水平

transcript id	symbol	probeset id	正常对照	正常气虚	邪毒壅盛	早期气虚	正气虚/正	邪毒/正	瘤气虚/正
6750625	*Des*	5199475	428.50	204.87	90.52	53.67	0.22	−1.10	−0.72
6750625	*Des*	4839541	1 226.1	1 017.7	929.17	629.65	1.01	0.74	1.31
6750625	*Des*	5608885	517.97	318.10	248.20	131.50	0.58	0.08	0.30
6784042	*Thra*	4582355	350.72	392.25	172.57	661.84	0.18	−1.29	0.05
6784042	*Thra*	4837986	320.21	311.75	139.44	178.93	−0.02	−1.47	
6784042	*Thra*	4878190	801.34	715.30	834.84	693.53	−0.14	−0.21	−1.07
6787909	*Tgtp*	5377985	161.39	77.32	202.67	90.56	1.99	1.18	1.62
6787909	*Tgtp*	4436458	149.91	14.05	144.43	137.53	—	0.80	2.33
6796902	*Tshr*	5454201	508.81	530.49	173.64	305.37	−0.54	−1.07	−0.91
6796902	*Tshr*	5540707	403.84	2748.3	245.27	848.07	2.17	−0.24	0.89

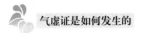

（续表）

transcript id	symbol	probeset id	正常对照	正常气虚	邪毒壅盛	早期气虚	正气虚/正	邪毒/正	瘤气虚/正
6799771	*Tpo*	5429393	3 029.8	2 222.2	1 003.0	1 307.2	− 0.31	− 1.44	− 1.36
6799771	*Tpo*	5067870	4 570.4	1 112.3	3 745.6	5 030.9	− 1.90	− 0.13	− 0.01
6799771	*Tpo*	4963937	692.87	533.35	3 667.9	6 063.5	—	2.56	2.98
6811554	*Prss16*	5481922	323.79	109.82	212.15	38.14	− 0.38	− 1.10	
6815074	*Cmya5*	5271953	906.25	388.14	109.17	66.73	− 0.41	− 1.02	− 0.42
6815074	*Cmya5*	5581160	525.32	397.34	126.70	105.50	0.41	− 0.02	1.03
6824915	*Zmym5*	5519627	694.05	373.10	162.99	154.85	− 0.10	− 1.03	− 0.42
6824915	*Zmym5*	5246700	173.53	186.67	198.80	341.64	0.90	1.26	2.72
6824915	*Zmym5*	5547234	892.21	778.30	658.02	556.86	0.60	0.62	1.07
6828480	*Fyb*	5610153	284.27	120.52	240.48	39.69	− 0.47	− 0.26	− 0.74
6831162	*Tg*	4405714	5 022.29	14 715.3	3 873.65	3 769.85	1.53	0.01	− 0.14
6861308	*EG − 327*	5308967	2 402.75	348.84	1 398.95	499.52	− 1.19	− 1.00	− 1.48
6871509	*Cd5*	4441246	175.07	67.87	67.67	0.01	− 0.59	− 1.01	
6871509	*Cd5*	5055911	218.75	96.17	141.11	114.46	− 0.41	− 0.27	1.59
6871509	*Cd5*	5438160	296.95	226.38	296.67	218.39	0.39	0.36	2.09
6871511	*Cd6*	4843869	111.69	109.56	128.84	98.65	1.08	− 0.04	—
6871511	*Cd6*	5148185	353.91	492.86	518.66	327.60	1.59	0.30	—
6871511	*Cd6*	5524557	242.01	211.87	577.23	75.10	0.92	1.01	—
6873944	*Nrap*	4876711	462.34	142.25	80.52	106.75	− 0.68	0.01	1.71
6873944	*Nrap*	5611530	633.31	359.72	197.40	40.73	0.20	0.85	—
6873944	*Nrap*	4957141	196.79	208.97	138.34	120.55	1.11	2.02	3.12
6873944	*Nrap*	5306163	237.05	129.45	86.15	118.43	0.15	1.07	2.82
6873944	*Nrap*	5323390	1 294.01	1 350.94	308.31	205.74	1.08	0.46	1.17
6873944	*Nrap*	5469424	473.87	399.13	117.81	73.10	0.77	0.52	1.13
6873944	*Nrap*	4376623	219.67	153.14	80.27	34.14	0.50	1.08	—
6873944	*Nrap*	4400936	461.59	280.91	183.24	62.64	0.30	1.20	0.94
6873944	*Nrap*	4508641	569.82	403.49	102.04	118.78	0.52	0.05	1.56
6873944	*Nrap*	4536706	541.66	262.74	124.54	94.03	− 0.02	0.41	1.30
6873944	*Nrap*	4682817	263.43	196.10	74.89	92.76	0.59	0.71	2.32

（续表）

transcript id	symbol	probeset id	正常对照	正常气虚	邪毒壅盛	早期气虚	正气虚/正	邪毒/正	瘤气虚/正
6873944	*Nrap*	4989765	666.65	404.06	99.11	112.93	0.30	−0.22	1.26
6873944	*Nrap*	5008954	422.12	239.12	101.81	74.36	0.20	0.48	1.32
6873944	*Nrap*	5156436	744.48	491.27	152.35	136.45	0.42	0.24	1.38
6873944	*Nrap*	5205786	165.19	98.58	27.39	32.78	0.28		1.49
6873944	*Nrap*	5435201	468.69	212.85	85.00	98.79	−0.12	0.07	1.58
6873944	*Nrap*	5531804	790.11	425.85	234.98	159.11	0.13	0.78	1.51
6874639	*11-Rik*	4824162	1 117.30	117.07	86.13	81.75	−1.13	—	—
6874639	*11-Rik*	4804460	211.59	52.11	21.53	9.16	0.10	—	—
6901953	*Gbp3*	4632083	602.32	375.82	214.15	208.46	0.30	−1.39	−0.24
6907624	*Cd2*	4671278	742.20	471.29	732.70	576.43	0.17	0.22	2.08
6927085	*Per3*	4404269	218.93	66.21	77.55	40.25	−0.21	−0.66	−1.12
6927085	*Per3*	4758261	99.58	73.12	66.40	87.51	1.07	0.25	1.14
6933072	*Spp1*	4649867	1 437.21	588.56	846.80	313.62	−0.09	−0.90	−1.06
6933072	*Spp1*	5340652	1 087.14	476.43	1 005.09	212.34	0.01	−0.25	−1.22
6971287	*Coro1a*	4387317	799.78	374.34	615.32	201.95	−0.31	−0.56	−0.69
6971287	*Coro1a*	5510753	565.03	391.15	885.80	549.60	0.25	0.47	1.25
6983235	*Slc5a5*	5125983	453.68	164.61	388.98	1 115.05	−1.07	−0.84	−0.58

肾上腺：拟观察 111 个基因，其中存在剪接异常的基因有 65 个，见表 5-17。

表 5-17 不同证候小鼠肾上腺基因表达均数及剪接情况

分类	数量	正常对照	正常气虚	邪毒壅盛	早期气虚
剪接正常	46	1 880	1 604	2 168	1 534
剪接异常	65	1 500	971	1 722	1 036

肾上腺存在剪接异常的基因的数量过多（计 953 行），下表（表 5-18）仅展示 G protein signaling 的部分基因，计 184 行。

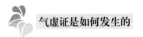

表 5-18　不同证候小鼠肾上腺探针组部分剪接异常基因及表达水平

transcript id	symbol	probeset_id	正常对照	正常气虚	邪毒壅盛	早期气虚	正气虚/正	邪毒/正	瘤气虚/正
6843634	Adcy9	5118774	505	542	649	177	− 0.05	0.43	− 1.23
6843634	Adcy9	4935832	562	571	432	351	− 0.13	− 0.31	− 0.40
6843634	Adcy9	4545077	707	813	804	484	0.05	0.25	− 0.27
6843634	Adcy9	5332183	756	728	577	549	− 0.21	− 0.32	− 0.19
6843634	Adcy9	4707122	1 067	1 178	1 230	845	− 0.01	0.27	− 0.06
6843634	Adcy9	5340445	273	425	238	220	0.49	− 0.12	− 0.03
6843634	Adcy9	5104243	311	461	460	253	0.41	0.63	− 0.02
6843634	Adcy9	4888513	720	772	867	601	− 0.05	0.34	0.01
6843634	Adcy9	4543584	463	481	393	419	− 0.10	− 0.17	0.13
6843634	Adcy9	5556339	276	303	395	291	− 0.02	0.59	0.35
6843634	Adcy9	5571118	611	643	662	697	− 0.08	0.19	0.47
6788866	Akap10	5255783	548	376	762	146	− 0.18	0.51	− 1.44
6788866	Akap10	5450877	535	353	525	144	− 0.24	0.00	− 1.42
6788866	Akap10	4321716	468	344	172	182	− 0.08	0.00	− 0.89
6788866	Akap10	4667785	507	395	269	209	0.00	− 0.88	− 0.81
6788866	Akap10	4587366	329	137	155	138	0.00	0.00	− 0.78
6788866	Akap10	5123278	516	405	528	305	0.01	0.06	− 0.29
6788866	Akap10	4962600	439	256	306	279	− 0.41	− 0.49	− 0.19
6788866	Akap10	5137582	281	319	335	183	0.54	0.29	− 0.14
6788866	Akap10	4509106	286	183	269	58	− 0.28	− 0.06	0.00
6788866	Akap10	4717858	406	209	254	55	− 0.60	− 0.65	0.00
6788866	Akap10	4795090	251	200	162	72	0.04	0.00	0.00
6788866	Akap10	5057265	325	226	261	79	− 0.16	− 0.29	0.00
6788866	Akap10	5309540	204	136	305	149	0.00	0.61	0.02
6788866	Akap10	4539029	1 520	1 191	1 275	1 129	0.01	− 0.22	0.04
6788866	Akap10	5436086	274	178	341	218	− 0.26	0.35	0.14

（续表）

transcript id	symbol	probeset_id	正常对照	正常气虚	邪毒壅盛	早期气虚	正气虚/正	邪毒/正	瘤气虚/正
6788866	Akap10	4758816	324	346	477	275	0.46	0.59	0.23
6788866	Akap10	5299835	371	174	246	344	− 0.73	− 0.57	0.36
6788866	Akap10	4664742	473	340	374	469	− 0.11	− 0.31	0.46
6913777	Akap2	4330390	1 510	1 500	1 336	1 372	− 0.12	− 0.25	− 0.89
6913777	Akap2	5325121	1 660	1 583	1 322	1 517	− 0.18	− 0.40	− 0.88
6913777	Akap2	4597550	551	588	1 167	733	− 0.01	1.01	− 0.34
6913777	Akap2	5239400	1 192	1 197	1 398	1 987	− 0.10	0.16	− 0.01
6913777	Akap2	4594848	583	684	952	381	0.12	0.64	0.00
6913777	Akap2	5419413	1 339	1 457	1 399	2 339	0.01	− 0.01	0.06
6913777	Akap2	4922808	329	505	606	619	0.51	0.81	0.16
6913777	Akap2	4993579	380	377	467	876	− 0.12	0.23	0.46
6854871	Akap8	4722117	413	215	248	164	− 0.24	0.13	− 0.59
6854871	Akap8	5241436	987	602	824	520	− 0.01	0.61	− 0.19
6854871	Akap8	4503889	437	251	252	232	− 0.10	0.08	− 0.18
6854871	Akap8	4522535	348	63	255	208	0.00	0.42	0.00
6854871	Akap8	4408839	300	140	217	75	0.00	0.40	0.00
6854871	Akap8	5091385	1 372	843	734	881	0.00	− 0.04	0.10
6854871	Akap8	5295269	669	507	788	507	0.30	1.10	0.34
6854871	Akap8	4933488	1 212	764	1 086	972	0.03	0.71	0.42
6854871	Akap8	4689363	550	407	533	530	0.27	0.82	0.68
6854871	Akap8	5294150	235	145	179	243	0.00	0.48	0.79
6854871	Akap8	4596488	2 327	1 708	1 683	2 422	0.26	0.40	0.79
6854871	Akap8	5380646	328	254	273	401	0.33	0.60	1.02
6900089	Csde1	4842655	1 061	612	1 365	463	− 0.07	− 0.09	− 0.10
6900089	Csde1	4428180	503	190	277	167	0.00	0.00	0.00
6900089	Csde1	4870135	429	294	916	145	0.19	0.65	0.00

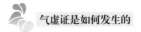

（续表）

transcript id	symbol	probeset_id	正常对照	正常气虚	邪毒壅盛	早期气虚	正气虚/正	邪毒/正	瘤气虚/正
6900089	*Csde1*	4419091	1 795	1 045	2 704	945	− 0. 05	0. 14	0. 17
6900089	*Csde1*	5477811	2 358	1 467	2 840	1 257	0. 04	− 0. 18	0. 19
6900089	*Csde1*	5485879	1 491	991	1 428	819	0. 14	− 0. 51	0. 23
6900089	*Csde1*	5336434	3 893	2 836	4 372	2 406	0. 27	− 0. 28	0. 40
6900089	*Csde1*	5177148	2 214	1 143	3 109	1 447	− 0. 22	0. 04	0. 48
6900089	*Csde1*	4741542	2 273	1 180	1 875	1 524	− 0. 22	− 0. 73	0. 52
6900089	*Csde1*	5207171	791	476	1 172	586	0. 00	0. 12	0. 67
6900089	*Csde1*	5481357	2 930	2 022	3 717	2 331	0. 19	− 0. 11	0. 77
6900089	*Csde1*	4770981	1 491	1 267	1 689	1 193	0. 49	− 0. 27	0. 78
6900089	*Csde1*	5227618	2 678	1 665	3 387	2 177	0. 04	− 0. 11	0. 80
6900089	*Csde1*	4375754	1 473	628	2 000	1 202	− 0. 50	− 0. 01	0. 80
6900089	*Csde1*	4758577	4 012	3 563	5 003	3 563	0. 56	− 0. 13	0. 93
6900089	*Csde1*	4607229	3 077	2 462	4 872	2 989	0. 41	0. 21	1. 06
6908095	*Gnai3*	5259149	1 650	999	1 128	924	− 0. 10	− 0. 56	− 0. 29
6908095	*Gnai3*	5279100	1 496	1 000	1 265	853	0. 04	− 0. 25	− 0. 27
6908095	*Gnai3*	4551666	1 690	1 149	1 672	1 018	0. 07	− 0. 03	− 0. 19
6908095	*Gnai3*	5458493	457	172	416	208	0. 00	− 0. 14	0. 00
6908095	*Gnai3*	4534760	376	161	170	120	0. 00	0. 00	0. 00
6908095	*Gnai3*	5137767	1 423	532	1 244	1 131	− 0. 79	− 0. 20	0. 21
6908095	*Gnai3*	5282361	3 082	2 326	3 511	2 575	0. 22	0. 18	0. 28
6908095	*Gnai3*	4860330	1 909	1 219	2 183	1 609	− 0. 02	0. 18	0. 30
6908095	*Gnai3*	4555133	687	1 128	994	603	1. 34	0. 52	0. 35
6908095	*Gnai3*	5275005	1 515	1 321	1 259	2 125	0. 43	− 0. 28	1. 03
6919152	*Gnb1*	4461064	1 708	1 525	1 001	787	− 0. 15	− 0. 66	− 1. 11
6919152	*Gnb1*	4472576	3 553	2 902	2 849	2 533	− 0. 28	− 0. 21	− 0. 49
6919152	*Gnb1*	4473803	3 458	3 201	2 560	3 094	− 0. 10	− 0. 33	− 0. 16

（续表）

transcript id	symbol	probeset_id	正常对照	正常气虚	邪毒壅盛	早期气虚	正气虚/正	邪毒/正	瘤气虚/正
6919152	*Gnb1*	4838838	1 957	2 522	2 535	1 809	0.38	0.48	− 0.11
6919152	*Gnb1*	5016336	5 332	5 271	4 604	4 999	0.00	− 0.10	− 0.09
6919152	*Gnb1*	5555690	2 653	2 826	2 974	2 580	0.10	0.27	− 0.04
6919152	*Gnb1*	4435329	833	703	608	812	− 0.23	− 0.35	− 0.03
6919152	*Gnb1*	4792311	2 196	2 421	1 624	2 312	0.15	− 0.33	0.08
6919152	*Gnb1*	4491253	2 971	2 885	2 539	3 236	− 0.03	− 0.12	0.13
6919152	*Gnb1*	5398743	3 695	3 880	3 879	4 200	0.08	0.18	0.19
6990532	*Gnb5*	5444882	1 527	1 127	1 343	817	− 0.43	− 0.20	− 0.77
6990532	*Gnb5*	5290474	830	588	786	569	− 0.49	− 0.10	− 0.41
6990532	*Gnb5*	4647112	1 121	1 048	1 331	844	− 0.09	0.23	− 0.28
6990532	*Gnb5*	4456013	736	625	1 534	589	− 0.23	1.04	− 0.19
6990532	*Gnb5*	5090628	1 094	1 171	709	904	0.11	− 0.64	− 0.14
6990532	*Gnb5*	4794623	2 076	1 943	2 289	1 861	− 0.09	0.12	− 0.03
6990532	*Gnb5*	5296526	513	523	695	428	0.03	0.42	0.00
6990532	*Gnb5*	4894706	1 433	1 405	1 188	1 373	− 0.02	− 0.29	0.07
6990532	*Gnb5*	5003002	3 137	3 155	3 526	3 184	0.02	0.15	0.15
6948906	*Itpr1*	4532642	1 251	769	484	462	− 0.45	− 0.94	− 0.82
6948906	*Itpr1*	5277034	1 699	1 313	1 378	649	− 0.12	0.13	− 0.77
6948906	*Itpr1*	4379193	909	688	667	377	− 0.15	− 0.01	− 0.65
6948906	*Itpr1*	5254992	808	586	490	358	− 0.21	− 0.29	− 0.55
6948906	*Itpr1*	4973246	706	543	406	338	− 0.13	− 0.36	− 0.45
6948906	*Itpr1*	5462871	1 522	1 432	1 839	739	0.16	0.71	− 0.42
6948906	*Itpr1*	4486289	1 134	927	660	586	− 0.04	− 0.35	− 0.33
6948906	*Itpr1*	4627802	1 080	993	1 314	560	0.13	0.72	− 0.33
6948906	*Itpr1*	4463041	528	292	212	275	0.00	0.00	− 0.32
6948906	*Itpr1*	5182123	1 162	1 090	1 137	632	0.16	0.40	− 0.26

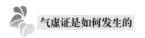
（续表）

transcript id	symbol	probeset_id	正常对照	正常气虚	邪毒壅盛	早期气虚	正气虚/正	邪毒/正	瘤气虚/正
6948906	*Itpr1*	4405446	855	667	852	472	− 0.11	0.43	− 0.24
6948906	*Itpr1*	4394738	771	730	811	426	0.17	0.51	− 0.24
6948906	*Itpr1*	5019123	925	842	1 019	529	0.12	0.57	− 0.19
6948906	*Itpr1*	4480306	1 135	999	1 108	659	0.07	0.40	− 0.17
6948906	*Itpr1*	5263543	583	569	490	339	0.21	0.18	− 0.17
6948906	*Itpr1*	5242671	940	849	468	553	0.10	− 0.57	− 0.15
6948906	*Itpr1*	5312435	1 240	1 077	2 089	737	0.05	1.19	− 0.13
6948906	*Itpr1*	4625230	1 133	1 151	969	682	0.27	0.21	− 0.11
6948906	*Itpr1*	5140799	1 106	820	619	668	− 0.18	− 0.40	− 0.11
6948906	*Itpr1*	4395821	1 211	1 152	993	758	0.18	0.15	− 0.06
6948906	*Itpr1*	4717081	1 791	1 653	1 173	1 145	0.14	− 0.18	− 0.03
6948906	*Itpr1*	4405859	531	358	827	183	− 0.32	1.07	0.00
6948906	*Itpr1*	5359808	446	232	309	215	0.00	− 0.10	0.00
6948906	*Itpr1*	4408615	993	911	857	661	0.13	0.22	0.03
6948906	*Itpr1*	5275805	1 663	1 387	1 108	1 110	− 0.01	− 0.15	0.03
6948906	*Itpr1*	5132666	983	836	842	661	0.02	0.21	0.05
6948906	*Itpr1*	4442615	544	608	648	366	0.41	0.69	0.05
6948906	*Itpr1*	4378656	1 599	1172	1 053	1 103	− 0.20	− 0.17	0.08
6948906	*Itpr1*	5269031	983	803	628	691	− 0.04	− 0.21	0.11
6948906	*Itpr1*	4590929	1 126	959	1 202	792	0.02	0.53	0.11
6948906	*Itpr1*	4839420	1 691	1 490	1 262	1 195	0.07	0.01	0.12
6948906	*Itpr1*	4346548	1 614	1 537	1 302	1 145	0.18	0.12	0.12
6948906	*Itpr1*	4939395	1 393	1 492	1 003	993	0.35	− 0.04	0.13
6948906	*Itpr1*	4815276	1 621	1 470	1 406	1 175	0.11	0.23	0.15
6948906	*Itpr1*	4717833	988	902	782	728	0.12	0.10	0.18
6948906	*Itpr1*	5126750	1 402	1 176	869	1 037	0.00	− 0.26	0.18

（续表）

transcript id	symbol	probeset_id	正常对照	正常气虚	邪毒壅盛	早期气虚	正气虚/正	邪毒/正	瘤气虚/正
6948906	*Itpr1*	4732098	481	337	326	361	− 0.27	− 0.13	0.20
6948906	*Itpr1*	5003310	954	871	1014	723	0.12	0.52	0.22
6948906	*Itpr1*	4451999	1 292	1 440	822	985	0.41	− 0.22	0.23
6948906	*Itpr1*	4490500	1 079	1 082	1 198	826	0.25	0.59	0.23
6948906	*Itpr1*	4349237	577	453	421	455	− 0.10	− 0.02	0.28
6948906	*Itpr1*	4725884	1 541	1 367	1 071	1 227	0.08	− 0.09	0.29
6948906	*Itpr1*	5455251	1 027	635	891	845	− 0.44	0.23	0.34
6948906	*Itpr1*	4870357	784	748	617	658	0.18	0.09	0.37
6948906	*Itpr1*	4392772	1 203	961	972	1 014	− 0.07	0.13	0.37
6948906	*Itpr1*	4922672	1 274	825	851	1 101	− 0.38	− 0.15	0.41
6948906	*Itpr1*	4760477	918	826	746	803	0.10	0.13	0.43
6948906	*Itpr1*	4757269	813	746	717	712	0.13	0.25	0.43
6948906	*Itpr1*	5278135	1875	1827	1335	1 668	0.21	− 0.06	0.45
6948906	*Itpr1*	5438013	1 095	1213	899	1 045	0.40	0.15	0.55
6948906	*Itpr1*	4510681	1 012	949	803	1 032	0.16	0.10	0.65
6948906	*Itpr1*	4707359	578	514	497	595	0.08	0.22	0.66
6948906	*Itpr1*	4715063	1 489	1 426	1 412	1 535	0.19	0.36	0.66
6948906	*Itpr1*	4430274	612	579	751	634	0.17	0.73	0.67
6948906	*Itpr1*	5141032	1 138	1 057	956	1 187	0.14	0.18	0.68
6948906	*Itpr1*	5564781	1 032	1 263	1 513	1 504	0.54	0.99	1.16
6948906	*Itpr1*	4376949	563	703	823	1 124	0.57	0.98	1.62
6823084	*Ppp3cb*	4875365	738	294	687	251	− 1.02	0.11	− 1.35
6823084	*Ppp3cb*	5118550	1 213	759	1 366	523	− 0.37	0.39	− 1.01
6823084	*Ppp3cb*	4392818	671	542	1 211	313	0.00	1.07	− 0.89
6823084	*Ppp3cb*	4481551	1 258	920	782	723	− 0.15	− 0.47	− 0.59
6823084	*Ppp3cb*	5024585	740	590	754	441	− 0.02	0.24	− 0.54

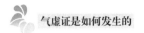

(续表)

transcript id	symbol	probeset_id	正常对照	正常气虚	邪毒壅盛	早期气虚	正气虚/正	邪毒/正	瘤气虚/正
6823084	*Ppp3cb*	4412063	1 290	1 248	1 134	965	0.26	0.03	− 0.21
6823084	*Ppp3cb*	5576562	1 618	1 268	977	1 321	− 0.05	− 0.51	− 0.09
6823084	*Ppp3cb*	5243895	1 918	1 570	1 575	1 580	0.02	− 0.07	− 0.07
6823084	*Ppp3cb*	4655562	665	287	594	180	− 0.91	0.05	0.00
6823084	*Ppp3cb*	4933298	952	757	601	838	− 0.03	− 0.45	0.02
6823084	*Ppp3cb*	5229274	1 378	1 005	1 141	1 217	− 0.15	− 0.06	0.03
6823084	*Ppp3cb*	5326821	450	615	293	502	0.75	− 0.40	0.36
6799879	*Prkar2b*	4823158	2 205	979	931	719	− 1.06	− 1.16	− 1.41
6799879	*Prkar2b*	5559137	1 824	1 337	694	768	− 0.34	− 1.31	− 1.04
6799879	*Prkar2b*	5449761	2 583	1 995	2 623	1 544	− 0.26	0.11	− 0.54
6799879	*Prkar2b*	4511955	2 764	2 305	1 999	1 815	− 0.15	− 0.38	− 0.40
6799879	*Prkar2b*	5033049	1 581	1 291	1 247	1 038	− 0.18	− 0.26	− 0.40
6799879	*Prkar2b*	4823472	1 977	2 678	3 692	1 458	0.55	0.99	− 0.24
6799879	*Prkar2b*	5152373	768	538	568	568	− 0.40	− 0.35	− 0.23
6799879	*Prkar2b*	4473773	1 385	1 306	1 206	1 030	0.03	− 0.11	− 0.22
6799879	*Prkar2b*	4471023	2 269	1 620	1 691	1 821	− 0.38	− 0.34	− 0.11
6799879	*Prkar2b*	5532898	721	565	741	583	− 0.24	0.12	− 0.10
6799879	*Prkar2b*	4683333	2 270	2 036	4 410	1 959	− 0.05	1.04	− 0.01
6799879	*Prkar2b*	5175813	2 387	2 354	2 220	2 308	0.09	− 0.02	0.16
6799879	*Prkar2b*	4886306	1 167	1 004	1 339	1 193	− 0.11	0.28	0.24
6992330	*Rhoa*	4966430	1 232	1 363	2 531	560	0.08	0.78	− 1.25
6992330	*Rhoa*	4975127	3 038	3 210	3 801	3 655	0.01	0.07	0.15
6960328	*Rras*	5297525	936	921	653	410	− 0.05	− 0.11	− 1.26
6960328	*Rras*	4674859	1 191	994	1 736	841	− 0.29	0.95	− 0.57
6960328	*Rras*	5563893	984	1 021	1 071	849	0.02	0.53	− 0.28
6960328	*Rras*	5107303	974	892	625	893	− 0.16	− 0.23	− 0.19
6960328	*Rras*	4857806	676	616	507	706	− 0.16	− 0.01	− 0.01
6960328	*Rras*	4909475	1 219	1 321	1 336	1 290	0.09	0.54	0.01

睾丸：拟观察 28 个基因，其中存在剪接异常的基因有 15 个，见表 5-19。

表 5-19 不同证候小鼠睾丸基因表达均数及剪接情况

分类	数量	正常对照	正常气虚	邪毒壅盛	早期气虚
剪接正常	13	1 409	1 291	1 667	1 201
剪接异常	15	649	574	704	579

睾丸存在剪接异常基因的信息，见表 5-20。

表 5-20 不同证候小鼠睾丸探针组剪接异常基因及表达水平

transcript id	symbol	probeset id	正常对照	正常气虚	邪毒壅盛	早期气虚	正气虚/正	邪毒/正	瘤气虚/正
6775319	Med16	4841477	588.78	766.71	882.35	1 205.8	0.44	0.56	0.87
6784042	Thra	4582355	360.35	243.39	363.26	282.52	−0.76	−0.25	−1.02
6784042	Thra	4837986	231.78	171.68	174.18	157.58	−0.62	−0.68	−1.23
6786572	Mdh1	5398460	255.63	440.93	606.87	503.55	0.80	1.10	0.74
6790478	Ints2	4834292	749.28	487.88	563.13	622.91	−1.51	−0.87	−1.37
6790478	Ints2	4377091	398.35	495.12	559.49	578.47	−0.58	0.03	−0.57
6790478	Ints2	5365407	259.83	379.13	245.28	323.73	−0.34	−0.55	−0.79
6790478	Ints2	4332383	61.39	264.02	223.75	201.11	1.22	1.40	0.61
6790478	Ints2	4826764	115.37	306.69	341.66	309.13	0.52	1.10	0.32
6817217	Thrb	5097697	81.01	80.49	65.37	48.78	−1.21	−1.34	−1.30
6817217	Thrb	5048414	29.28	14.90	14.13	20.43	—	—	−1.09
6820241	Sucla2	5282616	4 191.8	2 679.0	2 119.8	1 777.3	−0.80	−1.40	−1.54
6851320	Trip10	4884860	232.90	94.22	183.45	134.50	−1.89	−0.81	−1.32
6851320	Trip10	5056682	31.11	138.17	105.80	83.48	1.57	1.30	0.90
6855056	Cyp21a1	4636277	724.61	367.92	62.02	52.55	0.02	−1.04	−1.48
6855056	Cyp21a1	4654648	85.92	20.47	9.52	14.64	−1.07	—	−0.25
6855056	Cyp21a1	5497527	205.03	114.77	15.43	57.41	0.16	−1.23	0.46
6858110	Fshr	5050844	91.69	76.49	102.16	116.12	−1.74	−1.60	−1.44
6858110	Fshr	5332621	226.44	213.66	227.16	284.28	−1.56	−1.75	−1.45
6858110	Fshr	5431480	280.01	282.47	327.37	306.31	−1.47	−1.53	−1.65

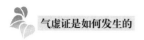
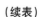

（续表）

transcript id	symbol	probeset id	正常对照	正常气虚	邪毒壅盛	早期气虚	正气虚/正	邪毒/正	瘤气虚/正
6858110	*Fshr*	4319616	25.62	70.06	41.31	38.30	− 0.03	—	—
6858110	*Fshr*	4447583	33.04	450.96	371.31	417.10	2.29	1.73	1.88
6858110	*Fshr*	4708809	109.50	294.78	577.46	459.02	− 0.05	0.64	0.29
6890898	*Idh3b*	5036200	558.30	675.00	583.29	578.17	0.04	− 0.47	− 0.27
6933852	*Med13l*	5240443	68.69	138.64	161.22	106.72	0.71	1.03	− 0.19
6961049	*Otud7a*	5390686	93.80	1 070.8	760.89	97.17	3.44	3.45	0.07
6974763	*Star*	4862446	423.32	700.41	619.59	522.21	0.88	1.10	0.52
6974763	*Star*	5182506	539.82	634.69	548.70	459.83	0.39	0.58	− 0.01
6995515	*Dlat*	4624251	311.09	595.12	689.18	526.44	0.89	0.98	0.66
6995515	*Dlat*	5496785	972.61	1 590.9	2 274.2	1 151.9	0.67	1.06	0.15
6996375	*Trip4*	4992578	168.77	147.83	127.05	148.71	− 0.69	− 0.65	− 0.58
6996375	*Trip4*	5320546	113.10	272.33	268.72	260.48	0.77	1.01	0.81

以上表明，按公司评价是否存在外显子剪接异常的标准，各组织入选剪接异常基因占比还是较大的。

2）对各组织中同时入选剪接异常基因的比较

目的：初步观察，是否存在一些基因易于发生剪接异常，例如同时发生在不同组织中。如果存在，那么这些基因剪接异常的方式是否一致？

方法：在以上入选基因中，观察是否存在剪接异常的基因出现在不同的组织中。

一旦有基因入选，则进一步从公司提交的外显子芯片数据中，比较同一基因在不同组织中的相关信息，并予以比对，诸如外显子的剪接异常情况。

结果：有 5 个基因（*Mdh1*、*Ints2*、*Sucla2*、*Dlat* 和 *Trip4*）同时出现在肾上腺和睾丸入选基因中，1 个（*Thra*）同时出现在垂体/甲状腺/睾丸入选基因中，1 个（*Thrb*）同时出现在下丘脑和睾丸入选基因中。数量很少，提示不存在一些基因易于在不同组织同步发生剪接异常现象，亦即这些基因不存在遗传性的丢失或突变（不然其异常将同步出现在所有组织中）。

Thra，该基因位于染色体 chr11，外显子所在区域跨度 44 446 个碱基。该基因有 8 个外显子，12 个探针组入选。在公司提供的数据中，该基因在垂

体、甲状腺、睾丸 3 个组织中均存在剪接差异。

该基因在 3 个组织中的相对表达量如表 5-21,垂体表达量最高,正常气虚明显下调,可能会影响该证候小鼠甲状腺激素负反馈的调节方式。

表 5-21 *Thra* 基因在不同证候小鼠不同组织中的相对表达量

组织	正常对照	正常气虚	邪毒壅盛	早期气虚
垂体	1 168	342	1 265	1 252
甲状腺	568	626	759	1 055
睾丸	248	235	285	302

该基因在 3 个不同组织中的最大表达水平探针组不同,可能存在组织差异。

所有组织前两个探针组多一致抑制。

按公司算法计算,该基因编号为 4837986(表 5-22 第一行)的探针组在早期气虚证中存在剪接异常。但该探针组及 5513914(表 5-22 末行)探针组在正常气虚证小鼠垂体中的下调幅度大,应予注意。

表 5-22 垂体 *Thra* 基因在不同证候小鼠中探针组及剪接

probeset id	正常	正气虚	邪毒	瘤气虚	正气虚/正	邪毒/正	瘤气虚/正	exon id
4837986	719	140	505	275	0.19	0.70	0.38	128540
4878190	879	515	764	722	0.59	0.87	0.82	128540
4852699	632	149	861	840	0.24	1.36	1.33	128545
4812855	955	213	1 027	1 158	0.22	1.08	1.21	128546
4641879	861	373	1 086	1 112	0.43	1.26	1.29	128548
4330352	459	134	672	823	0.29	1.46	1.79	128549
4329069	893	221	1 052	1 177	0.25	1.18	1.32	128550
4582355	460	115	625	443	0.25	1.36	0.96	128551
5362219	1103	382	1 286	1 288	0.35	1.17	1.17	128551
4435314	72	20	93	124	0.28	1.30	1.72	128554
4705058	114	34	144	279	0.30	1.26	2.46	128554
5513914	268	44	316	515	0.16	1.18	1.92	128554
12	618	195	703	730	0.30	1.18	1.36	

甲状腺 3～5 外显子(表 5-23 的第 3～5 行)在正常气虚组下调。

表 5-23 甲状腺 *Thra* 基因在不同证候小鼠中探针组及剪接

probeset id	正常	正气虚	邪毒	瘤气虚	正气虚/正	邪毒/正	瘤气虚/正	exon id
4837986	320	312	139	179	0.97	0.44	0.56	128540
4878190	801	715	835	694	0.89	1.04	0.87	128540
4852699	335	283	267	492	0.85	0.80	1.47	128545
4812855	470	400	393	648	0.85	0.84	1.38	128546
4641879	534	466	646	974	0.87	1.21	1.82	128548
4330352	272	259	267	289	0.95	0.98	1.06	128549
4329069	414	425	488	734	1.03	1.18	1.77	128550
4582355	351	392	173	662	1.12	0.49	1.89	128551
5362219	581	610	828	1 185	1.05	1.42	2.04	128551
4435314	60	83	35	76	1.39	0.58	1.26	128554
4705058	62	58	49	67	0.93	0.80	1.09	128554
5513914	136	132	76	214	0.97	0.56	1.57	128554
12	361	345	350	518	0.99	0.86	1.40	

睾丸最不活跃,表达量低,各组波动不大(表 5-24)。

表 5-24 睾丸 *Thra* 基因在不同证候小鼠中探针组及剪接

probeset id	正常	正气虚	邪毒	瘤气虚	正气虚/正	邪毒/正	瘤气虚/正	exon id
4837986	232	172	174	158	0.74	0.75	0.68	128540
4878190	458	420	411	436	0.92	0.90	0.95	128540
4852699	155	233	173	234	1.50	1.12	1.51	128545
4812855	230	252	273	396	1.09	1.19	1.72	128546
4641879	312	314	351	414	1.01	1.12	1.33	128548
4330352	172	201	193	202	1.17	1.12	1.18	128549
4329069	177	257	295	345	1.45	1.67	1.95	128550
4582355	360	243	363	283	0.68	1.01	0.78	128551

(续表)

probeset id	正常	正气虚	邪毒	瘤气虚	正气虚/正	邪毒/正	瘤气虚/正	exon id
5362219	463	380	508	486	0.82	1.10	1.05	128551
4435314	26	40	27	38	1.54	1.04	1.46	128554
4705058	18	44	30	70	2.41	1.66	3.81	128554
5513914	110	103	97	153	0.93	0.88	1.39	128554
12	226	222	241	268	1.19	1.13	1.48	

将以上 3 个不同组织探针组 4837986、5513914 比较(表 5-25),提示垂体两个探针组表达量异常低,可能蕴含有其干细胞基因异常(可能叠加有表观遗传学致所涉基因部分碱基突变之类,令个别受累小鼠该基因探针组难以有效结合,导致其表达水平下降)。

表 5-25 不同组别小鼠各组织若干探针组表达水平及所在外显子

组别	probeset id	正常	正气虚	邪毒	瘤气虚	正气虚/正	邪毒/正	瘤气虚/正	exon id
垂体	4837986	719	140	505	275	0.19	0.70	0.38	128540
甲状腺	4837986	320	312	139	179	0.97	0.44	0.56	128540
睾丸	4837986	232	172	174	158	0.74	0.75	0.68	128540
垂体	5513914	268	44	316	515	0.16	1.18	1.92	128554
甲状腺	5513914	136	132	76	214	0.97	0.56	1.57	128554
睾丸	5513914	110	103	97	153	0.93	0.88	1.39	128554

Mdh1,该基因位于染色体 chr11,外显子所在区域跨度 139 960 个碱基,属 krebs-TCA cycle。

该基因在睾丸和肾上腺的表达模式近似,唯肾上腺表达量大、异常活跃(表 5-26)。

表 5-26 不同组别小鼠各组织 *Mdh1* 相对表达量

组别	正常对照	正常气虚	邪毒壅盛	早期气虚
肾上腺	3 164	2 730	4 075	2 726
睾丸	869	716	927	779

睾丸表达量较低,各组波动不大;亦提示,睾丸发生表观遗传学改变的概率低(表5-27)。

表5-27 不同组别小鼠各组织 *Mdh1* 入选探针组数表达水平均数

组别	探针组数	正常	正气虚	邪毒	瘤气虚	正气虚/正	邪毒/正	瘤气虚/正
肾上腺	13	1 832	1 578	2 079	1 591	0.79	1.30	0.85
睾丸	13	439	510	544	539	1.70	1.76	1.79

该基因的外显子在正常气虚、肿瘤气虚的肾上腺下调,其他基因也多有探针组表达差异(表5-28)。

肾上腺两个外显子表达量异常低,可能蕴含有其干细胞基因缺失;而两个气虚证一致,提示有共同的表观遗传学的背景。

表5-28 不同组别小鼠各组织若干探针组表达水平及所在外显子

组别	probeset id	正常	正气虚	邪毒	瘤气虚	正气虚/正	邪毒/正	瘤气虚/正	exon id
肾上腺	5099660	1 172	626	1 886	397	0.53	1.61	0.34	138042
睾丸	5099660	44	106	142	165	2.43	3.26	3.79	138042
肾上腺	5467992	1 233	788	1 762	692	0.64	1.43	0.56	138042
睾丸	5467992	140	293	285	240	2.10	2.04	1.72	138042

Ints2,该基因位于染色体 chr11,外显子所在区域跨度 46 060 个碱基(表5-29、表5-30)。

表5-29 不同组别小鼠各组织 *Ints2* 相对表达量

组别	正常对照	正常气虚	邪毒壅盛	早期气虚
肾上腺	507	225	257	144
睾丸	154	237	203	253

表5-30 不同组别小鼠各组织 *Ints2* 入选探针组数表达水平均数

组别	探针组数	正常	正气虚	邪毒	瘤气虚	正气虚/正	邪毒/正	瘤气虚/正
肾上腺	26	376	235	293	232	0.60	0.80	0.61
睾丸	26	212	303	283	334	1.76	1.55	1.82

该基因在肾上腺多有差异,其中正常气虚组有 1 个探针组、肿瘤气虚有 3 个探针组显然有丢失的现象,可能源于表观遗传学(表5-31)。

表 5-31　不同组别小鼠各组织若干探针组表达水平及所在外显子

组别	probeset id	正常	正气虚	邪毒	瘤气虚	正气虚/正	邪毒/正	瘤气虚/正	exon id
肾上腺	5362176	272	37	211	141	0.14	0.78	0.52	152094
睾丸	5362176	195	257	234	332	1.32	1.20	1.70	152094
肾上腺	5410193	214	124	72	51	0.58	0.34	0.24	152096
睾丸	5410193	118	206	134	209	1.75	1.14	1.78	152096
肾上腺	4499945	300	131	107	58	0.44	0.36	0.19	152103
睾丸	4499945	154	218	239	262	1.42	1.56	1.71	152103
肾上腺	5520804	135	49	86	28	0.37	0.64	0.20	152119
睾丸	5520804	31	82	42	65	2.65	1.34	2.09	152119

Sucla2,该基因位于染色体 chr14,外显子所在区域跨度 106 130 个碱基,属 krebs-TCA cycle(表5-32)。

表 5-32　不同组别小鼠各组织 *Sucla2* 相对表达量

组别	正常对照	正常气虚	邪毒壅盛	早期气虚
肾上腺	1 623	641	1 863	1 076
睾丸	1 634	1 514	2 094	1 535

该基因在 2 个不同组织中的最大表达量探针组不同,表达模式在 2 个组织中显然不同(表5-33)。

表 5-33　不同组别小鼠各组织 *Sucla2* 入选探针组数表达水平均数

组别	探针组数	正常	正气虚	邪毒	瘤气虚	正气虚/正	邪毒/正	瘤气虚/正
肾上腺	14	1 164	517	1 223	879	0.44	1.16	0.77
睾丸	14	1 568	1 745	1 689	1 548	1.27	1.40	1.20

该基因在肾上腺多有差异,其中一个探针组显然有丢失的现象,可能缘于表观遗传学(表5-34)。

表 5-34 不同组别小鼠各组织若干探针组表达水平及所在外显子

组别	probeset id	正常	正气虚	邪毒	瘤气虚	正气虚/正	邪毒/正	瘤气虚/正	exon id
肾上腺	5444039	474	99	543	347	0.21	1.15	0.73	254781
睾丸	5444039	238	432	686	619	1.81	2.88	2.60	254781

Dlat，该基因位于染色体 chr9，外显子所在区域跨度 25 261 个碱基，属 krebs-TCA cycle（表 5-35～表 5-37）。

表 5-35 不同组别小鼠各组织 *Dlat* 相对表达量

组别	正常对照	正常气虚	邪毒壅盛	早期气虚
肾上腺	1 044	924	1 619	1 052
睾丸	1 327	1 135	1 428	1 082

表 5-36 不同组别小鼠各组织 *Dlat* 入选探针组数表达水平均数

组别	探针组数	正常	正气虚	邪毒	瘤气虚	正气虚/正	邪毒/正	瘤气虚/正
肾上腺	22	604	513	640	592	1.09	1.20	1.29
睾丸	22	649	789	803	767	2.06	2.19	1.99

表 5-37 不同组别小鼠各组织若干探针组表达水平及所在外显子

组别	probeset id	正常	正气虚	邪毒	瘤气虚	正气虚/正	邪毒/正	瘤气虚/正	exon id
肾上腺	5553536	111	18	165	18	0.16	1.48	0.16	865414
睾丸	5553536	17	128	116	78	7.58	6.89	4.63	865414
肾上腺	4699723	598	342	327	175	0.57	0.55	0.29	865414
睾丸	4699723	239	601	563	400	2.52	2.36	1.67	865418

Trip4，该基因位于染色体 chr9，外显子所在区域跨度 78 342 个碱基（表 5-38～表 5-40）。

表 5-38 不同组别小鼠各组织 *Trip4* 相对表达量

组别	正常对照	正常气虚	邪毒壅盛	早期气虚
肾上腺	562	350	530	246
睾丸	318	373	360	320

表 5-39　不同组别小鼠各组织 *Trip4* 入选探针组数表达水平均数

组别	探针组数	正常	正气虚	邪毒	瘤气虚	正气虚/正	邪毒/正	瘤气虚/正
肾上腺	18	507	349	466	314	0.71	1.01	0.66
睾丸	18	461	592	535	526	1.44	1.36	1.31

表 5-40　不同组别小鼠各组织若干探针组表达水平及所在外显子

组别	probeset id	正常	正气虚	邪毒	瘤气虚	正气虚/正	邪毒/正	瘤气虚/正	exon id
肾上腺	5067206	460	259	499	148	0.56	1.08	0.32	869181
睾丸	5067206	304	666	492	402	2.19	1.62	1.32	869181
肾上腺	5055681	1518	1 259	1 649	863	0.83	1.09	0.57	869182
睾丸	5055681	1 309	1 933	1 555	1 308	1.48	1.19	1.00	869182
肾上腺	4932007	421	13	379	67	0.03	0.90	0.16	869183
睾丸	4932007	250	531	459	474	2.13	1.84	1.90	869183
肾上腺	5320546	396	179	221	122	0.45	0.56	0.31	869185
睾丸	5320546	113	272	269	260	2.41	2.38	2.30	869185

Thrb，该基因在下丘脑和睾丸入选（表 5-41～表 5-43）。

表 5-41　不同组别小鼠各组织 *Thrb* 相对表达量

组别	正常对照	正常气虚	邪毒壅盛	早期气虚
下丘脑	210	243	284	213
睾丸	32	61	63	37

表 5-42　不同组别小鼠各组织 *Thrb* 入选探针组数表达水平均数

组别	探针组数	正常	正气虚	邪毒	瘤气虚	正气虚/正	邪毒/正	瘤气虚/正
下丘脑	5	137	162	165	128	1.42	1.49	1.08
睾丸	5	34	51	45	36	2.07	1.90	1.63

表 5-43　不同组别小鼠各组织若干探针组表达水平及所在外显子

组别	probeset id	正常	正气虚	邪毒	瘤气虚	正气虚/正	邪毒/正	瘤气虚/正	exon id
下丘脑	5097697	209	312	253	157	1.49	1.21	0.75	244357
睾丸	5097697	81	80	65	49	0.99	0.81	0.60	244357

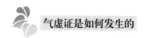

分析：以下有4个基因5个探针组（表5-44）在肾上腺和垂体的两个气虚组一致严重下调，提示有两种可能：

这些基因在转录过程中发生了外显子的剪接异常，可能是这些组织失代偿在基因剪接层面的表现，并令这些基因的翻译产物异常、功能异常。

也可能这些基因的异常存在表观遗传学的改变，即这些基因易于发生表观遗传学的改变。若是，这些数据还从基因剪接层面提供了肿瘤早期气虚小鼠来自正常气虚证小鼠的证据，即部分具有正常气虚的小鼠，在接种肿瘤后，表现为肿瘤气虚。

表5-44　不同组别小鼠各组织若干基因探针组在两个组织中严重下调

组织	基因	probeset id	正常	正气虚	邪毒	瘤气虚	正气虚/正	邪毒/正	瘤气虚/正	exon id
垂体	*Thra*	4837986	719	140	505	275	0.19	0.70	0.38	128540
肾上腺	*Mdh1*	5099660	1 172	626	1 886	397	0.53	1.61	0.34	138042
肾上腺	*Mdh1*	5467992	1 233	788	1 762	692	0.64	1.43	0.56	138042
肾上腺	*Dlat*	5553536	111	18	165	18	0.16	1.48	0.16	865414
肾上腺	*Trip4*	4932007	421	13	379	67	0.03	0.90	0.16	869183

在外显子剪接异常数据中，往往可见构成某一外显子的其中一个探针组发生剪接异常，而其它探针组变化幅度不大，如垂体 *Thra* 的4837986、4878190，其中在正常气虚组4837986异常下调（表5-45）。提示这些探针组异常下调可能性之一是所在探针匹配的基因序列上发生了基因突变，令探针结合力下降而被洗脱，表现为探针组剪接异常。

表5-45　不同组别小鼠垂体 *Thra* 基因探针组及剪接

probeset id	正常	正气虚	邪毒	瘤气虚	正气虚/正	邪毒/正	瘤气虚/正	exon id
4837986	719	140	505	275	0.19	0.70	0.38	128540
4878190	879	515	764	722	0.59	0.87	0.82	128540

3）对各组织入选剪接异常基因的比较：我们进而对下丘脑、垂体、甲状腺、肾上腺、睾丸等组织一些具有代表性的外显子剪接异常基因予以分析。

在这些组织中，肾上腺入选的基因较多，且多见某个探针组在正常气虚和肿瘤气虚中发生严重的剪接异常，其中可能包含部分受到表观遗传学影响的基因异常。

下丘脑：Gnrh1，正常气虚是活跃的，支持下丘脑是积极代偿的；而肿瘤气虚下调，应是叠加肿瘤应激后的失代偿（表5-46）。

表5-46　不同组别小鼠下丘脑 *Gnrh1* 的相对表达量

transcript id	核心基因	正常	正气虚	邪毒	瘤气虚
6819958	*Gnrh1*	70	74	110	51

下表（表5-47）表明，下丘脑编号4766585探针组在肿瘤气虚异常下调，可能发生了 Gnrh1 外显子剪接异常或基因突变，影响了该基因的分子结构，及其表达量。

表5-47　不同组别小鼠下丘脑 *Gnrh1* 探针组剪接异常

transcript id	probeset id	正常	正气虚	邪毒	瘤气虚	正气虚/正	邪毒/正	早气虚/正
6819958	4360450	19	36	47	37	1.92	2.47	1.95
6819958	4766585	124	149	162	76	1.20	1.30	0.62

Crh，正常气虚和肿瘤小鼠均下调，应是失代偿的表现（表5-48）。

表5-48　不同组别小鼠下丘脑 *Crh* 的相对表达量

transcript id	核心基因	正常	正气虚	邪毒	瘤气虚
6903525	*Crh*	181	131	52	130

下表（表5-49）表明，下丘脑编号5184094探针组的异常下调，可能发生了 Crh 外显子剪接异常或基因突变，影响了该基因的分子结构，及其表达量。

表5-49　不同组别小鼠下丘脑 *Crh* 探针组剪接异常

transcript id	probeset id	正常	正气虚	邪毒	瘤气虚	正气虚/正	邪毒/正	早气虚/正
6903525	5184094	80	57	65	41	0.71	0.82	0.51
6903525	5189420	84	88	88	112	1.05	1.04	1.33
		82	73	77	76			

Thrb，正常气虚证小鼠上调，提示下丘脑处于积极代偿阶段；与正常气虚证小鼠比较，肿瘤早期气虚证小鼠下调，提示叠加肿瘤应激后，下丘脑有失代

偿的趋势(表 5-50)。

表 5-50　不同组别小鼠下丘脑 *Thrb* 的相对表达量

transcript id	核心基因	正常	正气虚	邪毒	瘤气虚
6817217	*Thrb*	210	243	284	213

表 5-51 表明,下丘脑编号 5097697 探针组在肿瘤气虚组异常下调,可能发生了 *Thrb* 外显子剪接异常或基因突变,影响了该基因的分子结构,及其表达量。

表 5-51　不同组别小鼠下丘脑 *Thrb* 探针组剪接异常

transcript id	probeset id	正常	正气虚	邪毒	瘤气虚	正气虚/正	邪毒/正	早气虚/正
6817217	4415783	28	32	26	20	1.15	0.92	0.70
6817217	5048414	14	32	38	27	2.35	2.76	1.97
6817217	5097697	209	312	253	157	1.49	1.21	0.75
6817217	5426212	124	148	191	119	1.19	1.54	0.96
6817217	4972374	308	286	316	319	0.93	1.03	1.03
		137	162	165	128			

垂体:*Trhr*,该基因这一外显子在邪毒壅盛证肿瘤小鼠(表 5-52、表 5-53)发生典型的剪接异常。

表 5-52　不同组别小鼠垂体 *Trhr* 的相对表达量

transcript id	核心基因	正常	正气虚	邪毒	瘤气虚
6830154	*Trhr*	56	252	79	98

表 5-53 表明,垂体编号 4428298 探针组在邪毒壅盛组异常下调,可能发生了 *Trhr* 外显子剪接异常或基因突变,影响了该基因的分子结构,及其表达量。

表 5-53　不同组别小鼠垂体 *Trhr* 探针组剪接异常

transcript id	probeset id	正常	正气虚	邪毒	瘤气虚	正气虚/正	邪毒/正	早气虚/正
6830154	4428298	2 819	7 356	205	3 768	2.61	0.07	1.34

但有趣的是，这并未显著影响 *Tshb* 的表达。提示 *Tshb* 的表达还受到其他因素的促进（表 5-54）。

表 5-54 不同组别小鼠垂体 *Tshb* 的相对表达量

transcript id	symbol	正常对照	正常气虚	邪毒壅盛	早期气虚	晚期阴虚
6907707	*Tshb*	2 460	5 316	3 994	6 466	6 018

Crhr1，该基因这一外显子在正常气虚小鼠发生典型的剪接异常：过表达（表 5-56），其核心基因的表达量按其他外显子综合后未反映出来（表 5-55）。

表 5-55 不同组别小鼠垂体 *Crhr1* 的相对表达量

transcript id	核心基因	正常	正气虚	邪毒	瘤气虚
6784494	*Crhr1*	188	75	162	218

表 5-56 表明，垂体编号 4771248 探针组在正常气虚组异常上调，可能发生了 *Crhr1* 外显子剪接异常，影响了该基因的分子结构，及其表达量。

表 5-56 不同组别小鼠垂体 *Crhr1* 探针组剪接异常

transcript id	probeset id	正常	正气虚	邪毒	瘤气虚	正气虚/正	邪毒/正	早气虚/正
6784494	4771248	302	1252	377	345	4.14	1.25	1.14

据观察，正常气虚和肿瘤发生后小鼠下丘脑 *Crh* 均下调，应属失代偿表现（表 5-57）。

表 5-57 不同组别小鼠下丘脑 *Crh* 的相对表达量

transcript id	symbol	正常对照	正常气虚	邪毒壅盛	早期气虚	晚期阴虚
6903525	*Crh*	181	131	52	130	47

垂体 *Pomc* 虽下调，但邪毒壅盛证和晚期表达相对较高，提示有其他因素参与调节（表 5-58）。

表 5-58 不同组别小鼠垂体 *Pomc* 的相对表达量

transcript id	Symbol	正常对照	正常气虚	邪毒壅盛	早期气虚	晚期阴虚
6792953	*Pomc*	17 985	13 405	15 961	16 069	15 545

甲状腺：*Tpo*，位于染色体 chr12，外显子所在区域跨度 106 375 个碱基。该基因这一外显子在正常气虚和肿瘤晚期发生典型的剪接异常：机制可能不

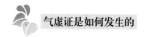

同,即正常气虚可能兼有表观遗传学引发的基因异常(表5-59)。

表5-59 不同组别小鼠甲状腺 *Tpo* 的相对表达量

transcript id	核心基因	正常	正气虚	邪毒	瘤气虚
6799771	*Tpo*	3 631	3 697	3 614	4 112

表5-60表明,甲状腺编号5067870探针组在正常气虚组异常下调,可能发生了 *Tpo* 外显子剪接异常或基因突变,影响了该基因的分子结构,及其表达量。

表5-60 不同组别小鼠甲状腺 *Tpo* 探针组剪接异常

transcript id	probeset id	正常	正气虚	邪毒	瘤气虚	正气虚/正	邪毒/正	早气虚/正
6799771	5067870	4 570	1 112	3 746	5 031	0.24	0.82	1.10
	均数($n=19$)	2 725	2 182	2 240	3 010	0.84	1.08	1.50

Tgtp,位于染色体 chr11,外显子所在区域跨度 152 797 个碱基。该基因有多个外显子在各组发生剪接异常,似乎易于发生(表5-61)。

表5-61 不同组别小鼠甲状腺 *Tgtp* 的相对表达量

transcript id	核心基因	正常	正气虚	邪毒	瘤气虚
6787909	*Tgtp*	752	101	461	140

表5-62表明,甲状腺编号4371966、5343249、4478340、4436458探针组在正常气虚组等异常下调,可能发生了 *Tgtp* 外显子剪接异常或基因突变,影响了该基因的分子结构,及其表达量。而且一个基因出现如此多的探针组剪接异常,是比较少见的。

表5-62 不同组别小鼠甲状腺 *Tgtp* 探针组剪接异常

transcript id	probeset id	正常	正气虚	邪毒	瘤气虚	正气虚/正	邪毒/正	早气虚/正
6787909	4371966	245	39	23	43	0.16	0.09	0.18
6787909	5343249	1 020	82	448	102	0.08	0.44	0.10
6787909	4478340	254	45	208	64	0.18	0.82	0.25
6787909	4436458	150	14	144	138	0.09	0.96	0.92
	均数($n=7$)	284	46	155	77	0.29	0.62	0.40

$Spp1$,位于染色体 chr5,外显子所在区域跨度 53 990 个碱基。该基因有多个外显子发生剪接异常,其中两个气虚组某个探针组同时剪接异常,可能包含有表观遗传学引发的改变(表 5-63)。

表 5-63　不同组别小鼠甲状腺 $Spp1$ 的相对表达量

transcript id	核心基因	正常	正气虚	邪毒	瘤气虚
6933072	$Spp1$	1 951	950	2 376	905

表 5-64 表明,甲状腺编号 5340652、4649867、5120940 探针组在肿瘤气虚组等异常下调,可能发生了 $Spp1$ 外显子剪接异常或基因突变,影响了该基因的分子结构,及其表达量。

表 5-64　不同组别小鼠甲状腺 $Spp1$ 探针组剪接异常

transcript id	probeset id	正常	正气虚	邪毒	瘤气虚	正气虚/正	邪毒/正	早气虚/正
6933072	5340652	1 087	476	1 005	212	0.44	0.92	0.20
6933072	4649867	1 437	589	847	314	0.41	0.59	0.22
6933072	5120940	571	151	221	68	0.26	0.39	0.12
	均数($n=9$)	1 076	488	1051	410	0.40	0.83	0.30

肾上腺：$Trip4$,位于染色体 chr9,外显子所在区域跨度 78 342 个碱基。该基因这一外显子在正常气虚和肿瘤早期气虚发生剪接异常：下调幅度大,可能兼有表观遗传学引发的基因异常(表 5-65)。

表 5-65　不同组别小鼠肾上腺 $Trip4$ 的相对表达量

transcript id	核心基因	正常	正气虚	邪毒	瘤气虚
6996375	$Trip4$	562	350	530	246

表 5-66 表明,肾上腺编号 4932007 探针组在正常气虚和肿瘤早期气虚组异常下调,可能发生了 $Trip4$ 外显子剪接异常或基因突变,影响了该基因的分子结构,及其表达量。

表 5-66　不同组别小鼠肾上腺 *Trip4* 探针组剪接异常

transcript id	probeset id	正常	正气虚	邪毒	瘤气虚	正气虚/正	邪毒/正	早气虚/正
6996375	5055681	1 518	1 259	1 649	863	0.83	1.09	0.57
6996375	4932007	421	13	379	67	0.03	0.90	0.16
	均数($n=18$)	507	349	466	314	0.71	1.01	0.66

Dlat，位于染色体 chr9，外显子所在区域跨度 25 261 个碱基，属 krebs-TCA cycle。该基因两个外显子在正常气虚证和肿瘤早期气虚证小鼠发生剪接异常：前一个可能兼有表观遗传学引发的基因异常，而后一个可能仅发生在肿瘤早期气虚小鼠肾上腺（表 5-67）。

表 5-67　不同组别小鼠肾上腺 *Dlat* 的相对表达量

transcript id	核心基因	正常	正气虚	邪毒	瘤气虚
6995515	*Dlat*	1 044	924	1 619	1 052

表 5-68 表明，肾上腺编号 5553536 探针组在正常气虚和肿瘤早期气虚证小鼠异常下调，可能发生了 *Dlat* 外显子剪接异常或基因突变，影响了该基因的分子结构，及其表达量。

表 5-68　不同组别小鼠肾上腺 *Dlat* 探针组剪接异常

transcript id	probeset id	正常	正气虚	邪毒	瘤气虚	正气虚/正	邪毒/正	早气虚/正
6995515	5553536	111	18	165	18	0.16	1.48	0.16
6995515	4699723	598	342	327	175	0.57	0.55	0.29
6995515	5187601	1 990	1 621	1 315	1 608	0.81	0.66	0.81
	均数($n=22$)	604	513	640	592	1.09	1.20	1.29

Fxr1，位于染色体 chr3，外显子所在区域跨度 49 928 个碱基。该基因两个探针组在正常气虚和肿瘤气虚发生剪接异常，可能兼有表观遗传学引发的基因异常（表 5-69）。

表 5-69　不同组别小鼠肾上腺 *Fxr1* 的相对表达量

transcript id	核心基因	正常	正气虚	邪毒	瘤气虚
6896667	*Fxr1*	1 224	554	1 542	582

表 5-70 表明,肾上腺编号 4905633、5268378 探针组在两类气虚证小鼠中异常下调,可能发生了 *Fxr1* 外显子剪接异常或基因突变,影响了该基因的分子结构,及其表达量。

表 5-70　不同组别小鼠肾上腺 *Fxr1* 探针组剪接异常

transcript id	probeset id	正常	正气虚	邪毒	瘤气虚	正气虚/正	邪毒/正	瘤气虚/正
6896667	4797623	2 454	1 889	1 946	1 689	0.77	0.79	0.69
6896667	4905633	973	201	713	277	0.21	0.73	0.28
6896667	5268378	629	114	595	162	0.18	0.95	0.26
	均数($n=14$)	839	447	881	489	0.45	1.13	0.55

Akap10,位于染色体 chr11,外显子所在区域跨度 99 524 个碱基,属 G protein signaling。肿瘤气虚证小鼠该基因多个探针组发生严重剪接异常(表 5-71)。

表 5-71　不同组别小鼠肾上腺 *Akap10* 的相对表达量

transcript id	核心基因	正常	正气虚	邪毒	瘤气虚
6788866	*Akap10*	909	656	1 059	575

表 5-72 表明,肾上腺编号 4795090、5450877、4509106、5057265 探针组在肿瘤气虚组等异常下调,可能发生了 *Akap10* 外显子剪接异常或基因突变,影响了该基因的分子结构,及其表达量。

表 5-72　不同组别小鼠肾上腺 *Akap10* 探针组剪接异常

transcript id	probeset id	正常	正气虚	邪毒	瘤气虚	正气虚/正	邪毒/正	瘤气虚/正
6788866	4795090	251	200	162	72	0.80	0.65	0.29
6788866	4539029	1 520	1 191	1 275	1 129	0.78	0.84	0.74
6788866	5450877	535	353	525	144	0.66	0.98	0.27
6788866	4509106	286	183	269	58	0.64	0.94	0.20
6788866	5057265	325	226	261	79	0.70	0.80	0.24
	均数($n=21$)	387	275	344	214	1.15	3.64	1.29

Clk1,位于染色体 chr1,外显子所在区域跨度 13 765 个碱基。该基因多

个探针组在正常气虚证和肿瘤气虚证小鼠发生剪接异常,部分可能兼有表观遗传学引发的基因异常(表 5-73)。

表 5-73　不同组别小鼠肾上腺 *Clk1* 相对表达量

transcript id	核心基因	正常	正气虚	邪毒	瘤气虚
6758941	*Clk1*	2 502	809	2 330	1 359

表 5-74 表明,肾上腺编号 4831405、5280273、4945685、5420215 探针组在两个气虚组异常下调,可能发生了 *Clk1* 外显子剪接异常或基因突变,影响了该基因的分子结构,及其表达量。

表 5-74　不同组别小鼠肾上腺 *Clk1* 探针组剪接异常

transcript id	probeset id	正常	正气虚	邪毒	瘤气虚	正气虚/正	邪毒/正	早气虚/正
6758941	4831405	2 277	594	2 276	1 262	0.26	1.00	0.55
6758941	5280273	147	4	180	14	0.03	1.22	0.10
6758941	5485817	2 635	959	2 432	1 686	0.36	0.92	0.64
6758941	4945685	990	303	1 006	275	0.31	1.02	0.28
6758941	5420215	579	61	365	135	0.10	0.63	0.23
6758941	4514227	3 952	1 884	4 393	2 700	0.48	1.11	0.68
	均数($n=14$)	1 571	555	1 633	1 030	0.29	1.11	0.55

Mat2a,位于染色体 chr6,外显子所在区域跨度 8 016 个碱基。该基因有一外显子在正常气虚证和肿瘤气虚证小鼠发生典型的剪接异常,可能兼有表观遗传学引发的基因异常(表 5-75)。

表 5-75　不同组别小鼠肾上腺 *Mat2a* 的相对表达量

transcript id	核心基因	正常	正气虚	邪毒	瘤气虚
6954626	*Mat2a*	1 077	306	994	389

表 5-76 表明,肾上腺编号 4875721 探针组在两个气虚组异常下调,可能发生了 *Mat2a* 外显子剪接异常或基因突变,影响了该基因的分子结构,及其表达量。

表 5-76　不同组别小鼠肾上腺 *Mat2a* 探针组剪接异常

transcript id	probeset id	正常	正气虚	邪毒	瘤气虚	正气虚/正	邪毒/正	早气虚/正
6954626	4828009	5 406	4 713	4 797	5 048	0.87	0.89	0.93
6954626	4875721	1 156	244	820	193	0.21	0.71	0.17
	均数(n = 11)	1 475	1 006	1 117	1 084	0.54	0.70	0.60

睾丸：睾丸的基因组间波动大多范围不大。其中，*Star* 在肿瘤晚期几乎关闭！可能会导致性激素合成能力严重下降（表 5-77）。

表 5-77　不同组别小鼠睾丸 *Star* 的相对表达量

transcript id	核心基因	正常对照	正常气虚	邪毒壅盛	早期气虚	中期阳虚	中期气虚	晚期阴虚	晚期气虚
6974763	*Star*	863	575	638	530	269	281	276	243

表 5-78 表明，睾丸编号 4650845 探针组在肿瘤邪毒和气虚两个组小鼠中异常下调，可能发生了 *Star* 外显子剪接异常或基因突变，影响了该基因的分子结构，及其表达量。

表 5-78　不同组别小鼠睾丸 *Star* 探针组剪接异常

transcript id	probeset id	正常	正气虚	邪毒	瘤气虚	正气虚/正	邪毒/正	早气虚/正
6974763	4650845	2 028	2 129	1 321	1 342	1.05	0.65	0.66
	均数(n = 8)	1 053	1 119	773	796	1.12	0.81	0.81

Cyp21a1 的变化在睾丸所有基因中十分罕见：小鼠肿瘤发生后几乎关闭（表 5-79）。

表 5-79　不同组别小鼠睾丸 *Cyp21a1* 的相对表达量

transcript id	核心基因	正常	正气虚	邪毒	瘤气虚
6855056	*Cyp21a1*	158	59	30	23

表 5-80 表明，睾丸编号 4323993 探针组在肿瘤邪毒和气虚两个组小鼠中异常下调，可能发生了 *Cyp21a1* 外显子剪接异常或基因突变，影响了该基因的分子结构，及其表达量。

表 5-80　不同组别小鼠睾丸 *Cyp21a1* 探针组剪接异常

transcript id	probeset id	正常	正气虚	邪毒	瘤气虚	正气虚/正	邪毒/正	早气虚/正
6855056	4323993	2 030	1 076	89	69	0.53	0.04	0.03
	均数($n=8$)	471	254	40	47	0.54	0.15	0.20

2. 有关 2006 年批次小鼠实验外显子及其探针组数据分析

公司提供了下丘脑和垂体的外显子剪接差异信息。一些重要的功能基因剪接异常如下。

（1）下丘脑 *Gnrh1*

该基因在肿瘤气虚证小鼠及肿瘤晚期气阴阳虚证小鼠剪接异常，可能会导致促性腺激素表达异常（表 5-81、表 5-82）。

表 5-81　不同组别小鼠下丘脑 *Gnrh1* 的相对表达量

基因	正常对照	邪毒壅盛	气虚	阳气虚	气阴阳虚
Gnrh1	58	72	39	64	65

表 5-82　不同组别小鼠下丘脑 *Gnrh1* 探针组剪接异常

probeset_id	正常对照	邪毒壅盛	气虚	阳气虚	气阴阳虚	邪毒/正	正气虚/正	阳虚/正	阴虚/正	exon_id
4360450	50	41	22	33	20	0.83	0.45	0.66	0.40	253892

（2）垂体 *Gnrhr*

肿瘤中期该受体异常，可能会影响对下丘脑 *Gnrh1* 的反馈障碍，从而引发其促性腺激素表达异常（表 5-83、表 5-84）。

表 5-83　不同组别小鼠垂体 *Gnrhr* 的相对表达量

基因	正常对照	邪毒壅盛	气虚	阳气虚	气阴阳虚
Gnrhr	820	481	425	337	520

表 5-84　不同组别小鼠垂体 *Gnrhr* 探针组剪接异常

probeset_id	正常对照	邪毒壅盛	气虚	阳气虚	气阴阳虚	邪毒/正	正气虚/正	阳虚/正	阴虚/正	exon_id
5353891	1 472	1453	1 385	1 306	1 301	0.99	0.94	0.89	0.88	667775

（续表）

probeset_id	正常对照	邪毒壅盛	气虚	阳气虚	气阴阳虚	邪毒/正	正气虚/正	阳虚/正	阴虚/正	exon_id
4306701	663	656	461	454	539	0.99	0.70	0.69	0.81	667776
4310570	2 403	2 127	1 234	882	1 407	0.89	0.51	0.37	0.59	667778
4346993	752	972	792	1 060	628	1.29	1.05	1.41	0.84	667782

（3）垂体 *Crhr1*

肿瘤早期邪毒壅盛证肿瘤小鼠 *Crhr1* 表达异常（表 5-85），可能缘于该基因编号 5515230、5285969 外显子的异常剪接所引起（表 5-86）；该受体异常，可能会影响对下丘脑 CRH 的接受，从而导致其 ACTH 合成和分泌异常。而该组 ACTH 确有所下调（详后）。

表 5-85　不同组别小鼠垂体 *Crhr1* 的相对表达量

基因	正常对照	邪毒壅盛	气虚	阳气虚	气阴阳虚
Crhr1	199	69	126	202	245

表 5-86　不同组别小鼠垂体 *Crhr1* 探针组剪接异常

probeset_id	正常对照	邪毒壅盛	气虚	阳气虚	气阴阳虚	邪毒/正	正气虚/正	阳虚/正	阴虚/正	exon_id
4771248	326	582	482	545	889	1.79	1.48	1.67	2.73	130111
5515230	209	65	105	233	234	0.31	0.50	1.12	1.12	130117
5285969	145	44	95	199	162	0.38	0.83	1.73	1.41	130124

一些外显子功能剪接异常，即便是表达增加，也可能影响所在组织功能的异常，下丘脑 *Pomc*（前阿黑皮原）的剪接异常可能是其代表（表 5-87、表 5-88）。

（4）下丘脑 *Pomc*

该基因在邪毒壅盛证肿瘤小鼠下丘脑表达异常升高，与其剪接异常有关（表 5-87、表 5-88）。

表 5-87　不同组别小鼠下丘脑 *Pomc* 的相对表达量

基因	正常对照	邪毒壅盛	气虚	阳气虚	气阴阳虚
Pomc	73	187	88	89	105

表 5-88　不同组别小鼠下丘脑 *Pomc* 探针组剪接异常

probeset_id	正常对照	邪毒壅盛	气虚	阳气虚	气阴阳虚	邪毒/正	正气虚/正	阳虚/正	阴虚/正	exon_id
4305734	105	451	103	92	103	4.29	0.98	0.88	0.98	162646
4579217	114	344	156	146	167	3.02	1.37	1.28	1.46	162647
4431039	183	176	191	177	221	0.96	1.04	0.97	1.21	162647

（5）垂体 *Pomc*

但该基因在邪毒壅盛证肿瘤小鼠垂体的表达与剪接模式与下丘脑不同（表 5-89、表 5-90）。

表 5-89　不同组别小鼠垂体 *Pomc* 的相对表达量

基因	正常对照	邪毒壅盛	气虚	阳气虚	气阴阳虚
Pomc	13 407	6 734	8 568	13 349	15 359

表 5-90　不同组别小鼠垂体 *Pomc* 探针组剪接异常

probeset_id	正常对照	邪毒壅盛	气虚	阳气虚	气阴阳虚	邪毒/正	正气虚/正	阳虚/正	阴虚/正	exon_id
4305734	41 982	39 827	42 883	61 858	60 383	0.95	1.02	1.47	1.44	162646
4579217	11 234	10 165	11 004	15 325	16 132	0.90	0.98	1.36	1.44	162647
4431039	13 205	13 800	14 027	26 938	22 535	1.05	1.06	2.04	1.71	162647

图 5-1 可见，下丘脑邪毒壅盛证肿瘤小鼠编号为 4305734 探针组异常高表达后，该基因表达与剪接模式与垂体近似，而原本该组织该探针组表达量很少。这种表达模式向垂体靠拢，会不会由此令下丘脑放弃原本该表达的 β-END（下丘脑该基因的产物），而转而表达 ACTH（原本属垂体表达）？

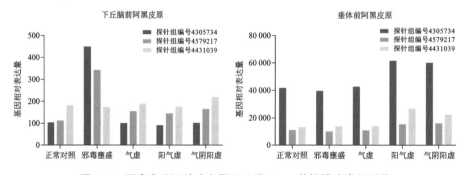

图 5-1　邪毒壅盛证肿瘤小鼠下丘脑 *Pomc* 剪接模式类似垂体

我们曾于 2007-9-12 注册 Affymetrix 网站检索发现该芯片 *Pomc* 含 4305734、4579217、4431039 等探针组。

编号为 4305734 的探针组包括 4 个探针,如表 5-91 所示。

表 5-91　编号为 4305734 的探针组包括 4 个探针

Probe	Probe X	Probe Y
gagcgactgtagcagaatctcggca	174	1 623
gcaacagggcccctgagcgactgta	1 251	2 043
cacacatctatggaggtctgaagca	169	1 864
tctccgtggtgaggtcctggcactg	811	2 001

对应 *Pomc* 基因的如下序列:

tgccgagattctgctacagtcgctcaggggccctgttgctggccctcctgcttcagacctccatagat gtgtggagctggtgcctggagagcagccagtgccaggacctcaccacggaga

编号为 4579217 的探针组包括 4 个探针,如表 5-92 所示。

表 5-92　编号为 4579217 的探针组包括 4 个探针

Probe	Probe X	Probe Y
tcgagtttgcaagcccggatgcaag	831	1 972
tctccagcgagaggtcgagtttgca	543	2 108
cgttgccaggaaacacgggcgtctc	2 224	1 023
gccgactcgttctcagcaacgttgg	1 637	2 541

对应 *Pomc* 基因的如下序列:

cttgcatccgggcttgcaaactcgacctctcgctggagacgcccgtgtttcctggcaacggagatgaa cagcccctgactgaaaaccccccggaagtacgtcatgggtcacttccgctgggaccgcttcggccccaggaa cagcagcagtgctggcagcgcggcgcagaggcgtgcggaggaagaggcggtgtggggagatggcagtccag agccgagtccacgcgagggcaagcgctcctactccatggagcacttccgctggggcaagccggtgggcaag aaacggcgccggtgaaggtgtaccccaacgttgctgagaacgagtcggc

编号为 4431039 的探针组包括 4 个探针:

对应 *Pomc* 基因的如下序列:

cctccctgcatgggcgagctgatgacctct

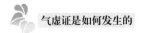

Pomc 基因序列及有关信息如下：

Mus musculus pro-opiomelanocortin-alpha(Pomc),mRNA

NCBI Reference Sequence：NM_008895.3

AAACGGGAGGCGACGGAAGAGAAAAGAGGTTAAGAGCAGTGACTAAGAGAGGCCACT

GAACATCTTTGTCCCCAGAGAGCTGCCTTTCCGCGACAGGGGTCCCTCCAATCTTGT

TTGCCTCTGCAGAGACTAGGCCTGACACGTGGAAGATGCCGAGATTCTGCTACAGTC

GCTCAGGGGCCCTGTTGCTGGCCCTCCTGCTTCAGACCTCCATAG `ATG` TGTGGAG

CTGGTGCCTGGAGAGCAGCCAGTGCCAGGACCTCACCACGGAGAGCAACCTGCTGGCT

TGCATCCGGGCTTGCAAACTCGACCTCTCGCTGGAGACGCCCGTGTTTCCTGGCAAC

GGAGATGAACAGCCCCTGACTGAAAACCCCCGGAAGTACGTCATGGGTCACTTCCGC

TGGGACGCGCTTCGGCCCCAGGAACAGCAGCAGTGCTGGCAGCGCGGCGCAGAGGCGT

GCGGAGGAAGAGGCGGTGTGGGGAGATGGCAGTCCAGAGCCGAGTCCACGCGAGGG

CAAGCGC**TCCTACTCC** `ATG` **GAGCACTTCCGCTGGGGCAAGCCGGTGGGCAAGAAACG**

GCGCCCGGTGAAGGTGTACCCCAACGTTGCTGAGAACGAGTCGGCGGAGGCCTTTCCCC

TAGAGTTCAAGAGGGAGCTGGAAGGCGAGCGGCCATTAGGCTTGGAGCAGGTCCTGG

AGTCCGACGCGGAGAAGGACGACGGGCCCTACCGGGTGGAGCACTTCCGCTGGAGCA

AACCCGCCCAAGGACAAGCGT**TACGGTGGCTTCATGACCTCCGAGAAGAGCCAGACGCCC**

CTGGTGACGCTCTTCAAGAACGCCATCATCAAGAACGCGCACAAGAAGGGCCAGTGAGG

GTGCAGGGGTCTTCTCATTCCAAGGCCCCCTCCCTGCATGGGCGAGCTGATGACCTCT

AGCCTCTTAGAGTTACCTGTGTTAGGAAATAAAACCTTTCAGATTTCACAGTCGGCT

CTGATCTTCAATAAAAACTGCGTAAATAAAGTC

　＊ 以上单下划横线为探针组 1 区域、双下划横线为探针组 2 区域、单下划波浪线为探针组 3 区域。编码 ACTH（部分探针组 2 区域＋双下划波浪线区域）、编码 β-END（下划虚线区域）。

四、讨论

1. 探针组检测值差异的判断方法

　　该公司 2008 年批次实验芯片检测结果所提交的 187 637 个 probeset（探针组），占该芯片所有 228 090 个探针组的 82.26%（删除了 17.74%），保留了大部分结果，是有利用价值的。但在判断是否存在剪接差异时，忽略了探针组的检测值（通常检测值大的探针组比较重要且准确性高）；且所采用 SI ＝

$\log_2$(NI J21/NI J11)的方法,需要探针组检测值上、下调 1 倍以上(>2,或<0.5)才判断存在剪接差异,条件过于苛刻。这会导致大量有价值信息未被标记而落选,遗漏大量具有生物学意义外显子剪接信息。因此,我们直接采取各组别探针组检测值/正常对照组探针组检测值,观察比值大小并结合各探针组检测值的水平来判断是否存在剪接差异。其中一部分结果与公司提交结果相吻合。

2. 本研究的发现

(1)气虚证小鼠在神经-内分泌系统组织存在大量的外显子剪接异常

鉴于异常外显子剪接差异数据量极大,我们重点围绕在之前研究中筛选出拟深入研究的一些基因,在公司入选存在差异剪接基因的基础上,进一步分析这些基因可能存在的剪接差异。以下是依据公司报告的结果(表 5-93),提示在神经-内分泌组织中那些与气虚证关系密切的基因,存在较大比例的外显子剪接异常。

表 5-93　气虚证小鼠在神经-内分泌系统组织外显子剪接异常发生率

组织	入选基因数	剪接异常者	剪接异常者占比(%)
下丘脑	5	3	60.00
垂体	18	6	33.33
甲状腺	27	21	77.78
肾上腺	111	65	58.56
睾丸	28	15	53.57

(2)一些基因易于发生外显子剪接异常

鉴于一些基因剪接异常出现在不同组织中,我们进一步观察了其剪接差异是否一致,亦即如果是来自遗传学方面的问题,不同组织剪接差异应该一致。

结果发现,*Thra*(垂体、甲状腺、睾丸均入选),*Mdh1*、*Ints2*、*Sucla2*、*Dlat*、*Trip4*(肾上腺和睾丸入选),*Thrb*(下丘脑和睾丸入选)等在各组织中剪接方式存在差异且不一致。因此,其剪接异常不是由遗传学所造成的。

(3)气虚证小鼠在神经-内分泌系统组织中一些较为重要的功能基因外显子存在剪接异常

以上研究发现,来自下丘脑的 *Gnrh1*、*Crh*、*Thrb*,垂体的 *Trhr*、*Crhr*,甲

状腺的 *Tpo*、*Tgtp*、*Spp1*，肾上腺的 *Trip4*、*Dlat*、*Fxr1*、*Akap10*、*Clk1*、*Mat2a*，睾丸的 *Star*、*Cyp21a1* 均有探针组在不同证候中异常下调，可能影响到外显子剪接异常，部分可能是因基因突变，影响了某些探针组杂交结果。

（4）一些基因外显子及剪接异常甚至可能会改变其表达产物

我们对公司所提供的 2006 年批次小鼠下丘脑和垂体的外显子剪接差异信息进行观察，发现下丘脑的 *Gnrh1*，垂体的 *Gnrhr*、*Crhr1* 存在剪接异常，受累小鼠性腺轴和肾上腺轴的功能调节可能会受到影响。

而邪毒壅盛证肿瘤小鼠下丘脑 *Pomc* 不同探针组的转录模式转向垂体的模式，可能会导致下丘脑表达 ACTH（垂体该基因的产物），而非 β-END（下丘脑该基因的产物）。

（5）气虚证源于表观遗传学的可能证据

在对以上各组织中同时入选剪接异常基因的比较及各组织一些较为重要的功能基因剪接异常比较的有限的几个基因中，一再出现正常气虚证和肿瘤早期气虚证小鼠探针组值一致严重下调的现象（表 5-94）。该现象的特殊性在于，一个基因可以有多个外显子，而每个外显子又可包含多个探针组，在众多探针组中，两个气虚证集中在几个探针组，值得关注。

表 5-94 两组气虚证小鼠若干基因探针组一致严重下调者

组织	基因	probeset id	正常	正气虚	邪毒	瘤气虚	正气虚/正	邪毒/正	瘤气虚/正
垂体	*Thra*	4837986	719	140	505	275	0.19	0.70	0.38
甲状腺	*Tgtp*	4371966	245	39	23	43	0.16	0.09	0.18
甲状腺	*Tgtp*	5343249	1020	82	448	102	0.08	0.44	0.10
甲状腺	*Tgtp*	4478340	254	45	208	64	0.18	0.82	0.25
甲状腺	*Spp1*	5120940	571	151	221	68	0.26	0.39	0.12
肾上腺	*Mdh1*	5099660	1172	626	1 886	397	0.53	1.61	0.34
肾上腺	*Mdh1*	5467992	1233	788	1 762	692	0.64	1.43	0.56
肾上腺	*Dlat*	5553536	111	18	165	18	0.16	1.48	0.16
肾上腺	*Trip4*	4932007	421	13	379	67	0.03	0.90	0.16
肾上腺	*Fxr1*	4905633	973	201	713	277	0.21	0.73	0.28
肾上腺	*Fxr1*	5268378	629	114	595	162	0.18	0.95	0.26
肾上腺	*Clk1*	5280273	147	4	180	14	0.03	1.22	0.10
肾上腺	*Clk1*	5420215	579	61	365	135	0.10	0.63	0.23
肾上腺	*Mat2a*	4875721	1156	244	820	193	0.21	0.71	0.17

造成以上现象的原因可能如下：

1）源自表观遗传学的改变，即这些气虚证小鼠肾上腺、甲状腺、垂体的干细胞存在某些基因的突变等异常，而且可能是因于遗传原因，这些基因的这一区域易发生表观遗传学的改变。

2）失代偿的表现，即这些气虚证小鼠肾上腺、甲状腺、垂体的相关基因在社会应激、肿瘤应激反应失代偿阶段，其外显子剪接发生异常，而这些探针组所覆盖区域易于发生改变。

这一结果也进一步证明，正常气虚证小鼠与肿瘤早期气虚证小鼠在神经-内分泌系统存在着共同的发病机制，而且肿瘤早期气虚证小鼠可能来自正常气虚证小鼠。

第六章

气虚证肿瘤小鼠的因实致虚与因虚致实

一、目的

本研究拟在前述研究的基础上，进一步探索和确认：

（1）肿瘤虚实夹杂，究竟是因实致虚，还是因虚致实。鉴于普通的临床或实验室观察，往往难以判断，需要借助一些特殊设计且合理的实验予以阐明。

（2）肿瘤早期的气虚证小鼠，究竟是来自正常气虚证小鼠，还是肿瘤因实致虚，也需要提供更多的实验数据。

（3）前文的实验室检测指标主要来自核酸水平，即表达谱芯片。学术界往往会关心，在蛋白水平和激素水平，会不会有相应的改变呢？同样需要提供相应的实验数据。

二、方法

1. 实验动物及造模

（1）实验动物。清洁级昆明种小鼠，雄性，体质量 22 ± 2 g，250 只。购自上海斯莱克实验动物有限公司，动物生产许可证号为 SCXK（沪）2008—0003；动物使用许可证号为 SYXK（沪）2009—0069。

（2）随机取 20 只为正常对照。

（3）230 只小鼠腋下接种 H22 腹水肝癌细胞。细胞浓度为 4×10^7/mL，每只小鼠右腋下接种 0.2 mL 细胞悬液。出瘤后第 6～7 天淘汰死亡和未出瘤小鼠，余 180 只肿瘤小鼠。

2. 同病异证肿瘤小鼠检测和筛选

（1）接种后第 7 天诊法检测

计量化检测指标包括：①体重；②腋温；③旷场及计算 35 秒内水平跨格数和垂直站立数；④抓力；⑤爪和尾显微拍照及提取反映红色程度的 r 值；⑥瘤长短径。具体方法详见前文。

（2）计量化辨证及证候严重度计算

接种后第 7 天，每只小鼠给予计量化辨证，证候及程度计算方法如下：

1）估算瘤体积（cm^3）和瘤重（g）$= abb/2$（a 代表肿瘤的长径，b 代表肿瘤的短径，单位 cm，肿瘤密度计为 1）。

2）邪盛衰度 = 瘤重/所有瘤重均数。

3）气盛衰度 = 抓力/正常均数×0.5 + 水平/正常均数×0.3 + 站立数/正常均数×0.2。

4）阳盛衰度 = 腋温/正常均数。

5）阴盛衰度 = 去瘤体重/正常体重均数。

6）血盛衰度 = 爪 r/正常均数×0.7 + 尾 r/正常均数×0.3。

（3）同病异证肿瘤小鼠筛选

不同组别的同病异证小鼠筛选方法：

1）正常对照组（正常组）。取气血阴阳盛衰度居中者 14 只，其余淘汰。

肿瘤小鼠以邪盛衰度大小排序，淘汰阳虚濒临死亡者。

2）邪毒壅盛濒危者（邪危组）。取邪盛衰度最为严重，且兼有轻度阳气虚者 21 只（实际处死 14 只，以免次日部分自然死亡）。

3）邪毒壅盛者（邪毒组）。取邪盛衰度次于上组，兼证少者 17 只（实际处死 14 只，以免次日部分自然死亡）。

4）邪毒居中小鼠 14 只（邪中组）。

5）邪毒微弱小鼠 14 只（邪微组）。

6）邪毒居中兼气虚小鼠 14 只（气虚组）。

其余肿瘤小鼠淘汰。

3. 动物处死与取材

1）接种后第 8 天，摘除眼球取血，制备血清，−80℃保存。各组取 14 只小鼠（邪危组随机淘汰 3 只存活小鼠）；而气虚组仅存 10 只，邪中组 13 只。常规分离血清,血清样本少者,则与同组两只样本合并,以保证同一份血清够检测所有指标。

2) 引颈处死实验动物,摘取肿瘤、睾丸、胸腺、脾脏等脏器并称重。

4. 试剂盒及检测方法

采用的 ELISA 试剂盒及各自所提供的方法:

1) ACTH(1-39,mouse,rat)(美国,Peninsula Laboratories)

2) Mouse TSH(美国,Groundwork Biotechnology Diagnosticate Ltd.)

3) Mouse Aldosterone(美国,Assay Designs,Inc)

4) Mouse Triiodothyronine(T3,美国,CALBIOTECH Inc.)

5) Mouse thyroxine(T4,美国,CALBIOTECH Inc.)

6) Mouse Free Triiodothyronine Indes(FT3,武汉 EIAab Science Co.,Ltd)

7) Mouse Free Thyroxine(FT4,武汉 EIAab Science Co.,Ltd)

8) Testoterone(美国,R&D Systems,Inc.)

9) Mouse IL-2(美国,R&D Systems,Inc.)

10) Mouse IL-10(美国,R&D Systems,Inc.)

11) Mouse IL-12(美国,R&D Systems,Inc.)

12) Mouse TNF-α(美国,R&D Systems,Inc.)

13) Mouse IFN-γ(美国,R&D Systems,Inc.)

三、结果

本实验设计包含两类对照:①不同邪盛衰度肿瘤小鼠的比较;②邪盛衰度近似而是否兼有显著气虚证的肿瘤小鼠比较。

1. 各组小鼠证候及程度

(1) 邪盛衰度。邪危组、邪毒组、邪中组、邪微组等邪盛衰度依次减小(图 6-1,左);而气虚组邪盛衰度与邪中组接近而略大(图 6-1,右)。

(2) 气盛衰度。我们以往观察到,肿瘤小鼠会自发形成气虚,并随着病情发展和邪盛衰度严重而加剧。本研究结果近似,总体上邪盛衰度愈重气虚程度也愈重(图 6-1,左),是典型的因实致虚;而气虚组气虚甚,则与邪盛衰度无关,提示其气虚主要来自接种肿瘤细胞的正常气虚证小鼠,且气虚严重,可能是其预后差的主要原因(图6-1,右)。

(3) 阳盛衰度。邪盛衰度严重出现轻微的阳虚倾向(图6-1,左),因实致虚;气虚组亦见有轻微的阳虚倾向(图6-1,右),与其预后差有关。

(4) 阴盛衰度和血盛衰度。变化不显著(略,下同)。

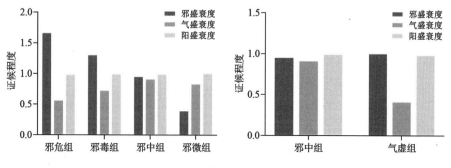

图6-1　各组小鼠证候及程度

图左系依据邪盛衰度大小分类的4个不同组别及其兼证;图右是邪中组及与其邪盛衰度近似但具有显著气虚兼证的气虚组。下同。

2. 不同证候小鼠的预后

在本研究中,230只小鼠在接种后,第6天剔除未出瘤或出瘤不佳如破溃等小鼠10只,剩余220只,当日有3只小鼠死亡。第7天诊法和辨证前,已出现44只小鼠自然死亡。提示该批次实验,肿瘤小鼠肿瘤发展快、预后差。

接种后第8天(诊法实施次日),邪危组21只中自然死亡4只,邪毒组17只中自然死亡3只,邪中组14只中自然死亡1只;气虚组14只中自然死亡4只。死亡率见图6-2。

以上结果提示:①邪盛衰度大小确与预后有关,严重者预后差;②气虚组死亡率远大于邪盛衰度近似的小鼠,提示该组小鼠的严重气虚助长了疾病的发展,因实致虚和因虚致实互为因果。

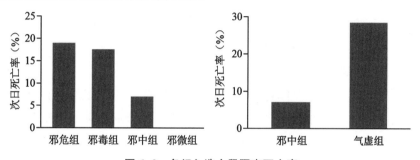

图6-2　各组入选小鼠隔夜死亡率

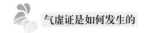

3. 各组小鼠组织重量

（1）瘤质量。诊法检测的次日肿瘤取材,邪危组、邪毒组、邪中组、邪微组等实际瘤重依次减轻,与各组小鼠邪盛衰度对应(图6-3,左);但值得注意的是,气虚组瘤重明显大于邪中组,提示气虚组肿瘤增殖快,因实致虚和因虚致实交错,是该组死亡率高、预后差的原因(图6-3,右)。

（2）胸腺质量。邪危组、邪毒组减轻,系肿瘤应激失代偿(图6-3,左);气虚组减轻程度重,是气虚物质基础之一(图6-3,右)。

（3）脾脏质量。邪危组、邪毒组减轻,系肿瘤应激失代偿(图6-3,左)。

（4）睾丸质量。气虚组减轻,提示性腺功能减退是气虚物质基础之一(图6-3,右)。

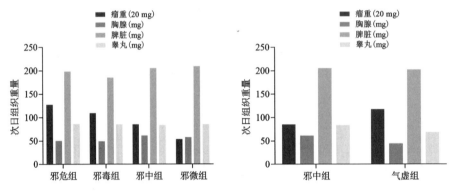

图 6-3 各组小鼠组织称重

4. 同病异证小鼠内分泌-免疫网络的特征

（1）甲状腺轴

1）TSH含量。肿瘤应激呈现促进(邪微组、邪中组保留这一特征),而邪危组、邪毒组呈现抑制。提示随着肿瘤恶性程度的增加、体积增大,垂体TSH由表达增加演变为抑制,系肿瘤应激致垂体功能代偿至失代偿的表现,其中,失代偿者显然是因实致虚所致(图6-4,左);相比之下,气虚组小鼠垂体功能低下,是气虚发生的物质基础之一,可能是长期气虚体质应激叠加肿瘤应激令垂体失代偿的结果(图6-4,右)。

2）T3、T4含量。总体趋势近似于TSH,随着肿瘤恶性程度的增加、体积增大,甲状腺加工和释放的T3、T4由增加演变为抑制,系肿瘤应激致甲状腺功能代偿至失代偿的表现,因实致虚(图6-4,左);相比之下,气虚组低下,是气虚发生的物质基础之一,亦可能是长期气虚体质应激叠加肿瘤应激令甲状腺失代偿的结果(图 6-4,右)。

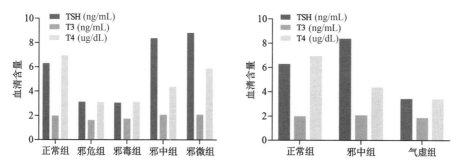

图 6-4 各组小鼠血清 TSH、T3、T4 含量

以上 TSH 结果,印证了因实致虚的发生机制:垂体 TSH 从肿瘤发生后的代偿性上调,到同期肿瘤严重发展引发的 TSH 失代偿。可以推测,肾上腺轴、性腺轴也存在这样的特征:肿瘤因实致虚是肿瘤应激引发神经内分泌系统从代偿到失代偿的结果。

同期气虚小鼠,在原本长期气虚应激失代偿的基础上,叠加肿瘤迅速发展所带来的严重肿瘤应激失代偿,令垂体-甲状腺轴迅速陷于抑制。

3) FT3、FT4 含量。肿瘤应激促进,但邪危组、邪毒组含量降低,系因实致虚(图 6-5,左);相比之下,气虚组低下,是其发生的物质基础之一,亦可能是长期气虚体质应激叠加肿瘤应激的最终失代偿(图 6-5,右)。

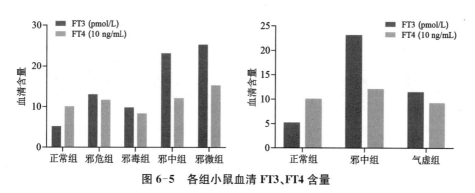

图 6-5 各组小鼠血清 FT3、FT4 含量

(2) 肾上腺轴

1) ACTH 含量。在肿瘤发生后,应激令垂体 ACTH 合成与释放增加(图 6-6,左);相比之下,气虚小鼠略低,反映了其发生的物质基础(图 6-6,右)。

2）醛固酮含量。肿瘤应激,肾上腺醛固酮分泌增加,总体上与邪盛衰度呈正相关,但邪危组(与邪毒组比较)出现下调,提示该证候小鼠肾上腺已发生失代偿,因实致虚(图6-6,左);气虚小鼠醛固酮含量略大于邪中组小鼠,提示其肿瘤发展快、应激严重,且肾上腺尚具备一定的应激反应能力(图6-6,右)。

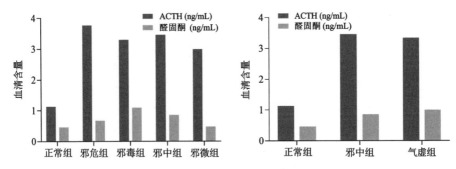

图6-6　各组小鼠血清 ACTH、醛固酮含量

（3）性腺轴

睾酮含量。肿瘤应激令小鼠血清睾酮含量升高(邪微组、邪中组),而肿瘤严重者,邪危组、邪毒组睾丸已失代偿,因实致虚(图6-7,左);相比之下,气虚组小鼠睾酮含量严重降低(图6-7,右),与睾丸重量减轻的趋势一致(图6-3,右),反映了该组小鼠因虚致实和因实致虚的交错病机。

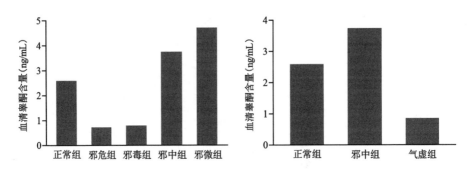

图6-7　各组小鼠血清睾酮含量

（4）免疫系统

1）IL-2含量。肿瘤小鼠血清IL-2表达量低(图6-8,左);气虚尤甚,反映了气虚小鼠免疫低下的物质基础(图6-8,右)。

2）IL-10含量。肿瘤小鼠血清IL-10一致升高,与肿瘤大小趋势一致,仅邪危组失代偿,相对降低(图6-8,左);气虚小鼠低于邪中组,反映了气虚小鼠免疫低下（图 6-8，右）。

3）IL-12 含量。肿瘤小鼠血清 IL-12 显著升高，与肿瘤大小趋势相反，提示系肿瘤严重者出现的失代偿现象（图 6-8，左）；气虚小鼠低于邪中组，反映了气虚小鼠免疫低下（图 6-8，右）。

4）肿瘤坏死因子-α（TNF-α）含量。其各组表达量及趋势同 IL-12。

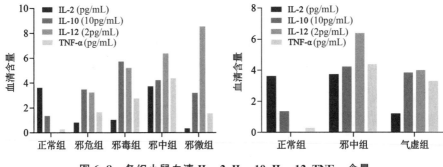

图 6-8　各组小鼠血清 IL-2、IL-10、IL-12、TNF-α 含量

5）干扰素-γ（IFN-γ）含量。肿瘤小鼠血清 IFN-γ 含量显著升高，与肿瘤大小趋势相反，提示系肿瘤严重者出现的失代偿现象（图 6-9，左）；气虚小鼠低于邪中组，反映了气虚小鼠免疫低下（图 6-9，右）。

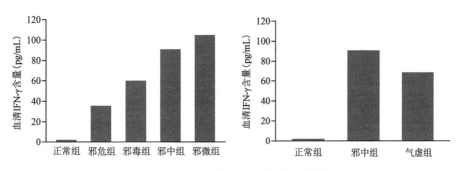

图 6-9　各组小鼠血清干扰素-γ 含量

四、讨论

1. 肝癌小鼠的同病异证及实验设计的考虑

接种同样数量的 H22 腹水肝癌细胞，在小鼠出瘤的早期阶段，不同小鼠肿瘤体积差异很大，是典型的同病异证。此外，部分小鼠还会出现典型的气

虚,是同病异证的另一表现。鉴于邪盛衰度与预后有关,观察不同程度的邪盛衰度小鼠内分泌和免疫系统的改变是揭示其是否存在因实致虚及其同病异证物质基础的有效途径。因此,我们依据邪盛衰度筛选并分成 4 个组别:邪危组、邪毒组、邪中组、邪微组。同时鉴于气虚是该阶段常见兼证,筛选出邪毒居中兼气虚小鼠,与邪毒居中对照,以便进一步揭示肿瘤小鼠因实致虚与因虚致实的关系与差异。这样,与正常对照组共计 6 个组别,便于相互比较与对照。

2. 以肿瘤大小作为辨证条件的依据

中医学辨证论治往往抓住反映证候本质的四诊信息,而不在于四诊信息采集量的多寡,因而有"但见一证便是"的说法。肿瘤体积的大小,综合反映了肿瘤痰热瘀毒病邪的严重程度。在相同造模条件下(即接种同样数量的肿瘤细胞,以及接种后相同的增殖时间),肿瘤体积大者,痰热瘀毒邪盛,肿瘤发生和增殖快,预后差;肿瘤体积小者,痰热瘀毒邪微,肿瘤发生和增殖慢,预后好。依据我们以往大量的研究,以及本实验结果看,按肿瘤体积的大小筛选的同病异证小鼠,的确存在内分泌和免疫的客观差异和特征性的表现,验证了辨证的合理性、准确性,及其同病异证的客观性。邪毒证候的形成确有其复杂的内在物质基础。

3. 因实致虚和因虚致实的因果关系

与人类肝癌的发生机制不同,H22 肿瘤小鼠没有长期的肝脏受损、纤维化和异常增殖等背景,之前的免疫系统也处于正常状态。所有的改变均发生在外来肿瘤细胞接种之后。因此,从发病学角度看,是因实致虚(甲状腺轴、性腺轴功能减退,以及气血阴阳虚证的发生)。

本实验证明,肿瘤小鼠确实存在典型的因实致虚,即随着邪毒愈甚,小鼠气血阴阳耗损就愈严重。因此,本研究提供了因实致虚实验数据支撑,证实其是因实致虚典型的案例。

另外,若小鼠原本存在气虚证,接种肿瘤细胞后,因虚致实,会令肿瘤邪毒壅盛缺少气的防御机制而进展快,导致预后变差。这既提供了因虚致实的实验支撑;也还为肿瘤早期气虚证小鼠在接种肿瘤细胞前已具备气虚证的基础,即正常气虚证小鼠,提供了进一步的实验支撑。

但是,为什么接种同样数量的肿瘤细胞,会发生如此多变的同病异证呢?其内分泌、免疫系统与证候严重程度的对应性改变,可能与肿瘤细胞本身总体增殖活跃程度的差异，及接种局部环境、内分泌和免疫储备差异有关，这还需要更多的实验去解释。

4. 检测指标和试剂盒方面的考虑

在本研究开展之际，一时难以定购小鼠皮质酮进口试剂盒（该试剂盒周期长且保质期短），依据我们前期研究发现，同病异证小鼠皮质酮与醛固酮浓度有类似的改变，因而本实验仅采用了实验室现有的小鼠醛固酮试剂盒。此外，鉴于难以购买到同一公司小鼠 TSH、FT3、FT4 试剂盒，我们采用了不同公司的产品，这导致试剂盒有关浓度描述的差异，但组间差异的对比应是客观的、可信的。

5. 本研究检测指标与之前核酸的关系

核酸的转录水平，在总体上，与其蛋白质的表达水平一致。但读者往往免不了好奇，前文提及的气虚证及肿瘤同病异证和异病同证神经-内分泌系统广泛存在核酸改变，是不是对应存在蛋白质水平的变化（如细胞因子、肽类激素）、酶水平（如加工皮质酮、睾酮的酶）的变化？本研究表明，气虚证及肿瘤同病异证和异病同证神经-内分泌系统的核酸改变模式和特征，在蛋白质水平和酶水平（如其所加工醛固酮、睾酮的对应改变）确实存在对应变化的，这也进一步证明前述研究结果的可信性。

＊本文系在"方肇勤，潘志强，卢文丽，等. 同病异证 H22 肿瘤小鼠内分泌-免疫网络的物质基础[J]. 中国中医基础医学杂志，2011，17（7）：740-743."基础上的微调。

气虚证及气虚证肿瘤小鼠同病
异证物质基础的探索

在 2006 年批次实验和 2008 年批次实验后,本团队对大量的芯片检测数据开展分析,以探索气虚证及肿瘤小鼠同病异证的物质基础。在数据分析时,尝试筛选出那些表达量大、组间差异明显的基因,推测这些基因能够比较好地代表气虚证及同病异证的特征、反映气虚证的发生机制。鉴于对于大多数人而言,熟悉或了解的基因数量少,因此本团队在研究中检索与跟踪了这些基因的国内外最新研究进展,并予以摘要呈现。其中,鉴于不同组织核酸转录各具特点,以及在芯片结果分析中筛选基因的相对表达量及组间差别的标准没有定论,行业通常以上下调 2 倍作为筛选条件,但从生物医学角度看,这一筛选条件显然是有失偏颇的,尤其对那些表达量大的基因。对此,本团队开展了一些探索与尝试。以下摘要介绍部分研究结果。

一、气虚证及同病异证肿瘤小鼠下丘脑转录组学特征

下丘脑作为人体神经-内分泌系统中重要的调节中枢,可以通过神经-内分泌和神经递质途径,参与调控内分泌-免疫系统的发育、分化和功能。

鉴此,颜彦等[1]对 2006 年批次实验肿瘤小鼠下丘脑表达谱芯片结果进行分析,选取条件包括肿瘤早期气虚证等 4 个不同证候在内、至少有一个证候组基因相对表达量大于 1 000,且至少有一个证候组与正常组比值大于或等于1.5。

结果发现,肿瘤早期气虚证小鼠下丘脑表达上调的基因共 11 个,如表 7-1。

表 7-1　肿瘤早期气虚证小鼠下丘脑表达上调的基因

基因缩写	中文名	正常	邪毒	气虚	阳虚	阴虚
Lphn1	蛛毒素受体 1	1 233	1 948	2 286	1 889	1 885
Ctxn1	皮质素 1	1 263	1 951	2 231	1 951	2 193
Syn1	突触蛋白 I	992	1 592	1 848	1 561	1 659
Ttyh3	tweety 同源物 3	905	1 466	1 843	1 554	1 669
Npcd	带染色体域的神经元五聚蛋白	577	1 192	1 239	1 125	1 073
Nr1d1	核受体亚家族 1,组 D,成员 1	607	978	1 261	955	1 024
Nt5dc3	含 5′核苷酸酶域 3	623	1 000	1 159	1 054	1 029
C530028O21Rik	无	588	884	1 091	1 006	1 076
Cd74	CD74 分子,类 II 不变链	123	274	1 081	263	276
Nfix	核因子 I/X(CCAAT 结合转录因子)	487	851	1 074	973	958
Mast3	微管关联丝氨酸/苏氨酸激酶 3	536	833	1 043	988	962

＊上表中数值系芯片各基因的相对表达量值,下同。

＊＊ 表中"邪毒"指肿瘤早期的邪毒壅盛证,"气虚"指肿瘤早期的气虚证,"阳虚"指肿瘤中期阳气虚证,"阴虚"指肿瘤中晚期气阴阳虚证,而"正常"指正常对照,下同。

文献检索表明,在上表气虚证上调的基因中:

Lphn1 为 7TM -受体外缘凝集素样结构域。7TM -受体是信号传输过程中的信号转换器,参与信号转导。可引发大规模神经元和神经内分泌细胞的胞吐作用,与胞吐调节有关。

Ctxn1 在前脑发育过程中调节皮质神经元的细胞内外信号传递。

Syn1 是突触蛋白家族成员,分布在突触膜泡和突触小泡的细胞质表面,与细胞骨架相结合,参与突触传递和神经递质分泌的调节。*Syn1* 缺失会导致抑郁与癫痫。

Ttyh3 与氯离子通道有关。

Npcd 是带有染色质域的神经元五聚环蛋白,主要存在于细胞体、突起以及生长锥中,可能与轴突生长或导向有关,可影响神经生长因子,诱导神经细胞分化。

Nr1d1 是核受体亚家族成员,参与调控基因转录过程。

Nt5dc3 能选择性地与核苷酸相互作用,形成核糖核蛋白复合物,可能参与 RNA 的转录和翻译。

C530028O21Rik 的功能尚不清楚。

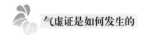

Cd74 多有免疫方面的报道。

Nfix 对维持大脑发育和神经干细胞稳态有重要作用。

Mast3 是丝氨酸/苏氨酸激酶家族成员,与大脑神经活动密切相关,传递信息。

以上 *Ctxn1*、*Lphn1*、*Npcd*、*Syn1*、*Mast3*、*Ttyh3* 均与细胞,特别是神经细胞的信号传递有关,*Nfix*、*Nr1d1*、*Nt5dc3* 与基因的转录和翻译有关。

此外,按以上筛选条件,肿瘤小鼠中期阳气虚证下丘脑表达上调的基因仅 1 个、中晚期气阴阳虚证下丘脑表达上调的基因有 15 个。

二、气虚证及同病异证肿瘤小鼠垂体转录组学特征

垂体为体内复杂的内分泌腺,依其结构特点可分为腺垂体和神经垂体。腺垂体主要分泌 7 种激素,即促肾上腺皮质激素、促甲状腺激素、黄体生成素、卵泡刺激素、生长激素、催乳素和黑色细胞刺激素;而神经垂体本身并不分泌激素,只是临时贮存下丘脑分泌的抗利尿激素和催产素,当身体需要时就释放到血液中。证候的发生与神经-内分泌多组织密切相关,而垂体介于高级中枢下丘脑与各靶腺之间,在生理和病理情况下,垂体承接下丘脑的刺激及相关组织激素的反馈,分泌不同激素以调节下游不同靶腺的功能。

1. 不同证候 H22 肿瘤小鼠垂体一致上调或下调的基因

刘小美等[2]对 2006 年批次实验肿瘤小鼠垂体芯片结果分析,筛选包括早期气虚证在内的 4 个证候与正常组比值均大于 2.0(视为上调)和小于 0.5(视为下调)的基因,并参考 NCBI 数据库中相关信息对入选基因功能进行分析。结果显示,4 个证候一致上调和下调的基因分别为 23 个和 9 个,其中气虚证上调和下调幅度最大的基因分别有 2 个和 3 个,具体基因及表达量见表 7-2。

表 7-2 早期气虚证上调和下调幅度最大的基因

基因缩写	中文名	正常	邪毒	气虚	阳虚	阴虚
Nr1d2	细胞核受体亚家族 1,D 组,成员 2	594	1 542	1 576	1 348	1 418
Slc39a14	溶质载体蛋白 39,成员 14	541	1 196	1 488	1 215	1 132
Klk1	激肽释放酶 1	1 585	46	31	786	84
Mpz	P0 蛋白	637	68	52	57	65
Dub2a	脱泛素酶 2a	947	473	267	337	337

Nr1d2 又名 *Rev-erb beta*，是类固醇、甲状腺、维甲酸类细胞核受体超家族中的一个新成员，在成年小鼠多个组织普遍表达，能与 DNA 序列上一种激素效应元件结合，参与特定基因表达的调控。

Slc39a14 参与锌离子转运。

Klk1 属于 Klk 家族（近年发现的一类颇具潜力的肿瘤标志家族）成员，与类固醇激素调节密切相关，其在气虚证肝癌小鼠的垂体中几乎不表达，可能对相关激素的分泌产生影响。

Mpz 属于免疫球蛋白基因超家族的成员，具有黏附和识别、促进神经细胞的生长、信号传导等功能。

Dub2a 属于 DUB 超家族成员，功能还不清楚。

2. 邪毒壅盛证和气虚证肿瘤小鼠垂体上调与下调的基因

刘小美等[3]对 2006 年批次实验肿瘤小鼠垂体芯片结果分析，首先筛选 5 组表达量至少有 1 组大于或等于 5 组所有基因表达均数的基因，得到 6 332 个基因，然后筛选①早期两证候表达高于正常且证候间存在差异的基因：邪毒壅盛及气虚证与正常比值均大于 2.0，同时，邪毒壅盛与气虚证比值大于 1.5 或小于 0.67 的基因；②早期两证候表达低于正常且证候间存在差异的基因：邪毒壅盛及气虚证与正常比值均小于 0.5，同时，邪毒壅盛与气虚证比值大于 1.5 或小于 0.67 的基因。

结果显示，邪毒壅盛证和气虚证垂体表达高于正常且证候间存在差异的基因为 5 个。其特点是肿瘤发生后表达一致上调，且一致表现为邪毒壅盛证上调最显著，而正常小鼠表达较低或几乎无表达（表 7-3）；两证候垂体表达低于正常且证候间存在差异的基因 17 个，其中绝大部分在正常小鼠垂体中表达较高，而在两证候小鼠垂体中的表达较低或几乎关闭（表 7-4）。

表 7-3　肿瘤早期同病异证小鼠垂体高表达的基因

基因缩写	中文名	正常	邪毒	气虚	阳虚	阴虚
Alas2	δ 氨基-γ 酮戊酸合酶	262	1 763	735	782	828
Sgk	血清/糖皮质激素可诱导激酶	374	1 277	775	764	879
Ube2l6	泛素蛋白缀合酶 E2	135	670	273	366	431
Cbln3	小脑 3 前体蛋白	14	792	32	17	17
Npas4	神经元 PAS 域蛋白 4	50	458	133	71	99

Alas2 在红细胞系统中表达,在血红素的生物合成过程中发挥着关键作用。

Sgk 在肾脏、心血管、子宫等外周器官的作用研究较多,在中枢神经系统的作用所知甚少,早期有研究发现在脑损伤后损伤部位 Sgk 的 mRNA 水平升高,推测 Sgk 可能参与轴突再生。

Ube2l6 又名 Ubc8,是泛素-蛋白酶体途径的中间酶,它的作用是将活化的泛素缀合或转移到蛋白底物上,在底物蛋白的加工与降解过程中发挥作用。

Cbln3 为 Cbln 家族(Cbln1~4)的一员,主要由小脑颗粒细胞分泌,本实验发现该基因仅在邪毒小鼠的垂体中出现表达,是否是邪毒壅盛证的标志之一,还有待进一步的重复实验验证。

Npas4 仅在脑部表达,是小鼠中枢神经系统增强子元件的反式作用子,是基因转录的一种增强子。

表 7-4 肿瘤早期同病异证小鼠垂体低表达的基因

基因缩写	中文名	正常	邪毒	气虚	阳虚	阴虚
Abpg	雄激素结合蛋白 γ	5 994	25	37	6 198	41
Pip	催乳素诱导蛋白	5 297	2	15	3 734	19
Car6	碳酸酐酶 6	2 962	4	17	1 819	21
Klk1b22	激肽释放酶 1 相关肽酶 b22	2 472	36	17	2 257	66
Klk1b3	激肽释放酶 1 相关肽酶 b3	1 894	33	16	1 817	52
Klk1b9	激肽释放酶 1 相关肽酶 b9	700	54	24	548	33
Muc10	粘液素 10	2 215	5	3	1 423	10
Ren1	肾素 1 结构	1 569	3	28	860	10
Hspa1a	热休克蛋白 1A	1 432	40	71	55	122
Wfdc12	WAP 四二硫化物核心域 12	1 361	14	22	1 267	27
Bglap2	骨 γ 羧谷氨酸蛋白(骨钙蛋白)	496	20	53	313	0
Dub2a	脱泛素酶 2a	947	473	267	337	337
Six2	sine oculis 同源框同源物 2(果蝇)	655	86	266	554	614
Mpped1	含金属磷酸酯酶域 1	538	148	252	449	368
2310057J18Rik	无	2 515	5	2	1 868	14
LOC668642	无	484	6	9	451	9
2410002I01Rik	无	727	158	287	631	674

Abpg 是 *Abp* 三个亚单位中的一种。*Abp* 能够转运和存储雄激素。

Pip 的功能目前还不是特别清楚,在人类乳腺癌和前列腺癌中,该基因表达发生变化。

以上两个基因均与激素相关,经检索发现其以往研究未涉及垂体,但值得注意的是,在正常垂体中,这两个基因表达量十分大,推测其具有重要的生理功能。

Car6 是机体碳酸酐酶的一种同工酶,其主要作用是可逆催化二氧化碳的水合过程,调节机体内环境的 pH 值。

Klk1b22、*Klk1b3* 和 *Klk1b9* 均为腺激肽释放酶家族成员。*Klk1b22* 和 *Klk1b9* 可催化并结合于表皮生长因子前体,并使其成熟而发挥作用;*Klk1b3* 为神经生长因子亚单位之一,与其他亚单位结合后共同发挥营养神经的作用。

Muc10 以往认为在小鼠的前列腺组织中有特异性表达,参与精子的发生和受精过程。

Ren1 是循环性肾素-血管紧张素系统的重要物质,具有调节循环血量、血压及水、电解质平衡的作用。

Hspa1a 是热休克蛋白家族中最重要的一员,被称为主要热休克蛋白,具有分子伴侣和协同免疫的功能。

Wfdc12 是机体先天性免疫系统的重要成员。

Bglap2 参与骨的形成及转化。

Dub2a 可能在造血细胞的生长过程中发挥作用。

Six2 在肾、结缔组织等的发育中起促进作用。

Mpped1 具有金属磷酸酯酶活性,可催化磷酸蛋白的磷酸酯键水解而去磷酸化。

2310057J18Rik、*LOC668642*、*2410002I01Rik* 的功能尚不清楚。

3. 不同证候 H22 肿瘤小鼠垂体高表达基因分析

刘小美等[4]对 2006 年批次实验肿瘤小鼠垂体芯片结果分析,筛选各证候小鼠垂体芯片读数均≥6 000 的基因,共得到 28 个基因。这些基因的变化绝大多数具有相似的特点:早期邪毒壅盛证和气虚证的表达量与正常非常接近,中期阳气虚证和中晚期气阴阳虚证表达依次升高,提示这些基因的变化与肝癌的进展相关。进一步分析早期两个证候,发现气虚证的表达接近或稍高于邪毒壅盛证,其中有 3 个基因的表达升高比较明显,达 1.1 倍以上,具体见表 7-5。

表 7-5　垂体高表达且肿瘤气虚证表达高于邪毒证的基因

基因缩写	中文名	正常	邪毒	气虚	阳虚	阴虚
Dapk3	死亡相关激酶 3	6 313	6 267	7 041	9 127	10 519
Spint2	丝氨酸蛋白酶抑制剂,Kunitz 型 2	6 514	6 010	6 829	7 876	10 382
Gnas	GNAS(G 蛋白,α 刺激)复合体基因座	6 535	6 049	6 834	9 251	9 959

Dapk3 可诱导细胞凋亡。

Spint2 对多种丝氨酸蛋白酶和肝细胞生长因子激活因子有较强的抑制作用,在维持机体蛋白分解平衡中发挥重要作用。

Gnas 编码 G 蛋白 α 亚基,其含有 GTP 结合位点,且自身具有 GTP 酶活性,可将 GTP 水解为 GDP。

4. 不同证候肝癌小鼠垂体转录组特征揭示垂体和肿瘤与证候的关系

刘小美等[5]对 2008 年批次实验肿瘤小鼠垂体芯片结果分析,首先筛选各组小鼠垂体表达量至少有 1 组大于或等于各组所有基因表达均数的基因,得到 6 036 个基因,聚类分析显示这些基因在邪毒壅盛证和气虚证小鼠垂体中存在相同或不同的差异表达特征(图 7-1),其共性变化者可能为疾病特征性改变基因,而变化不同者可能为证候特征性基因。

进一步筛选邪毒壅盛证及气虚证与正常比值大于 1.5 倍(上调)或小于 0.67 倍(下调)的基因,得到邪毒壅盛证上调和下调的基因分别有 548 个和 207 个,气虚证上调和下调的基因分别有

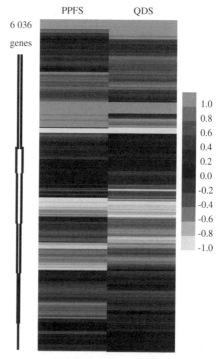

图 7-1　邪毒壅盛证和气虚证肿瘤小鼠垂体基因表达特征

　* 图中灰度值表示与正常比较的差异程度,其具体数值为 Log_2FC,该值≤-1.0 则表示下调,该值≥1.0 表示上调。

　** PPFS 表示邪毒壅盛证,QDS 表示气虚证,FC(fold change)表示差异倍数。

496 个和 160 个,采用转录组网络分析工具 FunNet 分析这些差异基因的功能
注释(GO)和京都基因与基因组百科全书(KEGG)通路,发现两证候小鼠垂体
差异表达基因主要富集在物质代谢、遗传信息加工、肿瘤发生发展等生物过
程或通路。其中遗传信息加工的基因在两证候中均有一定比例的上调和下
调,提示基因转录层面的调控均出现了异常;表现在功能方面,参与物质代谢
和癌症过程的基因多为上调基因,但邪毒壅盛证涉及物质代谢的上调基因较
多且参与的代谢过程数量多于气虚证,而气虚证涉及癌症的上调基因较多且
参与癌症发生发展过程的数量多于邪毒壅盛证;另外气虚证下调基因还富集
了一些神经内分泌通路。具体见图 7-2 和图 7-3。

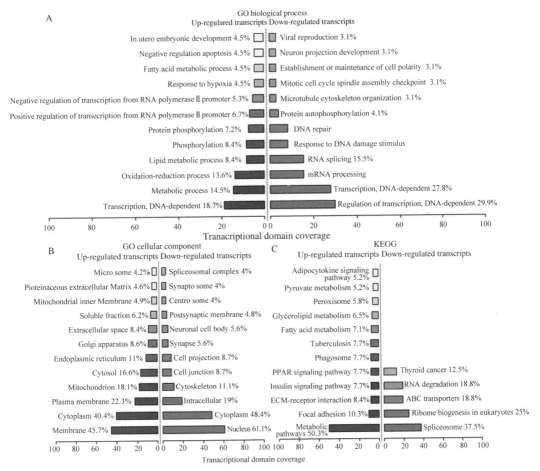

图 7-2 邪毒壅盛证肿瘤小鼠垂体差异表达基因的生物功能注释和通路

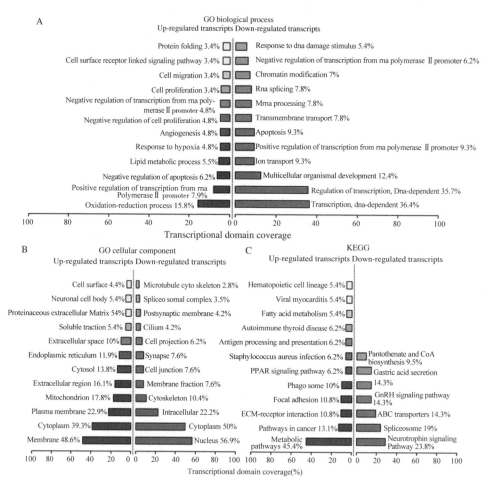

图 7-3　气虚证肿瘤小鼠垂体差异表达基因的生物功能注释和通路

5. 同病异证肿瘤小鼠垂体 G 蛋白信号通路与激素表达的特征

刘小美等[6]对 2008 年批次实验肿瘤小鼠垂体芯片结果分析,关注邪毒壅盛证和气虚证垂体激素对应的基因,以及参与调控其合成和分泌的 G 蛋白信号通路基因。G 蛋白通路所涉及的基因来自 KEGG 在线数据库。当两个证候与正常对照小鼠芯片表达值的比值大于 1.1 视为上调,小于 0.91 视为下调。

结果显示,在肿瘤发生后,两个证候肿瘤小鼠垂体 G 蛋白信号通路基因的表达发生了明显变化,较多基因表达出现一致上调或下调的现象,但以一致上调的居多,这些变化趋势一致的基因可能为肿瘤疾病特征性改变基因;

另有部分基因在两证候中的表达趋势不同,存在较大差异,其可能为证候的特征性基因(表7-6)。

表7-6　肿瘤早期同病异证小鼠垂体若干 G 蛋白信号通路表达趋势不同的基因

基因缩写	中文名	正常	邪毒	气虚	邪毒/正常	气虚/正常	气虚/邪毒
Adcy2	腺苷酸环化酶2	436	370	474	0.85	1.09	1.28
Pde1a	磷酸二酯酶1A	283	212	304	0.75	1.07	1.43
Kras	鼠肉瘤病毒癌基因同源物	261	210	384	0.80	1.47	1.83
Cga	糖蛋白激素 α	8 154	7 262	8 929	0.89	1.10	1.23

Adcy2 为数种腺苷酸环化酶亚型之一,是 G 蛋白偶联系统中的效应物,能够将 ATP 转变成 cAMP,引起细胞的信号应答。

Pde1a 为磷酸二酯酶多基因家族中的一员,具有水解细胞内第二信使 cAMP 或 cGMP 的功能,与以上腺苷酸环化酶共同作用维持细胞内第二信使的浓度,以达到对细胞活动的调节作用。

Kras 是 *ras* 基因家族成员之一,具有调控细胞生长的作用,突变时可导致细胞内信号传导紊乱,细胞增殖失控。

Cga 为促甲状腺激素、黄体生成素、卵泡刺激素的共同亚基,当与各自不同的 β 亚基结合形成成熟的激素时,通过与 G 蛋白偶联受体结合,从而发挥各自作用。

6. 同病异证 H22 肝癌小鼠 HPA 轴昼夜节律通路基因表达特征

刘小美等[7]对 2008 年批次实验肿瘤小鼠垂体芯片结果分析,关注邪毒壅盛证和气虚证小鼠下丘脑、垂体和肾上腺中昼夜节律通路的基因。当两证候与正常对照小鼠芯片表达值的比值大于 1.2 视为上调,小于 0.83 视为下调。昼夜节律通路及其所涉及的基因来自于基因表达微阵列通路图谱 (GenMAPP),具体如图7-4所示。通路的起点为 Clock/Arntl 形成的异源二聚体与 Per、Cry 和 REV-erba(又名 Arntl)启动子区的 E-box 结合,促进 Per 和 Cry 以及 REV-erba 的表达,表达翻译后的 Per 和 Cry 以及 REV-erba 反过来又可以抑制 Clock/Amtl 与其自身启动子区 E-box 的结合,抑制自身的表达,从而维持昼夜节律的正常运行。

(1)下丘脑昼夜节律通路基因的表达特征

肝癌发生后,邪毒壅盛证和气虚证小鼠下丘脑的昼夜节律通路基因均呈

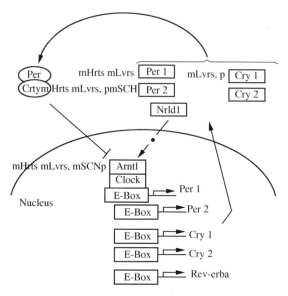

图 7-4　GenMAPP 昼夜节律通路图

现不同程度的表达下降,但存在明显的程度差异,其中邪毒证下调幅度较大,大多达到差异下调的标准,而气虚证表达虽有下降,但除 *Arntl* 外,其他各基因均未达到下调标准。其中气虚证的 *Cry1*、*Per1*、*Per2* 和 *Nr1d1* 明显高于邪毒组,即证候差异明显。具体见表 7-7。

表 7-7　肿瘤早期同病异证小鼠下丘脑昼夜节律通路基因的表达

基因缩写	中文名	正常	邪毒	气虚	邪毒/正常	气虚/正常	气虚/邪毒
Clock	钟基因	1 198	1 246	1 098	1.04	0.92	0.88
Arntl	芳烃受体核转位因子样	814	704	663	0.87	0.81	0.94
Cry1	光解酶样 1	407	283	381	0.70	0.94	1.35
Per1	阶段基因同源物 1	416	264	407	0.64	0.98	1.54
Per2	阶段基因同源物 2	230	169	211	0.73	0.92	1.25
Nr1d1	核受体亚家族 1,组 D,成员 1	801	367	672	0.46	0.84	1.83

(2) 垂体昼夜节律通路基因的表达特征

不同于下丘脑,肝癌发生后,肝癌小鼠垂体的昼夜节律通路基因在两证候中的表达有高有低,但高低趋势一致。且与下丘脑相反的是,气虚证的

Cry1、*Per1*、*Per2* 和 *Nr1d1* 表达低于邪毒壅盛组,特别是 *Per1* 和 *Per2*。具体见表 7-8。

表 7-8　肿瘤早期同病异证小鼠垂体昼夜节律通路基因的表达

基因缩写	中文名	正常	邪毒	气虚	邪毒/正常	气虚/正常	气虚/邪毒
Clock	钟基因	1 756	1 395	1 506	0.79	0.86	1.08
Arntl	芳烃受体核转位因子样	1130	957	963	0.85	0.85	1.01
Cry1	光解酶样 1	517	510	494	0.99	0.96	0.97
Per1	阶段基因同源物 1	516	780	594	1.51	1.15	0.76
Per2	阶段基因同源物 2	87	216	152	2.49	1.76	0.70
Nr1d1	核受体亚家族 1,组 D,成员 1	318	637	624	2.00	1.96	0.98

（3）肾上腺昼夜节律通路基因的表达特征

同病异证肝癌小鼠肾上腺昼夜节律通路核心基因 *Clock* 的下调幅度明显高于下丘脑和垂体,且以气虚证为甚。*Per1* 和 *Nr1d1* 的表达具有明显的证候差异。提示肝癌发生后,肾上腺的昼夜节律与下丘脑的同步性较差,其内在昼夜节律已经受到干扰,且存在证候差异性。具体见表 7-9。

表 7-9　肿瘤早期同病异证小鼠肾上腺昼夜节律通路基因的表达

基因缩写	中文名	正常	邪毒	气虚	邪毒/正常	气虚/正常	气虚/邪毒
Clock	钟基因	1 739	1 147	955	0.66	0.55	0.83
Arntl	芳烃受体核转位因子样	868	732	703	0.84	0.81	0.96
Cry1	光解酶样 1	245	243	249	0.99	1.02	1.03
Per1	阶段基因同源物 1	712	940	711	1.32	1.00	0.76
Per2	阶段基因同源物 2	769	910	958	1.18	1.24	1.05
Nr1d1	核受体亚家族 1,组 D,成员 1	811	633	1202	0.78	1.48	1.90

综合两批实验数据的分析,发现肿瘤发生后,小鼠垂体存在大量差异表达的基因,除了部分为肝癌疾病特征性改变基因外,还存在较多证候特征性改变基因,即使同为肿瘤早期的邪毒壅盛证和气虚证之间也存在较

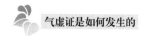

多差异表达基因,这些差异表达基因可能构成了气虚证在垂体层面的物质基础。

三、气虚证及同病异证肿瘤小鼠甲状腺转录组学特征

甲状腺是人体最大的内分泌腺,所分泌的甲状腺激素在体内有广泛的生理作用。甲状腺功能活动主要受下丘脑与垂体的调节,构成下丘脑-垂体-甲状腺轴(HPTA)。因此,本项目组关于正常气虚证以及肿瘤气虚证发生物质基础的研究,涉及甲状腺组织,主要围绕下丘脑-垂体-甲状腺轴、甲状腺激素合成和分泌,以及相关通路等方面展开。

1. 基于芯片数据分析的气虚证功能基因

(1) 不同气虚证小鼠下丘脑-垂体-甲状腺轴激素合成相关主要已知基因表达的特征

卢文丽等[8]对 2008 年批次实验肿瘤小鼠甲状腺芯片结果分析,筛选出下丘脑、垂体、甲状腺组织激素合成和调控相关主要已知基因,分析这些基因的表达特征;采用与对照组的比值 ≥ 1.1 或 ≤ 0.91 作为差异表达筛选标准。

1) 正常气虚证小鼠:正常气虚证小鼠下丘脑 Trh 表达量上升(表 7-10),垂体 $Tshb$ 表达量也出现上升(表 7-11)。

甲状腺组织中,$Atp1a1$、$Atp1a2$、$Atp1b1$、Tpo、$Foxe1/Titf2$、$Pax8$ 和 Nis 的表达水平一致呈下降趋势;同时,$Tshr$ 表达量上升,$Dio1$ 和 Iyd 也呈现上升趋势(表 7-12)。

2) 肿瘤早期气虚证小鼠:肿瘤早期气虚证小鼠下丘脑 Trh 和垂体 $Tshb$ 表达与正常气虚证类似(表 7-10 和表 7-11)。

甲状腺组织中,与甲状腺激素合成相关主要基因,较之正常气虚证,有更多数量基因出现了下降趋势,但其中的 2 个转录因子 $Nkx2-1/Titf1$ 和 $Foxe1/Titf2$,以及 Nis 却出现了显著的上调趋势(表 7-12)。

表 7-10　不同气虚证小鼠下丘脑组织 HPTA 相关基因表达*

基因缩写	中文名	正常	正气虚	瘤气虚	正气虚/正常	瘤气虚/正常
Trh	促甲状腺激素释放激素	629	843	806	1.34	1.28

*表中"正气虚"代表正常气虚证小鼠,"瘤气虚"代表肿瘤早期气虚证小鼠。下同。

表 7-11　不同气虚证小鼠垂体组织 HPTA 相关基因表达

基因缩写	中文名	正常	正气虚	瘤气虚	正气虚/正常	瘤气虚/正常
Tshb	促甲状腺激素 β	2 460	5 121	6 396	2.08	2.60

表 7-12　不同气虚证小鼠甲状腺组织 HPTA 相关基因表达

基因缩写	中文名	正常	正气虚	瘤气虚	正气虚/正常	瘤气虚/正常
Atp1a1	Na^+-K^+-ATP 酶 α1	4 175	3 412	3 821	0.82	0.92
Atp1a2	Na^+-K^+-ATP 酶 α2	794	512	720	0.64	0.91
Atp1b1	Na^+-K^+-ATP 酶 β1	4 601	3 943	3 908	0.86	0.85
Atp1b2	Na^+-K^+-ATP 酶 β2	344	324	330	0.94	0.96
Atp1b3	Na^+-K^+-ATP 酶 β3	1 213	1 269	791	1.05	0.65
Dio1	I 型酪氨酸脱碘酶	3 679	4 486	3 249	1.22	0.88
Iyd	碘酪氨酸脱碘酶	7 833	9 353	5 633	1.19	0.72
Tpo	甲状腺过氧化物酶	3 631	3 000	4 112	0.83	1.13
Nkx2-1/Titf1	甲状腺转录因子 1	638	657	1 467	1.03	2.30
Foxe1/Titf2	甲状腺转录因子 2	83	71	3 123	0.86	37.63
Pax8	甲状腺转录因子双链复合蛋白 8	5 713	4 993	4 328	0.87	0.76
Tshr	促甲状腺激素受体	1 033	1 424	1 194	1.38	1.16
Tg	甲状腺球蛋白	8 851	8 160	7 470	0.92	0.84
Nis	钠钾转运体	653	452	2 454	0.69	3.76

以上表 7-10～表 7-12 所示的基因主要功能如下。

Trh 为下丘脑编码促甲状腺激素释放激素的基因,对垂体具有调节作用。

Tsh 为垂体编码促甲状腺激素的基因。Tsh 蛋白分子主要由两条肽链——α 链和 β 链组成。

Na^+-K^+-ATP 酶类为血液中 I^- 转运进入甲状腺腺上皮细胞提供能量,促进碘的摄取。

$Dio1$、Iyd、Tpo 均编码甲状腺激素生成与释放过程中重要的酶类,三者有着较大的表达量水平。$Dio1$、Iyd 为催化脱碘反应的酶,Tpo 则是在甲状腺素合成过程中起着关键作用的酶,其活性受 TSH 调控。

甲状腺的 3 个转录因子,$Nkx2-1/Titf1$、$Foxe1/Titf2$ 和 $Pax8$ 在控制 Tpo、Tg 和 $Tshr$ 表达方面有调节作用。

$Tshr$ 为垂体释放的 TSH 的特异性受体。

Tg 所编码蛋白是甲状腺激素合成过程中必需的蛋白质之一,提供甲状腺素合成的基质及贮库。

Nis 在甲状腺对碘的主动转运中起作用。

（2）正常气虚证以及肿瘤早期气虚证小鼠甲状腺 G 蛋白信号通路/AC-cAMP 路径相关基因转录特征。

鉴于垂体分泌的 TSH,与甲状腺细胞上 TSH 受体相结合,通过 G 蛋白耦联启动两个路径:腺苷酸环化酶 AC-cAMP 系统和磷脂酶 C-DAG/IP3 系统;AC-cAMP 系统激活后主要促进甲状腺激素的合成和分泌,可概括为 TSH→TSHR→G_s、G_i→AC→cAMP→依赖 cAMP 的蛋白激酶 A（PKA）→活化的 PKA 进入细胞核,引起一系列复杂的效应,包括转录因子的激活→激活的转录因子与甲状腺激素生成环节中重要的功能基因如 Nis、Tpo 和 Tg 等的启动子和增强子元件相应位点相结合,实现对这些基因的转录调控→最终促进激素的生成[9,10]。卢文丽等[11,12]对 2008 年批次实验肿瘤小鼠甲状腺芯片结果分析,以各证候/正常比值≥1.10 或≤0.91 为入选初始条件,比值≥2.0 或≤0.5 为显著差异表达基因。

1）由上文可知,不同气虚小鼠垂体 Tsh 与甲状腺 $Tshr$ 表达量均增加（表 7-11 和表 7-12）;其下游组织甲状腺的 AC 和 PKA 相关基因,在正常气虚证未见相应的表达量增加,而肿瘤早期气虚证则总体相对表达量增加,活跃、发生响应（表 7-13、表 7-14）;环腺苷酸磷酸二酯酶（PDE）可抑制 cAMP 对 PKA 的激活作用,而该类基因在肿瘤早期气虚证发生时,偏高表达者下调居多（表 7-15）。推测肿瘤小鼠气虚证系因实致虚,甲状腺尚处于代偿状态,因此表现与正常气虚证不同。

2）AC-cAMP 路径上其它甲状腺重要的功能基因的表达量变化,如甲状腺转录因子以及 Nis、Tpo 和 Tg 等,可参见上文及表 7-12。

表 7-13　不同气虚证小鼠甲状腺组织腺苷酸环化酶(AC)的表达量

基因缩写	中文名	正常	正气虚	瘤气虚	正气虚/ 正常	瘤气虚/ 正常
Adcy2	腺苷酸环化酶 2	139	107	56	0.77	0.40
Adcy3	腺苷酸环化酶 3	97	114	221	1.17	2.28
Adcy4	腺苷酸环化酶 4	341	240	413	0.70	1.21
Adcy5	腺苷酸环化酶 5	144	150	353	1.04	2.45
Adcy6	腺苷酸环化酶 6	624	653	981	1.05	1.57
Adcy7	腺苷酸环化酶 7	266	163	380	0.61	1.43
Adcy8	腺苷酸环化酶 8	25	15	35	0.62	1.41
Adcy9	腺苷酸环化酶 9	258	230	398	0.86	1.56
均数		258	230	398	0.86	1.56

表 7-14　不同气虚证小鼠甲状腺组织蛋白激酶 A(PKA)的表达量

基因缩写	中文名	正常	正气虚	瘤气虚	正气虚/ 正常	瘤气虚/ 正常
Prkar1a	cAMP 依赖蛋白激酶,调控 Ⅰ α 亚基	2 390	2 307	2 317	0.97	0.97
Prkar1b	cAMP 依赖蛋白激酶,调控 Ⅰ β 亚基	178	180	376	1.01	2.11
Prkar2a	cAMP 依赖蛋白激酶,调控 Ⅱ α 亚基	449	499	420	1.11	0.94
Prkar2b	cAMP 依赖蛋白激酶,调控 Ⅱ β 亚基	613	537	1 411	0.87	2.30
Prkaca	cAMP 依赖蛋白激酶,催化 α 亚基	804	911	1 242	1.13	1.55
Prkacb	cAMP 依赖蛋白激酶,催化 β 亚基	1 874	1 867	1 734	0.99	0.93
均数		1 051	1 050	1 250	1.00	1.19

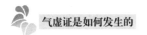

表 7-15　不同气虚证小鼠甲状腺环腺苷酸磷酸二酯酶(PDE)的表达

基因缩写	中文名	正常	正气虚	瘤气虚	正气虚/ 正常	瘤气虚/ 正常
Pde7b	磷酸二酯酶 7B	1 793	1 915	1 531	1.07	0.85
Pde4d	磷酸二酯酶 4D	620	494	557	0.80	0.90
Pde4b	磷酸二酯酶 4B	449	286	170	0.64	0.38
Pde7a	磷酸二酯酶 7A	399	332	266	0.83	0.67
Pde1a	磷酸二酯酶 1A	269	346	183	1.29	0.68
Pde8a	磷酸二酯酶 8A	229	194	413	0.85	1.80
Pde1b	磷酸二酯酶 1B	228	208	302	0.91	1.32
Pde1c	磷酸二酯酶 1C	189	301	102	1.59	0.54
Pde3a	磷酸二酯酶 3A	161	173	251	1.08	1.56
Pde10a	磷酸二酯酶 10A	118	128	198	1.08	1.68
均数		446	438	397	0.98	0.89

（3）正常气虚证小鼠氧化磷酸化通路相关基因表达特征

鉴于氧化磷酸化在机体各组织能量代谢中的地位十分重要,而合成与分泌甲状腺激素的甲状腺可通过对效应器官的影响起到调节机体能量代谢的作用,且该能量代谢水平不但会影响其自身,还可能产生广泛的生理和病理影响。既往气虚证研究有涉及能量代谢,甲状腺又在机体的能量代谢中起着重要的作用。因此,卢文丽等[13]对 2008 年批次实验肿瘤小鼠甲状腺芯片结果分析时,关注甲状腺自身的氧化磷酸化通路基因转录水平,是否与气虚证相关。删除各证候表达量同时小于 40(约为总体均数的 10%)的数据后得到 14 513 个数据。依据 KEGG 数据库,将小鼠氧化磷酸化通路(oxidative phosphorylation pathway)与甲状腺芯片数据进行匹配,剔除表达量低或功能相对不明确的基因(predicted gene),得到 85 个基因(因数量较多,此处不予全部列出)。倍数以上调 1.1 倍、下调 0.91 作为差异基因初始入选条件。结果显示:

以上所获基因,总体呈上调趋势,推测该通路总体处于较为活跃的状态;结合基因的表达量(在正常组中表达量≥1 000)及倍数(比值≥1.5),其中的 Ndufb3、Cox6b1、Atp5g3,可能发挥着较为重要的作用(表 7-16)。

表 7-16　正常气虚证小鼠甲状腺氧化磷酸化通路相关基因表达

基因缩写	中文名	正常	正气虚	正气虚/正常
$Ndufb3$	NADH 脱氢酶 1β 复合体亚基 3	1 079	1 992	1.85
$Cox6b1$	细胞色素 C 氧化酶亚基 VIb1	2 096	3 139	1.50
$Atp5g3$	ATP 合成酶，H^+ 转运，线粒体 F0 复合体，亚基 C3	1 367	2 177	1.59

$Ndufb3$ 编码线粒体膜呼吸链 NADH 脱氢酶(也称复合体 I)的一个附属亚基，而 NADH 脱氢酶是线粒体电子传输链中的第一种酶。

细胞色素 C 氧化酶是线粒体呼吸链的末端酶，是一种由线粒体基因编码的 3 个催化亚基和核基因编码的多个结构亚基组成的异质复合物。线粒体编码的亚基在电子转移中发挥作用，核基因编码的亚单位可能参与复合物的调节和组装。其中，核基因 $Cox6b1$ 编码 VIb 亚基。

$Atp5g3$ 基因编码的蛋白质是线粒体膜 ATP 合成酶的一个亚基，该酶在氧化磷酸化过程中催化 ATP 合成。

(4) 肿瘤早期气虚证 H22 肿瘤小鼠甲状腺生长因子类基因表达特征

卢文丽等[14]对 2008 年批次实验肿瘤小鼠甲状腺芯片结果分析，差异基因的筛选标准与前文基本一致，以各证候/正常比值≥1.10 或≤0.91 为入选初始条件，比值≥2.0 或≤0.5 为显著差异表达基因。结果显示：

胰岛素样生长因子类($Igfs$)、血小板衍生生长因子类($Pdgfs$)、血管内皮生长因子类($Vegfs$)基因表达量总体呈上调趋势(表 7-17～表 7-19)；表皮生长因子类($Egfs$)和转化生长因子类($Tgfs$)基因特征不明显，故数据不予展示。

表 7-17　肿瘤气虚证小鼠甲状腺胰岛素样生长因子及其受体类基因表达量

基因缩写	中文名	正常	瘤气虚	瘤气虚/正常
$Igf1$	胰岛素样生长因子 1	1 412	2 026	1.44
$Igf2$	胰岛素样生长因子 2	107	270	2.53
$Igf3$	胰岛素生长因子样家族成员 3	33	28	0.85
$Igf1r$	胰岛素样生长因子 1 受体	493	691	1.40

(续表)

基因缩写	中文名	正常	瘤气虚	瘤气虚/正常
Igf2r	胰岛素样生长因子 2 受体	983	883	0.90
Igfbp3	胰岛素样生长因子结合蛋白 3	698	1 196	1.71
Igfbp4	胰岛素样生长因子结合蛋白 4	727	1 525	2.10
Igfbp6	胰岛素样生长因子结合蛋白 6	385	882	2.29
Igfbp7	胰岛素样生长因子结合蛋白 7	538	1 486	2.76
Igfbpl1	胰岛素样生长因子结合蛋白样 1	67	95	1.42
Igfbp1	胰岛素样生长因子结合蛋白 1	17	11	0.64
Igfbp2	胰岛素样生长因子结合蛋白 2	18	25	1.36
Igfals	胰岛素样生长因子酸不稳定亚基	45	86	1.89
Igf2bp1	胰岛素样生长因子 2 mRNA 结合蛋白 1	16	25	1.59
Igf2bp3	胰岛素样生长因子 2 mRNA 结合蛋白 3	21	27	1.30
均数		371	617	1.61

表 7-18　肿瘤气虚证小鼠甲状腺血小板衍生生长因子及其受体基因表达量

基因缩写	中文名	正常	瘤气虚	瘤气虚/正常
Pdgfa	血小板衍生生长因子 A	207	236	1.14
Pdgfb	血小板衍生生长因子 B	143	430	3.00
Pdgfc	血小板衍生生长因子 C	270	389	1.44
Pdgfd	血小板衍生生长因子 D	190	298	1.57
Pdgfra	血小板衍生生长因子受体 α 肽	948	1 183	1.25
Pdgfrb	血小板衍生生长因子受体 β 肽	821	1 228	1.50
均数		430	627	1.65

表 7-19　肿瘤气虚证小鼠甲状腺血管内皮生长因子及其受体基因表达量

基因缩写	中文名	正常	瘤气虚	瘤气虚/正常
Vegfa	血管内皮生长因子 A	1 921	2 373	1.23
Vegfb	血管内皮生长因子 B	164	505	3.08

（续表）

基因缩写	中文名	正常	瘤气虚	瘤气虚/正常
Vegfc	血管内皮生长因子 C	153	255	1.67
Vegfd	血管内皮生长因子 D	198	294	1.49
Pgf	胎盘生长因子	672	863	1.28
Flt1/Vegfr1	FMS 样酪氨酸激酶 1	1 091	1 620	1.48
Flt4/Vegfr3	FMS 样酪氨酸激酶 4	138	311	2.26
均数		620	889	1.78

2. 后续验证性的实验数据及分析

（1）肿瘤早期气虚证 H22 肿瘤小鼠甲状腺功能及激素合成相关基因表达特征

卢文丽等[15,16]采用标准化、计量化诊法和辨证方法，筛选获得早期气虚证 H22 肝癌小鼠。采用 RT-qPCR 等技术检测相应证候小鼠甲状腺组织激素合成相关的 *Tshr* 等 11 个基因转录特征，同时采用 ELISA 技术检测小鼠血清甲状腺激素的含量。

结果显示：①肿瘤发生后，与正常组比较，甲状腺激素水平总体出现下降，其中 T4 下降程度较 T3 明显；②*Tg* 等 11 个基因（*Tshr*、*Gnai2*、*Adcy4*、*Adcy5*、*Prkac*、*Ttf1*、*Ttf2*、*Pax8*、*Tpo*、*Nis* 和 *Tg*）转录水平变化总体趋势与激素水平类似。表明肿瘤发生后，肿瘤的大小（邪盛衰度）与肿瘤小鼠甲状腺功能抑制程度有关，邪毒微弱（气虚证）时呈代偿状态，随着加重（肿瘤大小以及气虚程度）而出现失代偿状态，是因实致虚；同时激素合成关键基因亦发生相应变化，从而影响甲状腺激素分泌水平。

（2）肿瘤早期气虚证甲状腺激素释放相关主要水解酶基因表达特征

卢文丽等[17]在既往芯片数据基础上，采用标准化、计量化诊法和辨证方法，筛选获得早期气虚证 H22 肝癌小鼠。

1）对甲状腺组织蛋白酶类基因的 RT-qPCR 验证表明，Tg 及其释放相关重要的水解酶：组织蛋白酶 B（*Ctsb*）、组织蛋白酶 D（*Ctsd*）、组织蛋白酶 1（*Ctsl*）、天冬氨酸肽酶（*Napsa*）、三肽酶 I（*Tppl*）在肿瘤小鼠早期气虚证呈下调趋势；以上结果基本支持既往芯片数据。

2）ELISA 结果表明，肿瘤气虚证发生后，甲状腺激素水平总体出现下

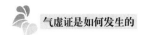

降,其中 T4 较 T3 明显,与既往其他研究结果一致[15-16]。

四、气虚证及同病异证肿瘤小鼠肾上腺转录组学特征

肾上腺是机体十分重要的内分泌组织,尽管其体积小,但是肾上腺皮质分泌的糖皮质激素与盐皮质激素、髓质分泌的儿茶酚胺类物质等对机体应激与各类代谢过程发挥着不可替代的生理作用。

1. 肾上腺高表达的基因分析

潘志强等[18]对 2006 年批次实验肿瘤小鼠肾上腺芯片结果进行分析,将各组小鼠芯片所有基因相对表达量均值校正至 480,筛选出大于 3 000、4 个不同证候肿瘤小鼠组与正常组比值一致介于 0.5~2.0 倍的基因。

在 16 661 个核心基因中,入选基因 402 个。其特征为正常和不同阶段肿瘤小鼠肾上腺表达量均很高,不同组别间的差异小,说明这类基因在正常与疾病小鼠肾上腺内持续且稳定表达,可能对于维持肾上腺的正常生理功能具有重要的生物学意义。

(1)肿瘤发生后具有下调趋势的基因

肿瘤发生后,不同证候较正常组一致下调趋势的基因较少,见表 7-20。

表 7-20　各组小鼠肾上腺高表达的基因

基因缩写	中文名	正常	邪毒	气虚	阳虚	阴虚
Cyp11a1	细胞色素 P450 家族成员 11A1	9 354	8 870	9 110	7 993	8 614
Fth1	铁蛋白重链 1	8 269	6 978	7 142	7 712	7 870
Tsc22d1	转化生长因子 β 诱导基因 22 结构域家族成员 1	6 741	6 641	6 251	5 147	5 818
Dad1	抗细胞凋亡因子 1	5 149	4 886	4 441	4 528	4 877

这类基因主要参与化学合成和代谢过程。*Cyp11a1* 属于细胞色素 P450亚家族类,主要参与 C21 类固醇激素生物合成、类固醇和脂代谢、电子传递等过程,其中在类固醇激素生物合成第一步由胆固醇合成为孕烯醇酮过程中起关键作用。*Fth1* 负调控细胞增殖。*Tsc22d1* 别名 *Egr5*、*Tgfb1i4*,参与调控转录。*Dad1* 主要参与细胞凋亡、蛋白氨基酸 N 连接糖基化经天冬酰胺等过程。

（2）肿瘤小鼠早期不同证候肾上腺上调的基因

肿瘤发生的早期，肾上腺原先一些高表达的基因，其表达量进一步增加，集中在邪毒壅盛证肿瘤小鼠，同期的气虚证小鼠仅个别基因表达有增加趋势。这类基因大体可以分为以下几类。

1）参与代谢过程的基因。这类基因以邪毒壅盛证表达增加为主，见表7-21。

表7-21　同病异证肿瘤小鼠肾上腺高表达的代谢类基因

基因缩写	中文名	正常	邪毒	气虚	阳虚	阴虚
Aldoa	醛缩酶 A	9 660	11 352	10 332	10 520	10 703
Psap	鞘脂激活蛋白原	6 641	7 639	6 679	5 932	6 673
Acly	ATP 柠檬酸裂解酶	4 991	7 189	6 577	5 059	5 555
Serinc1	丝氨酸整合因子 1	6 475	6 954	5 819	6 377	6 354
Ctsb	组织蛋白酶 B 酶原	5 262	6 271	5 619	6 105	6 134
Pdha1	丙酮酸脱氢酶 E1α 亚基	4 596	5 686	5 388	4 030	5 295
Psma2	蛋白酶体亚基 α 型 2	5 204	5 637	5 510	5 119	5 586
Psmb4	蛋白酶体亚基 β 型 4	4 562	5 029	4 462	4 134	4 890
Taldo1	转酰酶 1	3 788	5 182	4 970	3 715	4 852
Ndufb3	NADH 脱氢酶 1β 复合体亚基 3	4 465	5 009	4 559	4 176	4 664
Soat1	固醇酰基转移酶 1	5 057	5 508	5 864	4 419	4 118
Slc25a3	溶质携带基因家族 25 成员 A3	4 781	5 001	5 269	4 116	4 367

其中，Aldoa 主要参与果糖代谢、糖酵解等；Psap 主要参与脂和鞘糖脂代谢；Acly 主要参与柠檬酸和 ATP 分解代谢、辅酶 A 代谢；Serinc1 主要参与磷脂酰丝氨酸和鞘脂代谢；Pdha1 主要参与乙酰辅酶 A 代谢、糖酵解；Psma2 主要参与泛素依赖蛋白分解代谢；Psmb4 主要参与泛素依赖蛋白分解代谢；Taldo1 主要参与糖代谢；Soat1 主要参与脂代谢、类固醇代谢等。

2）参与调控转录、信号转导等的基因。主要见于邪毒壅盛证上调，气虚证总体上反而有下调趋势，见表7-22。

表7-22　同病异证肿瘤小鼠肾上腺高表达的调控转录类基因

基因缩写	中文名	正常	邪毒	气虚	阳虚	阴虚
Rps14	核糖体蛋白 S14	7 633	8 408	7 093	7 812	7 686
Dapk3	死亡相关蛋白激酶 3	5 752	7 041	6 174	5 822	6 335

（续表）

基因缩写	中文名	正常	邪毒	气虚	阳虚	阴虚
Park7	帕金森综合征相关脱糖酶	5 534	6 401	5 384	5 211	6 101
Nr4a1	孤儿核受体亚家族 4A1	5 680	6 348	3 734	4 639	5 163
Calr	钙网蛋白	5 018	5 686	4 852	4 465	5 062
Prkar1a	cAMP 依赖性蛋白激酶 AIα 调节亚基	4 475	5 626	4 397	4 583	4 739
Alas1	限速酶氨基酮戊酸合酶 1	3 957	5 433	4 964	4 331	4 986
Cd81	四次跨膜蛋白 81	4 975	5 325	4 906	4 456	5 064
Sqstm1	泛素结合蛋白 P62	4 794	5 690	4 644	5 414	5 278
Cdc42	细胞分裂周期蛋白 42	6 113	6 674	6 681	5 550	6 522

Rps14 主要参与核糖体小亚基组装和维持、负调控转录等；*Nr4a1* 主要参与调控转录、信号转导等；*Calr* 主要参与调控转录、调控细胞凋亡等；*Prkar1a* 主要参与调控转录自 RNA 聚合酶Ⅱ启动子、蛋白氨基酸磷酸化、细胞内信号转导级联等；*Sqstm1* 主要参与调控 I-κB 激酶/NF-κB 级联、细胞凋亡、免疫应答、细胞内信号转导级联等。

3）参与化学合成、化学加工修饰及运输过程的基因。也主要见于邪毒壅盛证上调，见表 7-23。

表 7-23　同病异证肿瘤小鼠肾上腺高表达的化学合成及运输基因

基因缩写	中文名	正常	邪毒	气虚	阳虚	阴虚
Ddx3x	RNA 解螺旋基因	5 618	7 494	5 891	6 185	6 463
1810009M01Rik	/	6 184	7 409	6 229	6 274	6 722
Atp5b	ATP 合成酶 H⁺ 转运线粒体肽 5b	6 467	7 226	6 834	6 072	7 218
Abhd2	水解酶家族基因 2	5 566	7 033	5 769	5 025	5 075
Abcb1b	ATP 结合家族亚家族 B 成员 1	6 286	6 936	6 256	4 565	4 246
Itm2b	整合膜蛋白 2B	6 240	6 927	6 004	5 538	6 302
Hspa5	热休克蛋白 5	6 078	6 886	5 965	5 607	6 357
D12Ertd647e	/	5 618	6 603	6 417	4 509	5 392
Cst3	胱抑素 C	5 983	6 243	6 159	5 484	5 887
Laptm4a	溶酶体关联蛋白跨膜 4α	5 355	6 196	5 989	4 846	5 466

（续表）

基因缩写	中文名	正常	邪毒	气虚	阳虚	阴虚
Txnip	硫氧还蛋白互作蛋白	4 288	6 095	5 858	5 616	5 889
Ly6e	淋巴细胞抗原 6 复合体 E	4 600	6 066	5 170	4 228	4 731
Sparc	富含半胱氨酸的酸性分泌蛋白	4 303	6 033	5 406	4 112	4 101
Cnbp	细胞核酸结合蛋白	5 388	5 924	5 276	5 688	5 806
Tspo	转位蛋白	4 997	5 757	4 894	4 739	5 410
Atp5g3	ATP 合成酶 H + 转运线粒体肽 5g3	5 287	5 661	4 877	4 520	5 659
MGC67181	/	4 328	5 406	4 320	4 133	4 202
Pcolce	前胶原 C 端蛋白酶增强子	4 421	5 394	4 581	4 390	4 956
H3f3b	H3.3 组蛋白 B	3 995	5 345	5 050	5 063	4 660
Tegt	睾丸增强基因转录本	4 245	5 195	4 595	4 299	4 536
Star	类固醇合成急性调节蛋白	8 087	7 973	8 507	7 613	8 402
B2m	β2 微球蛋白	6 183	6 863	7 065	5 786	6 614
Dbi	苯甲二氮卓结合抑制剂	5 072	5 079	5 612	3 936	4 508

　　Atp5b 和 *Atp5g3* 主要参与产生前体代谢分子和能量、离子运输、ATP 合成偶联质子运输等；*Abcb1b* 主要参与运输、应答药物；*Laptm4a* 主要参与运输。

　　在气虚证具有上调趋势的基因中，*Star* 编码类固醇合成急性调节蛋白，主要参与 C21 类固醇激素生物合成，将胆固醇由线粒体外膜向线粒体内膜的转运，此过程是类固醇激素合成的限速步骤。*Dbi* 为苯甲二氮草结合抑制剂，主要参与运输，它能够将胆固醇从胞浆直接转移至线粒体内膜。有研究表明 *Dbi* 能反馈调节胰腺分泌和餐后胆囊收缩素的释放。

2. 气虚证和邪毒壅盛证 H22 肿瘤小鼠肾上腺基因转录的差异

　　潘志强等[19]对 2006 年批次实验肿瘤小鼠肾上腺芯片结果分析，将邪毒壅盛证或气虚证分别与正常和其他证候小鼠比较，相对表达比值大于 1.5 者，视为上调；小于 0.67 者，视为下调。结果如下。

　　（1）邪毒壅盛证上调基因

　　邪毒壅盛证独特上调基因共 20 个，见表 7-24。

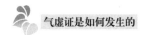

表 7-24　邪毒壅盛证肿瘤小鼠肾上腺独特上调基因

基因缩写	中文名	正常	邪毒	气虚	阳虚	阴虚
Pomc1	阿黑皮素原 1	3 200	5 442	913	2 682	3 471
Txndc11	含硫氧还蛋白域 11	741	2 182	1 238	1 114	1 048
Bhlhb2	基本螺旋循环域 B	574	2 012	1 160	1 091	1 273
Tiparp	TCDD 诱导型聚 ADP 核糖聚合酶	779	1 861	799	641	665
Ell2	延伸因子 RNA 聚合酶Ⅱ-2	823	1 819	1 205	1 109	1 038
Usp37	泛素特异肽酶 37	511	1 281	781	609	574
Atxn7	失调共济蛋白 7	364	1 117	579	723	639
Chka	胆碱激酶 α	523	1 117	725	691	483
Spty2d1	含 SPT2 染色质蛋白结构域 1	585	1017	424	308	261
Dusp10	双特异性磷酸酶 10	371	991	639	411	395
Tnfaip6	肿瘤坏死因子 α 引导蛋白 6	280	975	482	370	236
Ccdc49	剪接体相关蛋白同源体	375	921	449	329	306
Axud1	AXIN1 上调 1 基因	285	851	379	383	388
Atf3	转录激活因子 3	194	728	360	219	176
Hivep2	人类免疫缺陷病毒 I 型增强子结合蛋白 2	287	646	424	425	400
Klf4	胃肠富集 Kruppel 样因子	255	635	327	303	303
Ccrl2	趋化因子受体样 2	287	620	387	233	254
Nfkbiz	B 细胞 K 轻肽基因增强子核因子抑制因子	157	614	298	344	352
Rgs1	G 蛋白信号转导调控因子 1	126	587	279	161	189
AB041803	/	198	518	328	343	341

以上这些基因的总体特征为：正常组表达总体偏低，芯片读数多数在 800 以下，而 H22 肝癌小鼠邪毒壅盛证表达升高多数在 2 倍以上。依据这些基因参与的生物学功能，大体可分为以下几类。

1）参与信号转导途径与免疫应答的基因：

Pomc1，分析见下文。

Tnfaip6 主要参与炎症应答、细胞附着、信号转导等。

Ccrl2 属于趋化因子受体家族，是一类表达于不同类型细胞上的含有 7 个跨膜区的 G 蛋白偶联受体。它介导的信号传递途径参与多种生理和病理过程，如趋化因子受体对脂类激酶和磷脂酶的激活、对胞内 Ca^{2+} 浓度的调节、

对蛋白激酶的激活、趋化因子受体介导 JAK-STAT 信号途径等。

$Rgs1$ 属于通过 G 蛋白调节信号转导的蛋白家族,其主要功能是参与 G 蛋白信号转导、腺苷酸环化酶抑制途径、负调控信号转导及免疫应答等。例如 Rgs 可以直接与激活的 Gα 亚基结合来负调节 G 蛋白信号即失活 Gα 亚基并降低 G 蛋白偶联受体(GPCR)信号,为负调控因子。此外,Rgs 蛋白可调节 Ca^{2+} 信号、调节兴奋性细胞膜上的 K^+ 和 Ca^{2+} 通道,小 Rgs 蛋白分子可能作为支架蛋白连接 GPCR 和相关的信号蛋白等。

2)参与调控转录:转录因子是一类具有重要功能的序列特异性 DNA 结合蛋白,它们通过激活或抑制其目标基因的转录来调控基因的时相性及在细胞和组织的特异性表达,而在细胞生长、分化、凋亡等生理过程的调节中担任重要的角色。本研究发现肿瘤发生后,邪毒壅盛证肾上腺上调的有关转录因子较多,如 $Ell2$、$Atf3$、$Klf4$、$Bhlhb2$、$Hivep2$ 等。

$Ell2$ 能催化哺乳动物细胞中 RNApolⅡ 的转录延伸速度。

$Atf3$ 属含亮氨酸拉链结构的转录因子 ATF/CREB 家族成员,不仅在应激反应中是个关键的调控因子,还广泛参与了机体稳态维持、创伤愈合、细胞黏附、肿瘤形成、凋亡以及信号传导等生理和病理过程。

$Klf4$ 是一种真核锌指蛋白转录因子。研究表明,$Klf4$ 通过调节下游靶基因 $P21$ 及 $CyclinD1$ 的转录表达而在细胞的周期调控、细胞的增生分化中担任重要的角色。

3)参与蛋白质、脂类代谢:泛素是能量依赖的蛋白质分解途径中的重要组成部分,因其存在于所有细胞、含量丰富且高度保守,而被称为泛素。

Usp(泛素特异肽酶)属于泛素家族。$Chka$ 是胆碱磷酸化途径中重要的酶,它广泛分布于哺乳动物肝、脑和肺等组织中。细胞恶性转化会激活胆碱激酶,导致磷酸胆碱含量增加,快速增殖的肿瘤细胞含有大量磷脂特别是卵磷脂,膜结构成分如脂蛋白及磷脂(卵磷脂)等也可调节细胞信息转导过程,从而影响细胞增殖和分化。$Dusp10$ 是酪氨酸磷酸酶家族中的一员,它参与生物体内信号转导、生长调控、新陈代谢等许多基本的生理活动。双特异性磷酸酶不仅可以催化磷酸化酪氨酸,而且可以催化磷酸化的丝氨酸/苏氨酸。

4)细胞凋亡、电子传递:$Axud1$ 可能在 $Axin1$ 介导的细胞凋亡过程中起着关键作用。

$Txndc11$ 属于硫氧还蛋白家族成员,硫氧还蛋白(TRX)是一种具有氧化还原活性的小分子蛋白质。TRX 与硫氧还蛋白还原酶及 NADPH 构成的氧化还原系统广泛存在于组织细胞中,调节细胞生长、分化及信号转导过程。

（2）邪毒壅盛证下调基因

邪毒壅盛证独特下调基因共 7 个,见表 7-25。

表 7-25　邪毒壅盛证肿瘤小鼠肾上腺独特下调基因

基因缩写	中文名	正常	邪毒	气虚	阳虚	阴虚
Hbxip	乙肝病毒 X 蛋白结合蛋白	7 369	9	386	374	5 363
H2-T22	组织相容性 2T 区基因座 22	2 126	9	17	816	1 775
Ndufs6	NADH－辅酶 Q 氧化还原酶铁硫蛋白亚基 6	896	0	614	721	892
B930041F14Rik	/	758	359	682	785	865
Mgat4b	甘露糖苷乙酰葡糖胺基转移酶 4 同工酶 B	735	352	548	722	648
Cdkl3	细胞周期蛋白依赖性激酶样 3	592	282	549	611	504
Tgfb1	转化生长因子 β1	448	218	363	611	572

邪毒壅盛证独特下调的基因为数不多,但有两个显著的特征,其一正常组高表达的基因在邪毒壅盛证中几乎不表达,如 Hbxip、H2-T22 和 Ndufs6。其二正常组中表达的基因在邪毒壅盛证中下调 50% 左右,如 Tgfb1、Mgat4b、Cdkl3 和 B930041F14Rik。

研究表明,Hbxip 主要参与病毒应答和病毒基因组复制等。H2-T22 是组织相容性抗原基因,它在主要组织相容性抗原识别以及清除外来和内在抗原中起重要作用。Ndufs6 编码 NADH 脱氢酶 Fe-S 蛋白 6,主要参与线粒体电子传递等功能。

（3）气虚证上调基因

气虚证肾上腺上调的基因数量少,仅 4 个,而且表达量低,与同期的邪毒壅盛证有很大的区别,见表 7-26。

表 7-26　气虚证肿瘤小鼠肾上腺独特上调基因

基因缩写	中文名	正常	邪毒	气虚	阳虚	阴虚
Pde10a	磷酸二酯酶 10a	371	475	927	470	466
Olfr1305	嗅觉受体基因 1305	79	401	693	72	74

(续表)

基因缩写	中文名	正常	邪毒	气虚	阳虚	阴虚
Olfr46	嗅觉受体基因 46	2	29	553	6	0
Cyp3a13	细胞色素 P450 家族 3A13	107	288	520	74	181

OR（嗅觉受体基因）在正常小鼠肾上腺几乎不表达，而在 H22 肝癌早期气虚证小鼠肾上腺表达活跃，其中，*Olfr1305* 在邪毒壅盛证和气虚证均表达，而 *Olfr46* 仅仅在气虚证中表达显著。研究表明 *OR* 属于 G 蛋白偶联受体超家族，在小鼠基因组有 1 500 个 *OR* 基因，占基因总量的 3%～5%。

Pde10a 基因在肝癌小鼠气虚证表达较活跃，Pde（磷酸二酯酶）是一超家族酶系，迄今已发现 Pde 有 11 个家族，共 22 个亚族。*Pde10a* 能水解 cAMP 和 cGMP，是双底物的磷酸二酯酶。

（4）气虚证下调基因

与同期邪毒壅盛证不同的是，气虚证下调基因比例增加，有 7 个，见表 7-27。

表 7-27 气虚证肿瘤小鼠肾上腺独特下调基因

基因缩写	中文名	正常	邪毒	气虚	阳虚	阴虚
Gh	生长激素	6761	7 717	2 424	5 648	5728
Pomc1	阿黑皮素原 1	3 200	5 442	913	2 682	3 471
Prl	催乳素	3 615	4 734	671	2 908	3 241
Junb	原癌基因 Junb	1 357	1 136	497	804	908
Cga	糖蛋白激素	1 090	1 567	163	506	552
Tubb3	微管蛋白 β-Ⅲ	671	194	84	173	306
Npm3	核质蛋白 3	564	77	36	790	604

气虚证独特下调基因尽管不多，但值得关注的是，这些基因中竟然有 4 个属于激素类基因，分别是 *Gh*、*Pomc1*、*Prl* 和 *Cga*，且以往的研究表明这些激素主要由垂体分泌。

本研究发现以往认为在垂体中表达的基因 *Gh*、*Pomc1*、*Prl*，在正常小鼠肾上腺中竟然有着很高的表达，而且肿瘤早期邪毒壅盛证小鼠表达更活跃，相反同期的气虚证小鼠表达却下降了 65%～80%。值得深入研究。

以上，生长激素是腺垂体分泌的多肽，其主要作用是促进生长发育和影响代谢，有研究显示生长激素可能加快小鼠衰老。阿黑皮素原基因在弓状核

主要衍生为 β 内啡肽、促肾上腺皮质激素、促黑色素激素和促脂素等,参与应激、镇痛、学习与记忆和生殖等功能。催乳素是由垂体前叶嫌色细胞分泌的多肽,主要参与生育和哺乳、内分泌和代谢、免疫调节等生理功能。糖蛋白激素是来自垂体前叶内合成的卵泡刺激素(FSH)、促黄体生成激素(LH)、促甲状腺激素(TSH)以及在胎盘的绒毛膜促性腺激素(CG)共同的 α 亚基。FSH、LH 与 CG 又合称为促性腺激素,对于机体的生殖内分泌系统有十分重要的意义。

此外,原癌基因 *Junb* 在气虚证小鼠肾上腺表达较正常降低 63%。*Junb* 为 Fos/Jun 家族成员之一,是 AP-1 转录因子的主要成分,也是有丝分裂激活传递途径中的主要靶元件。

3. 肝癌小鼠不同阶段肾上腺差异表达的基因分析

潘志强等[20]对 2006 年批次实验肿瘤小鼠肾上腺芯片结果分析,在芯片 16 661 个核心基因中,选取 H22 肝癌小鼠邪毒壅盛证、气虚证、阳气虚证、气阴阳虚证 4 个证候肾上腺与正常组比值至少有 1 组>2.0 或<0.5 的基因;其中 4 个证候与正常比值一致>1.5 或<0.67 者以及表达量>1 000 的高表达基因。结果如下。

(1)肝癌小鼠肾上腺一致上调的基因

1)早期肝癌小鼠肾上腺一致上调的基因:早期上调的基因有 19 个,其中邪毒壅盛有 16 个,气虚 3 个,见表 7-28。

表 7-28 肿瘤早期同病异证小鼠肾上腺上调显著的基因

基因缩写	中文名	正常	邪毒	气虚	阳虚	阴虚
Xdh	木糖醇脱氢酶	1 628	3 259	3 008	2 756	2 575
Gpx3	谷胱甘肽过氧化物酶 3	1 414	3 004	2 286	2 526	2 491
Gpam	甘油-3-磷酸酰基转移酶	1 287	2 991	2 567	2 565	2 870
Adamts1	ADAM 金属肽酶含血小板反应蛋白 1 基元	737	2 222	1 622	1 406	1 355
Stat3	信号转导与转录激活因子 3	1 059	2 124	1 652	2 065	2 115
Procr	蛋白 C 受体	893	2 015	1 696	1 776	1 703
Bhlhb2	基本螺旋循环域 B	574	2 012	1 160	1 091	1 273
C2	补体 2	760	1 716	1 715	1 298	1 672
Usp53	泛素特异性肽酶 53	640	1 709	1 106	1 175	1 040

（续表）

基因缩写	中文名	正常	邪毒	气虚	阳虚	阴虚
Thbs1	凝血栓蛋白 1	460	1 329	1 068	1 298	1 001
Plau	尿激酶型纤溶酶原激活剂	324	1 237	871	723	592
D16Ertd472e	/	563	1 213	941	1 192	974
Apoc1	载脂蛋白 C1	417	1 190	951	840	1 098
Fpr-rs7	甲酰基肽受体相关序列 7	0	1 166	940	468	2
Pmp2	外周髓鞘蛋白 2	393	1 139	1 032	853	885
Atxn7	失调共济蛋白 7	364	1 117	579	723	639
Dusp6	双特异性磷酸酶 6	1 325	2 312	2 709	2 524	2 630
Myo10	肌球蛋白 10	548	1 216	1 288	945	875
Ms4a6b	跨膜 4 结构域亚家族 A 成员 6B	573	921	1261	926	895

2）肝癌小鼠肾上腺一致上调基因的功能：有两类基因比较集中，一类为参与炎症反应、防御应答、补体激活途径等与免疫功能相关的基因。这类基因较多，如：*Hp*、*C3*、*Anxa1*、*Procr*、*C2*、*Il4ra*、*Masp1*、*Cd14*、*Ptprc*、*Cd52*、*C4b*、*Kng1*、*S100a8*、*Ltf*、*Mpo* 等。其中一些基因在正常情况下有表达，且表达量大，如 *Hp* 和 *C3*；而 *Cd14*、*Ptprc*、*Cd52*、*C4b*、*S100a8* 等基因在正常小鼠表达较低，有的近乎不表达，但肿瘤发生后，这些基因表达异常活跃，如 *S100a8* 由正常表达量的 59 到中晚期表达量高达 6 140！

其中 *Hp*（触珠蛋白）被称为急性期炎性反应蛋白，在炎症、外伤急性期明显升高。*Procr* 又称为 *Epcr*，参与抗凝、抗炎症、抗凋亡及自身免疫。补体 C3 参与并调节细胞免疫应答。*Anxa1*（膜联蛋白 A1）又称为磷脂酶 A2 抑制蛋白，它与细胞增殖、分化、凋亡、信号转导、膜融合、炎症等相关。

Il4ra 主要参与调节 T 细胞的生长、繁殖和分化。*Cd14* 是一种特异性的单核细胞和巨噬细胞细胞表面标记物，主要生物学活性是作为内毒素脂多糖受体，在机体免疫、防御系统引起的一系列病理反应中起关键作用。*Ptprc* 又称为 *Cd45*，主要参与活化信号转导、淋巴细胞发育、T 细胞活化中的调节。此外，*Cd45* 还参与 B 细胞的分化等多种免疫功能。*Cd52* 为分布在淋巴细胞及淋系肿瘤细胞上的一种糖基磷脂酰肌醇锚定糖蛋白抗原，其分子交联化可引起一系列信号传导。*Mpo*（髓过氧化物酶）是由活化的吞噬细胞分泌的一种血红素蛋白，也是髓细胞的特异性标志。

另一类涉及许多酶。如 *Eno3*、*Xdh*、*Adh7*、*Gpx3*、*Dusp6*、*Gpam*、*Pex16*、*Adamts1*、*Usp53*、*Dusp16*、*Pex5*、*Nnmt*、*Alas2*、*Gda*、*Plau*、*Arhgap28*、*Mmp8* 等。其中 *Adamts1*、*Mmp8*、*Plau* 参与蛋白质水解等过程，*Dusp6*、*Dusp16* 参与蛋白氨基酸去磷酸化等，*Pex5* 参与蛋白质运输，*Usp53* 参与泛素依赖蛋白分解代谢等过程。*Eno3* 参与糖酵解；*Xdh* 参与电子传递过程，*Gpx3* 参与过氧化氢分解代谢。*Alas2*、*Gpam*、*Pex16* 参与血红素和磷脂等生物合成。*Gda* 和 *Adh7* 参与核苷酸、核酸代谢及调控转录等。

以上这些酶有关基因，部分如 *Eno3*、*Xdh*、*Adh7*、*Gpx3*、*Dusp6* 和 *Gpam* 在正常小鼠肾上腺表达较高，当肿瘤发生后，其表达量更是增加达 2 倍。提示肿瘤发生后，肾上腺部分生物大分子的合成、分解、代谢十分活跃。这些酶的变化与肿瘤分期没有显著的关系，更可能与疾病有关。

（2）肝癌小鼠肾上腺一致下调的基因

同样，通过以上筛选方法，获得肾上腺一致下调高表达基因共 26 个。

1）早期肝癌小鼠肾上腺一致下调的基因：早期一致下调的基因有 9 个，其中邪毒壅盛证有 3 个，气虚证 6 个。见表 7-29。

表 7-29　肿瘤早期同病异证小鼠肾上腺一致下调显著的基因

基因缩写	中文名	正常	邪毒	气虚	阳虚	阴虚
Eef1a2	真核翻译延伸因子 1α2	1 270	415	461	831	809
Retsat	饱和视黄醇	2 029	588	1 289	1 033	620
Slc22a17	溶质载体家族 22 成员 A17	1 599	727	1 009	944	1 055
6332401O19Rik	/	1 026	84	68	94	120
Cck	缩胆囊肽	1 933	166	155	224	180
Gpm6a	糖蛋白 m6a	1 143	274	272	349	315
Atn1	肌萎缩蛋白 1	1 260	520	455	603	576
Stmn3	微管解聚蛋白	1 178	565	495	693	610
Snap25	突触相关蛋白 25	1 781	676	593	974	857

2）肝癌小鼠肾上腺一致下调基因的功能：这类基因下调幅度大。主要涉及以下几类基因。第一类为与神经系统功能相关的基因，如 *Plp1*、*Mbp*、*Aldh1a1*、*Snap25*、*Cck*、*Atn1*、*Stmn3* 等。这类基因以往研究集中在神经系统。那为什么在肾上腺表达会出现如此的变化呢？可能是因为肾上腺髓质

由外胚层的神经嵴细胞迁移而来,人胚胎自第 7 周起,第 18～24 对体节水平的神经嵴细胞迁入肾上腺皮质原基而分化为肾上腺嗜铬细胞,使肾上腺髓质与交感神经细胞同源。由此推断,这类基因可能在肾上腺髓质表达。值得注意的是,这些基因在正常小鼠肾上腺内表达量均很高,可能很重要,当肿瘤形成后,其表达量大幅度下降!

如 *Plp1* 基因在正常小鼠肾上腺芯片读数为 5 219,提示为高表达基因,在肿瘤形成全过程中,*Plp1* 基因表达量比正常小鼠降低 90％! *Plp1* 基因编码髓鞘蛋白脂蛋白,在中枢神经系统中含量最丰富,并在其发育过程中起到十分重要的作用。*Mbp* 基因在正常小鼠肾上腺芯片读数为 4 248,在肿瘤形成全过程中,*Mbp* 基因表达量比正常小鼠降低竟达 95％! 几乎被关闭。Mbp是组成髓鞘的主要蛋白之一,主要参与突触传递、中枢神经系统发育、神经入鞘及免疫应答等。*Cck* 基因在正常小鼠肾上腺芯片读数为 1 933,肿瘤发生后各期,*Cck* 基因表达量降低也达 90％。*Cck* 基因编码缩胆囊素,是具有广泛生物学活性的脑肠肽,它既是胃肠道主要调节激素之一,参与摄食促进胰岛素的释放、胃肠运动、镇痛、情绪等活动的调节;也作用于中枢神经系统,起着神经递质或调质的作用。

此外,研究表明 *Aldh1a1* 可能参与帕金森病的发生机制;*Snap25* 在轴突的生长、树突的形成、神经递质吸收与分泌、突触小泡与质膜的融合过程中起着重要的作用;*Atn1* 和 *Stmn3* 参与神经系统发育和细胞内信号转导等。芯片结果显示 *Aldh1a1*、*Snap25*、*Atn1* 与 *Stmn3* 在肿瘤形成中,比正常降低 50％左右。

第二类为参与水电解质代谢有关的基因,如 *Aldh1a1*、*Slc22a17*、*Atp1a3*、*Atp1b2* 等。推测这些基因可能是由肾上腺皮质所表达,提示肿瘤发生后,肾上腺参与调节水电解质代谢的基因表达下降,导致机体水电解质平衡紊乱。

其中,*Aldh1a1* 基因参与醛代谢,正常小鼠肾上腺芯片读数为 3 346,随着肿瘤的发展,其表达量日益下降 50％～67％。值得注意的是,与此相反,肾上腺皮质类固醇醛固酮合成酶 *Cyp11b2* 表达却逐渐升高,反映了机体醛固酮合成增多与代谢减少的一致! *Slc22a17*、*Atp1a3*、*Atp1b2* 等基因参与钾和钠离子的运输,随着肿瘤的发生发展,这些基因表达呈现逐渐下降的趋势,提示肿瘤小鼠水电解质代谢调节功能紊乱。

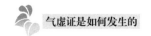

第三类为参与信号转导的基因,诸如 *Cxcr4*、*Cck*、*Spag5*、*Stmn3* 等。*Cxcr4* 被发现是 T 细胞-嗜性 HIV-1 的主要辅助受体,主要参与信号转导、G 蛋白偶联受体蛋白信号转导途径等,研究表明 *Cxcr4* 在炎症反应、HIV 感染、调控免疫细胞分化、发育及定向迁移过程中起重要作用,且在心脏、血细胞、血管和神经网络的发育,损伤的修复及肿瘤的生长恶化中起一定作用。正常小鼠肾上腺芯片读数为 3 022,在肿瘤形成全过程中,*Cxcr4* 基因表达量比正常小鼠降低 50％左右。*Spag5* 主要参与磷酸肌醇介导信号转导、细胞周期、有丝分裂、纺锤体组织和生物发生等生物过程。正常小鼠肾上腺芯片读数为 1 716,在肿瘤形成全过程中,*Spag5* 基因表达量比正常小鼠降低 65％～80％。*Cck* 与 *Stmn3* 基因也参与了细胞内信号转导级联反应等。有研究表明 Cck-8 可剂量依赖性地激活静息状态和 LPS 诱导的大鼠 PMs cAMP-PKA 信号转导途径,并认为这可能是 Cck 抗炎作用的分子机制之一。

第四类为参与转录调控、蛋白质生物合成及其折叠等基因,如 *Hspa1a*、*Dnajb1*、*Thra*、*Hhex* 等。其中 *Hspa1a* 编码热休克 70kDa 蛋白 1A,Hsp70 具有多种生物学功能,包括分子伴侣功能、参与免疫反应、抗细胞凋亡功能、抗氧化功能、提高细胞的应激耐受性、促进细胞增殖、参与细胞骨架的形成和修复等。*Dnajb1* 基因又称为 *Hsp40*,被认为可以对 Hsp70ATP 酶的活性起到重要的调节作用。*Dnajb1* 在小鼠睾丸中持续性表达,其表达水平不受热休克而改变。Thra 即 α 型甲状腺激素受体。

此外,值得注意的是,*H3 histone*、*family 3B* 基因在正常小鼠表达量高达 13 992,而肝癌小鼠早期的邪毒壅盛证、气虚证和阳气虚证中表达急剧下降,下调 99％！在气阴阳虚证中下调也有 50％,这种情况与证候有关,还是其他原因所致,尚有待于深入研究。研究表明 H3 histon 是染色体的结构蛋白,它与 DNA 组成的核小体是染色体的基本结构单元,组蛋白的功能是协助折叠及包装 DNA,保护 DNA 不被酶消化。除此之外,它还在基因调控、肿瘤形成、细胞凋亡中起到重要作用。

总之,以上这些基因表达的下调,标志着肾上腺整体生理功能的减退。

4. Smad 信号转导通路在不同证候 H22 肿瘤小鼠肾上腺的基因表达

潘志强等[21]对 2006 年批次实验肿瘤小鼠肾上腺芯片结果分析,基于信号转导通路由胞外向胞内转导路径,依次对 Tgf-β/Smad 和 Bmp/Smad 信号通路上下游基因进行列表分析。

（1）Tgf-β/Smad 信号通路的基因表达

Tgfb 受体（*Tgfbr*）的基因表达量大于 *Tgfb* 基因，与正常组比较，除 *Tgfb1* 基因外，其他各基因在早期的邪毒壅盛证表达量均比早期的气虚证有升高的趋势，*Tgfb* 及其信号下游的胞浆蛋白 *Smad* 的基因表达结果见表 7-30。

表 7-30　不同证候小鼠肾上腺 Tgf-β/Smad 信号通路比较

基因缩写	中文名	正常	邪毒	气虚	阳虚	阴虚
Tgfb1	转化生长因子 β1	448	218	363	611	572
Tgfb2	转化生长因子 β2	59	90	71	92	34
Tgfb3	转化生长因子 β3	394	493	388	280	251
Tgfbr1	Tgf-β 受体 1	997	1 381	1 137	1 263	1 074
Tgfbr2	Tgf-β 受体 2	886	1 280	1 006	904	877
Tgfbr3	Tgf-β 受体 3	1 756	2 822	1 851	1 908	1 811
Smad2	果蝇 MAD 类似基因 2	586	471	662	585	495
Smad3	果蝇 MAD 类似基因 3	392	693	486	469	440
Smad4	果蝇 MAD 类似基因 4	586	542	709	529	518

（2）Bmp/Smad 信号通路的基因表达

Bmp 及其受体（*Bmpr*）基因在 4 个证候 H22 肿瘤小鼠肾上腺中的表达情况以受体表达量较大，其次是 *Bmp1*、*Bmp7*，其他 *Bmp* 亚型表达量均较小，*Bmp* 及其信号下游的胞浆蛋白 *Smad* 的基因表达结果见表 7-31。其中 *Smad1*、*Smad5* 的表达量较大。

表 7-31　不同证候小鼠肾上腺 Bmp/Smad 信号通路比较

基因缩写	中文名	正常	邪毒	气虚	阳虚	阴虚
Bmp1	骨形态发生蛋白 1	534	698	670	491	483
Bmp2	骨形态发生蛋白 2	40	33	49	81	82
Bmp3	骨形态发生蛋白 3	58	42	48	93	63
Bmp4	骨形态发生蛋白 4	118	160	171	85	92
Bmp5	骨形态发生蛋白 5	59	88	88	46	39
Bmp7	骨形态发生蛋白 7	699	651	616	862	951

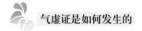

（续表）

基因缩写	中文名	正常	邪毒	气虚	阳虚	阴虚
Bmp8a	骨形态发生蛋白 8a	51	52	64	50	90
Bmp8b	骨形态发生蛋白 8b	54	38	49	36	56
Bmp10	骨形态发生蛋白 10	30	62	96	52	92
Bmp15	骨形态发生蛋白 15	42	34	41	21	42
Bmpr1a	Bmp 受体 1a	1 203	1 313	1 235	1 118	968
Bmpr1b	Bmp 受体 1b	149	72	79	95	95
Bmpr2	Bmp 受体 2	1 041	1 277	1 147	1 505	1 362
Smad1	果蝇 MAD 类似基因 1	427	518	607	612	617
Smad5	果蝇 MAD 类似基因 5	1 052	1 139	1 158	800	890
Smad6	果蝇 MAD 类似基因 6	76	27	83	55	58
Smad7	果蝇 MAD 类似基因 7	103	137	172	118	115
Smad8	果蝇 MAD 类似基因 8	107	73	144	124	86

（3）Smad 信号通路的基因表达模式聚类分析

依据系统聚类法对 H22 肿瘤小鼠不同证候 Smad 信号通路基因表达进行聚类，结果发现阳气虚证和气阴阳虚证的基因表达模式相似，而邪毒壅盛证与气虚证的表达模式类似。

进一步对 Smad 信号通路上 27 个相关基因表达模式予以聚类分析，与正常组比较，结果发现：*Tgfbr1*、*Tgfbr2*、*Tgfbr3*、*Smad3*、*Bmp7*、*Bmp2*、*Bmp8a*、*Bmpr2*、*Smad1*、*Smad7* 和 *Bmp10* 等 11 个基因被聚为一类，其特点是这些基因在 4 个证候中表达量均比正常组有增加趋势；*Bmpr1b*、*Smad6* 基因被聚为一类，即表达量小，且在 4 个证候中呈现下降趋势；*Tgfb3*、*Smad2*、*Smad4*、*Bmp1*、*Bmp4*、*Bmp8b*、*Bmp15*、*Bmpr1a*、*Smad5* 等 9 个基因被聚为一类，它们在阳气虚证和气阴阳虚证中表达量有下降趋势；*Tgfb1*、*Bmp3*、*Smad8* 等 3 个基因被聚为一类，在邪毒壅盛证中下降，而在阳气虚证中升高；*Tgfb2*、*Bmp5* 基因被聚为一类，其表达量小，且在邪毒壅盛证和气虚证中升高，而在气阴阳虚证中下降。

5. 丝裂原激活蛋白激酶（MAPK）信号通路基因在不同证候 H22 肝癌小鼠肾上腺的表达差异

潘志强等[22]对 2006 年批次实验肿瘤小鼠肾上腺芯片结果分析，发现：

（1）ERK 通路中有关基因的表达差异

ERK 通路（Raf-MEK-ERK 途径）是最有代表性的 MAPK 信号传导途径，研究表明，在表皮生长因子（EGF）、神经生长因子（NGF）和胰岛素样生长因子 1（IGF-1）等刺激引起的细胞反应中，ERK 通路起重要调控作用。其信号转导途径为：生长因子与细胞膜上相应的受体结合后，依次激活胞质 RAS、RAF1、MAP2K1/2、MAPK1/3 蛋白，再转运至细胞核内对 MSK1、P90RSK、MNK1/2、c-MYC、ELK-1、STAT3、EST1/2 等转录因子进行基因表达的调控。有关 H22 肝癌小鼠不同证候肾上腺组织 ERK 通路中各基因的表达情况见表 7-32。

表 7-32　不同证候小鼠肾上腺 ERK 通路基因表达量

基因缩写	中文名	正常	邪毒	气虚	阳虚	阴虚
Igf1	胰岛素样生长因子 1	1 015	1 431	1 177	703	797
Egf	表皮生长因子	106	19	25	3 113	20
Ngf	神经生长因子	61	66	63	1 130	67
Igf1r	胰岛素样生长因子 1 受体	737	941	986	1 190	1 141
Egfr	表皮生长因子受体	259	498	481	346	387
Ngfr	神经生长因子受体	105	117	95	70	120
Hras1	Harvey 大鼠肉瘤病毒癌基因	581	390	489	555	457
Raf1	v-raf-1 鼠科白血病病毒癌基因同源物 1	1 315	1 928	1 708	1 357	1 405
Map2k1	促分裂素原活化蛋白激酶激酶 1	1 674	1 709	1 915	1 564	1 432
Mapk1	丝裂原活化蛋白激酶 1	1 642	1 398	1 648	1 423	1 267
Mapk3	丝裂原活化蛋白激酶 3	1 224	1 120	1 133	954	871
Rps6ka5	核糖体蛋白 S6 激酶多肽 5	229	325	190	190	206
Rps6ka1	核糖体蛋白 S6 激酶多肽 1	162	223	189	297	314
Mknk1	MAP 激酶相互作用丝氨酸/苏氨酸激酶 1	656	866	694	730	818
Myc	骨髓细胞增多症原癌基因	373	384	496	878	905
Elk1	激活 MEK-ERK1/2-ets 样基因 1	214	325	263	231	240
Stat3	信号传导及转录激活蛋白 3	1 059	2 124	1 652	2 065	2 115

注：*Mapk1* 基因又名 *Erk2*；*Mapk3* 基因又名 *Erk1*；*Map2k1* 基因又名 *MAPK/Erk kinase 1*。

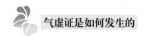

由表 7-32 可知,ERK 通路中 *Raf1*、*Map2k1*、*Mapk1*、*Mapk3* 等主要信号分子的基因表达量大;其中 *Igf1* 及其受体、*Stat3* 转录因子表达量大,以早期邪毒证和气虚证为甚,在肾上腺中介导 ERK 通路中意义较大。而胞质中的信号转导分子 *Raf1*、*Map2k1* 在早期邪毒证和气虚证中表达高,提示 H22 肝癌小鼠早期肾上腺 ERK 通路易于被激活。

(2) JNK 通路中有关基因的表达差异

JNK 通路也是 MAPK 信号转导中的另一条重要途径,该通路有转化生长因子 β(TGF-β)的参与,在外界不同因素的刺激下,TGF-β1 与细胞膜上相应受体结合,依次激活胞质中的 MAP3K4/12、MAPK8/9/10,再进入细胞核内调节转录因子 c-JUN、ATF-2、SP-1 等,以调控基因表达。有关 H22 肝癌小鼠不同证候肾上腺 JNK 通路基因的表达情况见表 7-33。

表 7-33　不同证候小鼠肾上腺 JNK 通路基因表达量

基因缩写	中文名	正常	邪毒	气虚	阳虚	阴虚
Tgfb1	转化生长因子 β1	448	218	363	611	572
Tgfbr1	转化生长因子 β 受体 1	997	1 381	1 137	1 263	1 074
Map3k4	丝裂原活化蛋白激酶激酶 4	330	504	310	253	260
Map3k12	丝裂原活化蛋白激酶激酶 12	343	256	202	194	165
Mapk8	丝裂原活化蛋白激酶 8	515	532	586	438	434
Mapk9	丝裂原活化蛋白激酶 9	1 186	1 272	1 315	1 041	1 104
Mapk10	丝裂原活化蛋白激酶 10	439	185	204	210	195
Jun	原癌基因 Jun	2 311	2 090	1 928	1 684	1 472
Atf2	活化转录因子 2	1 530	1 707	1 604	1 254	1 408
Sp1	反式作用转录因子 1	2 607	2 208	2 584	2 849	3 097

注:*Mapk8* 基因又名 *JNK1*;*Mapk9* 基因又名 *JNK2*;*Mapk10* 基因又名 *JNK3*。

由表 7-33 可知,JNK 通路中的关键信号分子 *Tgfbr1*、*Mapk8*(*JNK1*) 及转录因子 *Jun*、*Atf2* 和 *Sp1* 的基因表达量大,其他基因表达量相对较低;其中,*Tgfbr1*、*Map3k4*、*Map3k12*、*Jun*、*Atf2* 基因在邪毒证高于气虚证,而 *Mapk8*、*Mapk9*、*Mapk10*、*Sp1* 基因在邪毒证低于气虚证。提示 H22 肝癌小鼠肿瘤形成后,JNK 信号通路在早期两个证候中激活程度不一致,是否是证候的本质,有待于进一步验证。

（3）P38/MAPK 通路中有关基因的表达差异

p38/MAPK 通路也是由 TGF-β 参与的 MAPK 信号转导中一条重要途径，与 JNK 通路类似，在外界压力、γ 射线等刺激下，TGF-β1 与细胞膜上相应受体结合，依次激活胞质中的 MAP3K7、MAP2K6、P38/MAPK，再进入细胞核内调节转录因子 Stat1、Max、c-Myc、Elk1、Chop10（Ddit3）、Mef2、Atf2、Makpap-2 等，以调控基因的表达。有关 H22 肝癌小鼠不同证候肾上腺组织 p38/MAPK 通路中各基因的表达情况见表 7-34。

表 7-34　不同证候小鼠肾上腺 p38/MAPK 通路基因表达量

基因缩写	中文名	正常	邪毒	气虚	阳虚	阴虚
Map3k7	丝裂原活化蛋白激酶激酶 7	542	777	632	653	648
Map2k6	丝裂原活化蛋白激酶 6	150	194	116	53	57
Mapk14	丝裂原活化蛋白激酶 14	1 207	1 482	1 398	1 124	1 276
Stat1	信号转导与转录激活因子 1	2 637	4 439	4 045	2 293	2 857
Max	Max 蛋白	1 408	1 312	1 475	1 107	1 211
Myc	骨髓细胞增多症原癌基因	373	384	496	878	905
Elk1	激活 MEK-ERK1/2-ets 样基因 1	214	325	263	231	240
Ddit3	DNA 损伤诱导转录因子 3	431	644	786	715	686
Mef2a	肌细胞增强因子 2A	1 050	1 706	1 229	1 314	1 380
Atf2	活化转录因子 2	1 530	1 707	1 604	1 254	1 408
Mapkapk2	MAP 激酶活化蛋白激酶 2	2 455	2 473	3 018	2 660	2 973

注：*Mapk14* 基因又名 *p38/MAPK*。

由表 7-34 可知，p38/MAPK 通路中的主要信号分子 *Mapk14* 及其转录因子 *Stat1*、*Max*、*Mef2*、*Atf2*、*Makpap2* 等基因表达量较大；且 *Map3k7*、*Map2k6*、*Mapk14*、*Stat1*、*Mef2*、*Atf2* 基因表达邪毒证高于气虚证，提示肝癌小鼠肿瘤形成后，肾上腺组织 p38/MAPK 通路在同期不同证候小鼠的肾上腺中被激活程度不一致，可能是证候的特征之一。

（4）ERK5 通路中有关基因的表达差异

ERK5 通路是 MAPK 信号转导中研究相对较少的途径，至今只发现一个 ERK5/BMK1 亚型能被 TNF-α、细胞外高渗等刺激激活，说明该通路可能也参与某些条件下的炎症反应调节。在外界刺激因素作用下，依次激活胞浆中的级联激酶信号 MAP4K2/3/4、MAP3K1/2/3/8、MAP2K5 和 MAPK7，再对转录因子 MEF2 调节以进一步调控基因的表达。H22 肝癌小鼠不同证候肾上腺组织 ERK5 通路中各基因的表达情况见表 7-35。

表 7-35　不同证候小鼠肾上腺 ERK5 通路基因表达量

基因缩写	中文名	正常	邪毒	气虚	阳虚	阴虚
Map4k2	丝裂原活化蛋白激酶激酶激酶 2	270	197	239	176	187
Map3k1	丝裂原活化蛋白激酶激酶 1	425	546	714	453	395
Map3k2	丝裂原活化蛋白激酶激酶 2	512	629	585	453	412
Map3k3	丝裂原活化蛋白激酶激酶 3	751	1 039	998	849	952
Map3k8	丝裂原活化蛋白激酶激酶 8	147	258	269	350	333
Map2k5	丝裂原活化蛋白激酶 5	481	614	436	436	469
Mapk7	丝裂原活化蛋白激酶 7	255	150	188	217	266
Mef2	肌细胞增强因子 2C	1 050	1 706	1 229	1 314	1 380

注：*Mapk7* 基因又名 *Erk5* 或 *Bmk1*。

由表 7-35 可知，ERK5 通路中除转录因子 *Mef2* 外，其他各信号分子的基因表达量均较低；其中 *Map3k2*、*Map3k3*、*Map2k5*、*Mef2* 在早期邪毒证高于气虚证，提示肝癌小鼠肿瘤形成后，邪毒证肾上腺组织 ERK5 通路被激活，呈现与 ERK 通路及 p38/MAPK 通路一致性特征。

（5）MAPK 通路中其他级联激酶基因的表达差异

在 MAPK 通路中还有许多级联激酶，它们在 MAPK 信号转导通路中也起到一定的作用，有关这些激酶基因在 H22 肝癌小鼠不同证候肾上腺组织中的表达情况见表 7-36。

表 7-36　不同证候小鼠肾上腺 MAPK 其他级联激酶基因表达量

基因缩写	中文名	正常	邪毒	气虚	阳虚	阴虚
Mapk13	丝裂原活化蛋白激酶 13	462	512	562	631	691
Map2k2	丝裂原活化蛋白激酶 2	1 397	1 314	1 465	1 569	1 765
Map2k3	丝裂原活化蛋白激酶 3	541	729	699	818	712
Map2k4	丝裂原活化蛋白激酶 4	859	1 258	1 161	1 317	1 121
Map3k5	丝裂原活化蛋白激酶激酶 5	143	240	190	198	180
Map3k11	丝裂原活化蛋白激酶激酶 11	188	181	257	243	245
Map4k1	丝裂原活化蛋白激酶激酶激酶 1	42	141	111	152	117

由表 7-36 可知，除 $Map2k2$、$Map2k4$ 基因的表达量相对较大外，其他激酶的基因表达量偏低；与正常组比较，在 H22 肝癌小鼠肿瘤发生后各证候肾上腺中，这些级联激酶基因表达量呈现升高趋势。推测肿瘤形成后，可能与肝癌小鼠肾上腺细胞中 MAPK 级联激酶被激活有关。

6. 神经肽在不同证候 H22 肝癌小鼠肾上腺组织的表达特征

潘志强等[23]对 2006 年批次实验肿瘤小鼠肾上腺芯片结果分析，取不同证候 H22 肝癌小鼠肾上腺比正常相对表达量比值大于 2 者，视为上调；小于 0.5 者，视为下调；相对表达量小于 50 者，视为基因低表达或不表达。结果如下。

（1）下丘脑促垂体神经肽在小鼠肾上腺的表达

下丘脑促垂体神经肽包括 TRH、GnRH、SS、CRH、GHRH、PACAP 等。这些神经肽在正常与 H22 肝癌小鼠肾上腺的表达特征见表 7-37。

表 7-37 下丘脑促垂体神经肽在肿瘤同病异证小鼠肾上腺的表达

基因缩写	中文名	正常	邪毒	气虚	阳虚	阴虚
Gh	生长激素	6 761	7 717	2 424	5 648	5 728
Prl	催乳素	3 615	4 734	671	2 908	3 241
Sm	生长介素	1 015	1 431	1 177	703	797
$Pacap$	垂体腺苷酸环化酶激活肽	476	32	34	37	34
Fsh	卵泡刺激素	163	296	36	62	72
Lh	促黄体生成素	102	266	57	80	64
Tsh	促甲状腺激素	95	149	17	104	167
Ss	生长抑素	89	106	91	83	99
$Ghrh$	生长激素释放激素	68	85	93	95	109
$Gnrh$	促性腺激素释放激素	59	77	95	82	67
Pl	胎盘生乳素	47	41	28	32	29
Trh	促甲状腺素释放激素	40	61	50	40	36
Crh	促皮质激素释放激素	39	38	24	34	17

由上表可见，Gh、Prl 和 Sm 在正常与不同证候肝癌小鼠肾上腺中的表达量大，$Pacap$、Fsh、Tsh 和 $Ghrh$ 等神经肽表达量相对较小，而 $Gnrh$、Pl、Trh 和 Crh 几乎不表达，其读数接近基因芯片本底扫描数值 50。其中，与正常组比较，Gh 和 Prl 在邪毒壅盛证上调，而在各虚证中下调，尤其以气虚证下调显著。此外，邪毒壅盛证的 Sm、Fsh、Lh、Tsh 和 Ss 也比正常组上调。这类

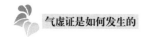

表达量大且证候间差异大的基因值得深入研究。

（2）脑肠肽在小鼠肾上腺的表达

脑肠肽包括 Grp、Cck、Vip、Glp、Npy、Nt 等。其对应的基因在小鼠肾上腺中的表达情况见表 7-38。

表 7-38　脑肠肽在肿瘤同病异证小鼠肾上腺的表达

基因缩写	中文名	正常	邪毒	气虚	阳虚	阴虚
Npy	神经肽 Y	3 502	2 696	2 840	4 687	4 831
Cck	缩胆囊肽	1 933	166	155	224	180
Nt	神经降压肽	421	57	71	92	82
Glp	胰高血糖素样肽	251	313	277	153	171
Pp	胰多肽	67	100	65	93	96
Vip	血管活性肽	59	87	69	75	42
Grp	胃泌素释放肽	33	24	23	21	16
Npk	神经肽 K	18	20	23	14	14

由上表可见，仅 *Npy*、*Cck* 的表达量大，*Nt*、*Glp* 和 *Pp* 表达量相对较小，而 *Vip*、*Grp* 和 *Npk* 几乎不表达。与正常组比较，其中 *Npy* 在早期的邪毒壅盛证和气虚证下调，而在阳气虚证和气阴阳虚证上调，而 *Cck* 与 *Nt* 在 H22 肝癌小鼠各证候中均下调，值得关注。

（3）内源性阿片肽及其前体在小鼠肾上腺的表达

Eop 肽（内源性阿片）主要有 Enk、End（内啡肽）、Dyn 三大系统，它们分别来源于 3 种前体大分子，即脑啡肽原、Pomc、新内啡肽-强啡肽原系统。而 Pomc 又是 Acth（促肾上腺皮质激素）、β-Lph（β 促脂解素）、γ-Msh（γ 促黑素细胞激素）、α-Msh、Clip、γ-Lph 及 β-End（β 内啡肽）的共同前体分子。它们在小鼠肾上腺的表达量见表 7-39。

表 7-39　内源性阿片肽及其前体在肿瘤同病异证小鼠肾上腺的表达

基因缩写	中文名	正常	邪毒	气虚	阳虚	阴虚
Pomc	阿黑皮素原	3 200	5 442	913	2 682	3 471
Enk	脑啡肽	1 831	1 277	1254	1 234	1 253
Clip	中间叶促皮质样肽	316	507	476	396	398
Dyn	强啡肽	55	80	97	47	57

由上表可见,*Pomc* 和 *Enk* 的表达量大,*Clip* 表达量较小,而 *Dyn* 几乎不表达。与正常组比较,邪毒壅盛证的 *Pomc*、*Clip* 上调,气虚证和阳气虚证的 *Pomc* 和 *Enk* 下调。

（4）血管加压素和催产素在小鼠肾上腺的表达

Avp 和 Ot 是哺乳动物特异的神经肽,它们在结构上极为相似,主要由定位于下丘脑的神经元胞体合成。*Ot* 在肾上腺的表达量小,*Avp* 几乎不表达,见表 7-40。

表 7-40 血管加压素和催产素在肿瘤同病异证小鼠肾上腺的表达

基因缩写	中文名	正常	邪毒	气虚	阳虚	阴虚
Ot	催产素	102	88	84	109	108
Avp	血管加压素	35	37	36	39	38

（5）降钙素基因相关肽超家族在小鼠肾上腺的表达

降钙素基因相关肽超家族包括 *Cgrp*、*Adm* 和 *Iapp* 等。其中,*Adm* 的表达量较小,而 *Cgrp* 和 *Iapp* 几乎不表达,见表 7-41。

表 7-41 降钙素基因相关肽超家族在肿瘤同病异证小鼠肾上腺的表达

基因缩写	中文名	正常	邪毒	气虚	阳虚	阴虚
Adm	肾上腺髓质素	270	217	260	174	178
Cgrp	降钙素基因相关肽	40	44	56	61	50
Iapp	胰岛淀粉样多肽	18	27	26	65	21

（6）速激肽在小鼠肾上腺的表达

速激肽家族包括 Sp、Sk（Nka）等。它们在小鼠肾上腺的表达量较小,见表 7-42。

表 7-42 速激肽在肿瘤同病异证小鼠肾上腺的表达

基因缩写	中文名	正常	邪毒	气虚	阳虚	阴虚
Sp	P 物质	116	67	60	230	169
Sk	K 物质,或称神经激肽 A	99	85	130	137	120

（7）其他神经肽在小鼠肾上腺的表达

其他神经肽诸如利钠利尿肽家族成员的 Anp、Bnp,Atg、At-Ⅱ、UⅡ、

Gal、Dsip 等。其中，$Dsip$、Gal、At-Ⅱ和 Atg 的表达量相对较大，而 UⅡ、Et、Bnp 和 Anp 几乎不表达，见表 7-43。

表 7-43　其他神经肽在肿瘤同病异证小鼠肾上腺的表达

基因缩写	中文名	正常	邪毒	气虚	阳虚	阴虚
$Dsip$	TSC22 域家族成员 3	998	712	872	775	934
Gal	甘丙肽	721	659	805	1 542	1 855
At-Ⅱ	血管紧张素Ⅱ	634	502	531	470	485
Atg	血管紧张素原	220	267	285	336	456
UⅡ	尾加压素Ⅱ	61	83	71	52	83
Et	内皮素 1	43	91	71	67	70
Bnp	脑钠素	35	47	25	20	26
Anp	心钠素	24	51	24	50	40

五、气虚证及同病异证肿瘤小鼠睾丸转录组学特征

睾丸的主要功能是生成精子及合成雄激素。这两种生理活动分别发生在睾丸的两个不同的区域，精子在曲细精管中生成，曲细精管间睾丸间质细胞(Leydig 细胞)则合成睾酮。已有的研究表明，多种肿瘤的发病率及预后与性别因素相关。因此，疾病不同预后、不同证候间的睾丸基因表达谱差异值得关注。

1. 肿瘤小鼠早期邪毒壅盛和气虚证睾丸下调的基因

陈宝英等[24]对 2006 年批次实验肿瘤小鼠睾丸芯片结果分析，筛选邪毒壅盛组、气虚组芯片读数计算值与正常组、阳虚组、阴虚组比值一致小于 0.67 者；再将其中比值小于 0.5 的归为一类，其余则按基因功能明确者、正常组织芯片读数大于 3 000、小于 3 000 以及一些尚未确定命名的基因(芯片读数大于 1 500)归类。

得到早期阶段邪毒壅盛证和气虚证一致下调的基因 150 个，这些基因在两个证候中的表达量比较接近，中晚期基因表达量较接近正常水平；在正常组织表达量芯片读数值大于或等于 3 000 的基因 14 个，部分小于 3 000 的基因及未命名的基因，因多数功能不清楚不再做重点分析，以下主要介绍早期

阶段下调明显及一些可以简单分类的基因(表 7-44~表 7-55)。

表 7-44　肿瘤早期邪毒壅盛证及气虚证小鼠睾丸下调显著的基因

基因缩写	中文名	正常	邪毒	气虚	阳虚	阴虚
Adc	精氨酸脱羧酶	3 064	1 234	1 190	2 887	3 706
Car2	碳酸酐酶 2	1 683	750	782	1 868	2 291
Adam21	去整合素和金属肽酶域 21	1 397	534	630	1 494	1 490
Cpeb3	细胞质多腺苷酸化元件结合蛋白 3	1 188	556	574	1 428	1 541
Pga5	胃蛋白酶原 5 基 I	1 187	425	506	1 211	1 513
Jag1	齿状蛋白 1	1 048	385	472	1 244	1 303
Ceacam2	癌胚抗原相关细胞粘附分子 2	1 038	455	438	1 106	1 182

Car2 是一种碳酸酐酶,在精子成熟、获能中起作用。

Adam21 是 ADAM 家族的一个成员,在结构上是膜锚定的蛋白质,在各种生物进程如细胞-细胞和细胞-基质作用、受精中发挥作用。

Cpeb3 属于细胞质多腺苷酸化元件结合蛋白家族,是一个序列特异性的 RNA 结合蛋白,在卵母细胞和神经元中促进多腺苷酸化介导的翻译。

Jag1 是 notch1 的配体。

Adc、*Ceacam*、*Pga5* 研究较少,具体功能目前不清。

表 7-45　不同证候小鼠睾丸与精子发生相关的基因

基因缩写	中文名	正常	邪毒	气虚	阳虚	阴虚
Spata18	精子发生相关 18	7 527	4 502	4 746	7 497	7 843
Spata3	精子发生相关 3	4 213	2 429	2 740	4 427	5 074
Theg	睾丸单倍体表达基因	3 507	1 864	2 147	3 358	3 535
Spatc1	精子发生和中心粒相关 1	1 817	900	935	1 927	2 241
Tssk6	睾丸特异丝氨酸激酶 6	963	485	468	1 000	1 175
Tesp2	睾丸丝氨酸蛋白酶 2	958	638	582	1 018	1 230

Spata3 特异性地在睾丸表达,可能抑制睾丸生精细胞的编程性细胞死亡,属于热休克蛋白 70 家族成员。

Theg 特异性地在睾丸表达,但目前的研究显示其在精子发生中并无重要作用。

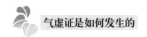

Spatc1 集中在精母细胞和精子细胞的中心体,是一个新的精子发生细胞专一性的 Cdc20 结合蛋白。

Tssk6 在人和小鼠的睾丸大量表达,该基因的敲除可影响减数分裂后染色质凝集及精子的活力、形态导致雄鼠不育。

Spata18 在正常睾丸组织表达量较大,但功能不详;Tesp2 功能尚不清楚。

表 7-46 不同证候小鼠睾丸 Williams Beuren 综合征染色体相关基因

基因缩写	中文名	正常	邪毒	气虚	阳虚	阴虚
Wbscr25	Williams Beuren 综合征染色体相关基因 25	2322	1 022	1 177	2 355	2 873
Wbscr28	Williams Beuren 综合征染色体相关基因 28	2 200	1 377	1 395	2 194	2 525

表 7-47 不同证候小鼠睾丸细胞色素 P450 相关基因

基因缩写	中文名	正常	邪毒	气虚	阳虚	阴虚
Cyp2d26	胞色素 P450 家族 2 家族 d 多肽酶 26	967	611	608	980	1090
Cyp4x1	细胞色素 P450 家族 4 亚家族 x 多肽 1	777	459	472	815	793

Cyp2d26 具体功能不清。

Cyp4x1 是细胞色素 P450 家族成员。

表 7-48 不同证候小鼠睾丸磷酯酶相关的基因

基因缩写	中文名	正常	邪毒	气虚	阳虚	阴虚
Plcz1	磷酯酶 C,ζ1	2 529	1 549	1 543	2 719	2 853
Pla2g10	磷酯酶 A2	1 263	613	821	1 297	1 238

Plcz1 是已知最小的哺乳动物磷酯酶 C(PLC)同工酶,是一个精子特异的 PLC,诱导卵子活化的精子因素,在哺乳动物受精过程中可能起重要的作用。

Pla2g10 可在细胞外促使细胞释放花生四烯酸。在精子发生的细胞、男性生殖器官上皮中表达。

表 7-49 不同证候小鼠睾丸蛋白激酶相关基因

基因缩写	中文名	正常	邪毒	气虚	阳虚	阴虚
Prkar2a	蛋白激酶 cAMP 依赖调节 II 型 α	3 568	1 689	1 968	3 527	3 798
Prkcd	蛋白激酶 C,δ	3 067	1 790	1 898	3 132	3 357

Prkar2a 可抑制环磷酸腺苷依赖蛋白激酶的催化亚单位，不需要腺苷三磷酸形成全酶。

Prkcd 属于新型蛋白激酶 C。在细胞的生长、分化与凋亡中起着非常重要的作用。有研究表明随着小鼠周龄的增长，*Prkcd* 在睾丸组织中的表达逐渐增加，提示在精子发生过程中具有特殊的作用。

表 7-50　不同证候小鼠睾丸蛋白质磷酸酶相关基因

基因缩写	中文名	正常	邪毒	气虚	阳虚	阴虚
Ppm1j	蛋白质磷酸酶 1j	2 408	1 312	1 335	2 497	2 683
Ppp2r2b	蛋白质磷酸酶 2 调控亚基 B, β 同工型	2 093	787	903	2 123	234

Ppm1j 属于蛋白质磷酸酶 2C 家族，该基因的人类同系物编码丝氨酸/苏氨酸蛋白质磷酸酶，在睾丸生殖细胞特异表达，功能目前还不清楚。

Ppp2r2b 的人类同类基因为 *PPP2R2B*，其产物蛋白质磷酸酶 2 是 4 个主要的丝氨酸/苏氨酸磷酸酶之一，涉及细胞生长和粘附的负调控。

表 7-51　不同证候小鼠睾丸跨膜相关基因

基因缩写	中文名	正常	邪毒	气虚	阳虚	阴虚
Tmem56	跨膜蛋白 56	4 526	1 955	2 353	4 391	4 526
Tmc5	跨膜通道样基因家族 5	3 578	1 913	2 176	3 464	3 392
Tpte	跨膜磷酸肌醇 3 磷酸酶和张力素同系物 2	898	329	347	815	854

Tmem56、*Tmc5* 在正常组表达较高。其与 *Tpte* 三者功能尚不清楚。

表 7-52　不同证候小鼠睾丸泛素相关基因

基因缩写	中文名	正常	邪毒	气虚	阳虚	阴虚
Usp44	泛素特异肽酶 44	4 426	2 905	2 870	4 372	4 497
Ubl4b	泛素样 4B	2 808	1 543	1 483	2 631	3 119
Usp12	泛素特异肽酶 12	2 064	1 327	1 383	2 128	2 178

Usp44、*Usp12* 功能不清，*Ubl4b* 是一个睾丸特异的常染色体基因，在精子发生整个过程表达且高度保守。

表 7-53　不同证候小鼠睾丸瞬时型感受器相关基因

基因缩写	中文名	正常	邪毒	气虚	阳虚	阴虚
Trpm8	瞬时受体电位阳离子通道,M 亚家族,成员 8	1 072	511	504	1 046	1 101
Trpm4	瞬时受体电位阳离子通道,M 亚家族,成员 4	970	558	581	946	1 011

Trpm8 在哺乳动物神经元可诱导冷感。作为 Ca^{2+} 可渗透性的通道在内质网和质膜表达,对细胞生长是必需的,且受雄激素调节。

Trpm4 是 Ca^{2+} 是电流依赖性阳离子通道。

表 7-54　不同证候小鼠睾丸锌指蛋白相关基因

基因缩写	中文名	正常	邪毒	气虚	阳虚	阴虚
Zfp474	锌指蛋白 474	2 203	1 254	1 409	2 161	2 462
Zfp652	锌指蛋白 652	859	358	338	981	128
Znrf4	锌和环指 4	656	434	439	699	892

Zfp474、*Zfp652*、*Znrf4* 目前研究较少。

表 7-55　不同证候小鼠睾丸含卷曲螺旋域(Ccdc)相关基因

基因缩写	中文名	正常	邪毒	气虚	阳虚	阴虚
Ccdc91	含卷曲螺旋域 91	3 786	2 052	2 458	3 675	3 951
Ccdc33	含卷曲螺旋域 33	1 600	815	896	1 753	1 891

Ccdc91 的人类同类基因为 *CCDC91*,又名 *p56*,是唯一的高尔基体外侧网络辅助蛋白。

Ccdc33 功能不清。

2. H22 肿瘤小鼠肿瘤发生后睾丸表达改变显著的基因

陈宝英等[25]对 2006 年批次实验肿瘤小鼠睾丸芯片结果分析,取 4 个证候组芯片读数计算值与正常组的比值,均大于 1.5 者,视为上调;均小于 0.67 者,视为下调;不同阶段既有大于 1.5,又有小于 0.67 者,视为互有上下调。重点观察 4 个证候中有 1 组或以上芯片读数在 1 000 或以上的基因。

（1）不同证候一致上调的基因（表7-56）

表 7-56　不同证候小鼠睾丸一致上调的基因

基因缩写	中文名	正常	邪毒	气虚	阳虚	阴虚
EG666113	/	1 235	2 106	2 554	1 970	1 922
AY036118	/	833	1 566	1 612	1 476	1 620
Serpina3n	丝氨酸（苏氨酸）蛋白酶抑制剂，分枝A，成员 3N	539	910	971	1 032	1 099
Ly6c1	淋巴细胞抗原 6 复合体，基因座 c1	516	1 202	1 218	1 032	1 031
Saa3	血清淀粉样蛋白 A3	50	140	107	861	2 896

EG666113 是一个未知基因，该基因在正常小鼠睾丸中有较高的表达。

AY036118 基因功能的研究较少，功能不清。

Serpina3n 属于丝氨酸蛋白酶抑制剂超家族。可由睾丸支持细胞分泌，可能与支持细胞的免疫保护机制有关。

Ly6c1 属于 Ly6 抗原家族。主要在 CD8T 细胞表达。

Saa3 是血清淀粉样蛋白 A（SAA）家族成员之一。是一种急性时相蛋白，在正常睾丸中几乎不表达。

（2）不同证候一致下调的基因（表7-57）

不同阶段一致下调的基因 12 个，其中半数以上与性激素合成和生殖的关系明确，而且这些基因在正常小鼠睾丸中有较丰富的表达，推测具有比较重要的生理功能。肿瘤发生后表达一致下调，中期和中晚期下调更显著，提示肿瘤发生后，肿瘤小鼠性激素合成和生殖能力下降。这一结果提示，外源性植入肿瘤主要表现为对生殖系统正常生理活动的抑制。

表 7-57　肿瘤不同证候小鼠睾丸一致下调的基因

基因缩写	中文名	正常	邪毒	气虚	阳虚	阴虚
Agt	血管紧张素原	4 032	2 480	2 588	1 451	1 979
Hsd17b3	17β 羟化类固醇脱氢酶 3	2 665	1 467	1 495	765	974
Sultlel	雌激素硫转移酶家族 1E，成员 1	2 478	977	1 237	621	764
Star	类固醇合成急性调节蛋白	2 470	1 515	1 485	633	669
Klk1b27	激肽释放酶 1 相关肽酶 b27	1 294	806	865	50	87
Spag5	精子结合抗原 5	781	506	506	223	346

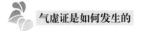

(续表)

基因缩写	中文名	正常	邪毒	气虚	阳虚	阴虚
C8g	补体成分 8γ 链	2 503	798	624	1 060	1 389
Cd36	脂肪酸转位酶	1 839	810	1 001	552	444
Ces3	羧酸酯酶 3	1 279	599	748	385	322
Akrlb7	醛-酮还原酶家族 1,成员 B7	1 152	48	48	40	28
Rape3	含 RNA 结合区 3	1 039	486	691	507	50
Glbll2	半乳糖醛酶 B1 样 2	755	392	437	168	151

Agt 表达产物是一种血浆糖蛋白,具有抑制丝氨酸型内肽酶的活性。对小鼠生殖力有一定的影响,其缺陷会引起雄鼠生殖力下降,但不影响雌鼠性成熟。Agt 受睾丸激素的调控,其表达具有明显的睾酮依赖性。

人类 17β 羟化类固醇脱氢酶鉴定出 5 个亚型,其中 *Hsd17b3* 编码雄激素的代谢酶,存在于内质网内,主要催化还原反应,使雄烯二酮转化为睾酮。

Sultlel 是一个细胞溶质酶,能够催化雌激素的硫酸结合作用,硫酸化的雌激素不能结合雌激素受体,从而使雌激素失活。

Star 在小鼠的性腺和肾上腺中高表达,在睾丸 Leydig 细胞中,Star 在动员转运胆固醇到线粒体内膜的过程中起着极其重要的作用,是睾酮合成调节关键蛋白质。

Klk1b27 具有抑制丝氨酸型内肽酶的活性。激肽释放酶(kallikrein,KK)是颌下腺中最早发现的多肽,是一组丝氨酸蛋白酶,有雄激素依赖性。

Spag5 又名 *Mastrin*,与人类 *astrin* 基因核酸序列有 66% 一致。人类 *astrin* 基因被鉴定为微管相关蛋白质,在睾丸高表达,该基因可能在精子细胞的形态形成中发挥作用。

C8g 是人类 C8 5 个补体成分(C5b、C6、C7、C8 和 C9)之一,该基因的编码产物是补体系统唯一的 lipocalin 蛋白,属于 lipocalin 超家族的一员。

CD36 抗原也被称为 FAT(脂肪酸转位酶),是一种细胞膜糖蛋白,既是黏附分子,又是清道夫受体,广泛存在于不同类型的细胞,具有多种生物学功能,参与脂质代谢等许多生理和病理过程。

Ces3 属丝氨酸水解酶家族,主要位于肝线粒体和内质网。它是一种多聚蛋白,主要催化酯、硫酸酯和酰胺的水解。

Akrlb7 编码一个醛糖还原酶,在小鼠白色脂肪组织、类固醇生成腺体、小鼠输精管表达,在一些脂肪组织,对脂肪形成起抑制作用。

Rape3 为含 RNA 结合区(RNP1,RRM)3,具有核酸结合活性。

Glb1l2 在小鼠中该基因相关文献较少,功能不清。

(3) 早期上调、中晚期下调的基因(表 7-58)

表 7-58　肿瘤小鼠睾丸早期上调、中晚期下调的基因

基因缩写	中文名	正常	邪毒	气虚	阳虚	阴虚
Prss35	丝氨酸蛋白酶 35	804	1 339	1 674	523	440

Prss35 为丝氨酸蛋白酶 35,以往的研究认为其是一个小鼠卵巢选择性表达的基因,在卵巢的多种细胞中有表达,具有丝氨酸蛋白酶的一般特性。

(4) 早期和中期上调、晚期下调的基因(表 7-59)

表 7-59　肿瘤小鼠睾丸早期和中期上调、晚期下调的基因

基因缩写	中文名	正常	邪毒	气虚	阳虚	阴虚
Abpg	雄激素结合蛋白 γ	73	6 433	430	305	3
Pip	泌乳素诱导蛋白	65	2 688	283	130	25
Car6	碳酸酐酶 6	31	1 909	221	105	10

Abpg 在睾丸支持细胞表达,能特异性地结合雄激素,调节血液、生殖管道内雄激素浓度,并可能调节周期性精子发生。

Pip 表达受激素调节。

Car6 为一种含锌金属酶,是哺乳物碳酸酐酶家族唯一的分泌性蛋白质,参与多种生理学进程。

3. 不同证候肿瘤小鼠睾丸差异表达基因的特征

陈宝英等[26]对 2006 年批次实验肿瘤小鼠睾丸芯片结果分析,剔除 5 组均数小于 730 的基因;剔除 4 组相比对照组一致>0.67 和<1.5 的基因,得到 938 个基因;筛选出每个证候与其他证候相比均一致>1.5 或<0.67,即上调或下调的基因。对不同证候肿瘤小鼠睾丸基因表达进行分析,发现不同证候间表达有差异的基因如下。

(1) 早期气虚证上调基因 4 个,下调基因 1 个,见表 7-60。

表 7-60　早期气虚证肿瘤小鼠睾丸上调与下调的基因

基因缩写	中文名	正常	邪毒	气虚	阳虚	阴虚
Gpx5	谷胱甘肽过氧化物酶 5	14	14	1 446	9	15
Wbp5	WW 域结合蛋白	850	782	1 278	533	470
Lcn5	脂质运载蛋白 5	52	76	833	55	66
Apls2	衔接因子相关蛋白复合体 1 δ2 亚基	303	468	731	358	414
Klk1b26	激肽释放酶 1 相关肽酶 b26	650	1 250	416	687	882

Gpx5 和 *Lcn5* 特异性地在附睾表达,并受雄激素调解,*Wbp5*、*Apls2* 的功能尚不清楚。下调基因只有 1 个,功能尚不清楚。

(2) 中期阳气虚证无上调的基因,下调的基因有 3 个,见表 7-61。

表 7-61　中期阳气虚证肿瘤小鼠睾丸下调的基因

基因缩写	中文名	正常	邪毒	气虚	阳虚	阴虚
Klk1b27	激肽释放酶 1 相关肽酶 b27	1 294	806	865	50	87
Spag5	精子结合抗原 5	781	506	506	223	346
Gpx5	谷胱甘肽过氧化物酶 5	14	14	1 446	9	15

Klk1b27 基因为编码丝氨酸蛋白酶激肽释放酶亚家族的成员,参与多种生理功能。

Spag5 可能在减数分裂及精子细胞的形态形成中发挥功能性作用。

Gpx5 前文已有描述。

(3) 中晚期气阴阳虚证上调的基因 2 个、下调的基因 5 个,见表 7-62。

表 7-62　中晚期气阴阳虚证肿瘤小鼠睾丸上调和下调的基因

基因缩写	中文名	正常	邪毒	气虚	阳虚	阴虚
Saa3	血清淀粉样蛋白 A3	50	140	107	861	2 896
S100a8	SI100 钙结合蛋白 A8	60	52	55	423	897
Cuzdl	CUB 和带状疱疹透明区样域 1	1 480	1 653	954	690	349
Mucl0	黏蛋白 10	100	2290	123	139	51
Abpg	雄激素结合蛋白 γ	73	6 433	430	305	3
Pip	泌乳素诱导蛋白	65	2 688	283	130	25
Car6	碳酸酐酶 6	31	1 909	221	105	10

Saa3 是血清淀粉样蛋白,是一种急性时相蛋白,在正常睾丸中几乎不表达,但在中晚期的气阴阳虚证中上调了近 60 倍。

S100a8 与免疫反应有关。

Cuzdl 参与胰蛋白酶原活化,位于酶原颗粒膜中;其余 4 个基因在早期邪毒壅盛证中有所涉及。

4. 正常气虚证小鼠下丘脑-垂体-睾丸轴相关基因转录的特征

吴中华等[27]对 2008 年批次实验肿瘤小鼠睾丸芯片结果分析,综合下丘脑、垂体、睾丸三个不同器官的芯片数据,正常气虚证小鼠下丘脑、垂体、睾丸轴相关激素与正常对照小鼠表达量的比值>1.2 为上调,<0.83 为下调。

表 7-63　正常气虚证小鼠下丘脑-垂体-睾丸轴 3 个组织主要激素相关基因

组织	基因缩写	中文名	正常	正常气虚	气虚/正常
下丘脑	*Gnrh1*	促性腺激素释放激素	73	81	1.10
垂体	*Gnrhr*	促性腺激素释放激素受体	2 322	3 166	1.36
垂体	*Cga*	糖蛋白激素,α 亚单位	9 333	6 893	0.74
垂体	*Lhb*	促黄体生成素 β	4 656	3 599	0.77
垂体	*Fshb*	促卵胞激素 β	19 497	17 494	0.90
睾丸	*Lhcgr*	促黄体生成素受体	967	1181	1.22
睾丸	*Fshr*	促卵胞激素受体	62	174	2.79
睾丸	*Abpe*	雄激素结合蛋白 ε	0	3	22.08
睾丸	*Abpg*	雄激素结合蛋白 γ	0	3	149.00
睾丸	*Abpz*	雄激素结合蛋白 ζ	1	9	7.58
睾丸	*Inhba*	抑制素 βA	26	33	1.27
睾丸	*Inhbc*	抑制素 βC	22	22	0.98
睾丸	*Inhbe*	抑制素 βE	70	59	0.85

表 7-63 中,下丘脑 *Gnrh1* 的表达虽然正气虚是正常的 1.1 倍,但其绝对表达量偏低,可能与其周期性表达有关。下丘脑分泌的 Gnrh 需与垂体上相应的受体 Gnrhr 结合后,调控 Cga、Fsh 和 Lh 的合成与分泌。

垂体组织的 *Gnrhr* 的表达量高,且正气虚较正常上调 1.36 倍,但其效应激素 *Cga*、*Fshb*、*Lhb* 的表达却一致下调。

Fsh 需与睾丸组织上的相应受体 Fshr 结合发挥作用。在睾丸,Fsh 与

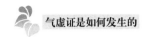

Fshr 结合后,主要使睾丸支持细胞产生雄激素结合蛋白 Abp(与睾酮结合,与精子的产生有关)和抑制素 Inhb(反馈调节 Fsh 的分泌)。

Lh 与睾丸组织上的相应受体 Lhcgr 结合后,促进睾丸间质细胞合成和分泌睾酮。小鼠睾丸 *Lhcgr* 表达量大,然其下游所调节的雄激素结合蛋白和抑制素表达量均很低,波动于芯片本底上下。

表 7-64　正常气虚证小鼠睾丸睾酮合成相关基因

基因缩写	中文名	正常	正常气虚	气虚/正常
Cyp11a1	细胞色素 P450,家族 11,亚家族 A,肽 1	2 070	2 672	1.29
Cyp17a1	细胞色素 P450,家族 17,亚家族 A,肽 1	6 846	8 916	1.30
Hsd3b1	羟基 δ5 类固醇脱氢酶,3β 和类固醇 δ 异构酶 1	1 439	1 751	1.22
Hsd3b6	羟基 δ5 类固醇脱氢酶,3β 和类固醇 δ 异构酶 6	598	922	1.54
Hsd3b2	羟基 δ5 类固醇脱氢酶,3β 和类固醇 δ 异构酶 2	38	31	0.81
Hsd3b3	羟基 δ5 类固醇脱氢酶,3β 和类固醇 δ 异构酶 3	131	174	1.33
Hsd3b5	羟基 δ5 类固醇脱氢酶,3β 和类固醇 δ 异构酶 5	24	9	0.35

表 7-64 中,Cyp11a1 为催化类固醇激素合成途径第一步反应的酶。

Cyp17a1 为催化雄性激素合成途径的第一步反应酶。

Hsd3b 是类固醇脱氢酶 3β 家族,在小鼠睾丸的 3β 类固醇脱氢酶中,*Hsd3b1* 和 *Hsd3b6* 的表达量较大,可能具有重要的生理作用。

此外,类固醇合成途径中包含的基因共 13 个,其中 6 个与睾酮合成后的分解以及转化成雌激素有关,但这两部分作用并不主要在睾丸组织完成,故此文未对其进行分析。

参与睾酮生成的若干关键酶,在正常气虚证小鼠中一致上调,提示本实验气虚证小鼠睾酮的合成能力可能是增强的。鉴于该证候小鼠垂体 *Lhb*、*Fshb* 表达下调,因此可能存在某些因素刺激睾丸这些基因的表达。

六、气虚证及同病异证肿瘤小鼠胸腺转录组学特征

胸腺是人类免疫系统的重要器官。在胸腺中,幼稚的 T 细胞通过多次分

裂和分化最终发育成为具有不同功能的成熟 T 细胞。

1. 早期气虚 H22 肿瘤小鼠胸腺一致上、下调高表达的基因

丁善萍等[28]对 2006 年批次实验检测的芯片数据分析,筛选 4 个肿瘤组别与正常对照组比值一致大于 2 倍以上,且至少有一组表达量≥1 000 者;以及一致低于 0.5 倍及以下者,且正常组表达量≥1 000 者。

结果发现,肿瘤小鼠有 20 个基因一致上调,其中 13 个基因高表达(表 7-65);9 个基因一致下调,其中 5 个基因高表达(表 7-66)。气虚证,在一致上调的基因中,与胆固醇和类固醇激素合成相关的 *Cyp1b1* 以及与细胞囊泡运送和肿瘤转移相关的 *Flot1* 表达上调最为明显。另外,在一致下调的基因中,与生理节律调控相关的 *Per2* 和参与脂肪酸氧化和糖原合成等生理过程的 *C1qtnf2* 表达下调最为明显。

表 7-65　不同证候 H22 肿瘤小鼠胸腺中一致上调的基因

基因缩写	中文名	正常	邪毒	气虚	阳虚	阴虚
Hey2	与 YRPW 基序相关发状分裂增强子 2	497	1 127	1 051	5 623	3 285
1700021F05Rik	反转录 1700021F05 基因	343	728	797	3 190	2 265
Mmp19	基质金属蛋白酶 19	1 004	2 659	2 276	2 758	2 865
ccdc28a	含卷曲螺旋域 28A	757	1 532	1 649	2 635	1 759
Cyp1b1	细胞色素 P450,家族 1,亚家族 B,多肽 1	128	265	357	1 117	1 899
Cd86	CD86 抗原	413	858	866	1 365	1 226
TEL2	端粒长度调节蛋白- 2	254	766	604	1 325	1 134
Plxnb2	丛蛋白 B2,转录物变体 12	507	1 114	1 249	1 122	1 114
LOC675330	假定蛋白 LOC675 330	79	267	373	653	1 182
Flot1	流蛋白 1	327	1 111	895	870	676
Vegfa	血管内皮生长因子 A	193	497	494	954	1 089
D17Ertd663e	/	375	929	945	1 082	885
3110002H16Rik	反转录 3110002H16 基因	77	169	205	640	1 059

表 7-65 中,*Hey2* 的家族成员包括 *Hey2* 和 *Hey* 等,为编码 bHLH 型转录因子的 HESR 家族成员。*Hey2* 能形成同型或异二聚体,与组蛋白脱乙酰

基酶合成物相互作用,以抑制转录,在急性 T 细胞型淋巴母细胞白血病中有异常表达。

1700021F05Rik,其编码的蛋白质属于非特征性保守蛋白,包含像这种特异性抗原-4 样的区域,功能未知。

Mmp19 系锌依赖的金属蛋白酶,基质金属蛋白酶亚科,负责细胞外基质和细胞表面分子的细胞外周蛋白水解作用,在细胞形成、细胞分化、细胞迁移、组织修复、肿瘤发生、获得或丢失组织特异性的功能、细胞凋亡等环节中发挥决定性的作用。*Mmp19* 基因缺乏的小鼠显示出 T 细胞功能受损,血液中 T 细胞的数量在未致敏和未成熟的小鼠中减少。

ccdc28a,功能不清。

Cyp1b1,该基因编码细胞色素 P450 酶超级家族中的一个蛋白质。细胞色素 P450 家族是单加氧酶,催化许多反应,及药物代谢作用,与胆固醇、类固醇和其他脂类的合成有关。

Cd86 编码的 I 型膜蛋白,是免疫球蛋白成员之一,在抗原呈递细胞表达,是 T 细胞表面 CD28 抗原和细胞毒素 T 细胞-相关蛋白 4 这 2 种蛋白质的配位子。与 CD28 抗原的结合,是 T 细胞激活的促进信号;与细胞毒素 T-淋巴细胞-相关蛋白 4 结合则是负调节 T 细胞的激活,减小免疫反应。Cd86 通过 B7-CD28 相互作用,可调节胸腺中 NKT 细胞发育。

TEL2 可以调节端粒长度及亚末端着丝粒区域的沉默。该基因与血细胞生成以及白血病、B 细胞淋巴瘤有关。

Plxnb2、*LOC675330*,功能不清。

Flot1 与信号转导、小囊泡运输有关,编码膜内在蛋白。

Vegfa 的产物是血管内皮生长因子之一,是一种特别作用于内皮细胞的促有丝分裂剂,可以间接增加血管渗透性、诱导血管发生、促进内皮细胞生长和细胞移行、抑制编程性细胞死亡。

表 7-66　不同证候 H22 肿瘤小鼠胸腺中一致下调的基因

基因缩写	中文名	正常	邪毒	气虚	阳虚	阴虚
Tpp2	三肽酶 II	4 806	167	134	2 040	1 659
Per2	节律基因 2	2 282	52	49	729	665
Mybpc1	肌球蛋白结合蛋白 C,慢型	1 735	829	861	553	736

（续表）

基因缩写	中文名	正常	邪毒	气虚	阳虚	阴虚
C1qtnf2	C1q 和肿瘤坏死因子相关蛋白	1 483	62	51	396	342
Sox9	性别决定区 Y 框 9	1 192	33	19	402	240

表 7-66 中，*Tpp2* 编码一种多能的进化保守的蛋白酶。对于主要组织相容性复合体 I 类抗原呈递是必要的，还是一种高分子量的丝氨酸外肽酶，参与细胞内蛋白质水解。*Tpp2* 缺失的小鼠，表现出胸腺加速退化，淋巴细胞减少，T 细胞增生反应和髓外造血受损，以及炎症。

Per2 系周期基因家族的成员，该家族基因编码自发活动、新陈代谢和行为的生理节律。*Per2* 基因可通过调节 DNA 损伤反应通道等抑制肿瘤生长，其过表达可促进肿瘤细胞的凋亡。

Mybpc1 系细胞骨架的结构成分，参与肌肉收缩。

C1qtnf2 参与促分裂原活化蛋白激酶的激活、脂肪酸氧化作用的正向调控、调控葡萄糖入血、糖原合成等诸多体内过程。

Sox9 系 *Sox* 基因家族中的一分子。

七、气虚证及同病异证肿瘤小鼠脾脏转录组学特征

脾脏是人体内最大的外周免疫器官，既是淋巴细胞的定居地，也是对抗原物质产生免疫应答并产生免疫效应物的基地，在机体免疫防御系统中占有重要地位。脾脏中含有大量的免疫细胞，其中以成熟的 B 细胞数量最多，故脾脏主要执行的是特异性 B 细胞应答：成熟淋巴细胞在外来抗原刺激下被激活，诱导 B 细胞活化、增殖、分化成浆细胞，通过产生特异性抗体，发挥细胞介导免疫效应。脾脏还具有一些重要的功能，如过滤血液、清除衰老的血细胞和细胞碎片等。

1. 肿瘤早期气虚证小鼠脾脏细胞周期通路基因差异表达的特征

细胞周期（cell cycle）是指细胞从一次分裂结束到下一次分裂完成所经历的整个过程，共分为 G1、S、G2 和 M 4 个期。细胞周期是一个高度有序的运转过程，任何环节的异常，都可能引起细胞周期异常，最终导致细胞的异常增殖。研究发现早期气虚肝癌小鼠脾脏重量增加，可能与脾脏细胞周期相关基因表达增加有关。

鉴此,张园园[29]等对 2008 年批次实验芯片数据分析,删除各组读数一致低于 40(芯片均数为 400)的基因,得到 12 630 个基因;关心肿瘤气虚较正常对照上调 1.1 倍,或下调 0.9 倍的基因。

(1)气虚证肿瘤小鼠脾脏细胞周期通路 G1/S 期上调或下调的基因(表 7-67)。

表 7-67　气虚证肿瘤小鼠脾脏细胞周期通路 G1/S 期一些基因的差异表达

基因缩写	中文名	正常	瘤气虚	瘤气虚/正常
Mcm2	微小染色体维持蛋白 2	829	2 126	2.57
Orc11	起始识别复合物 11	134	616	4.61
Orc41	起始识别复合物 41	669	535	0.8
Mdm2	鼠双微体同源基因 2	788	710	0.9
Ccnd1	细胞周期蛋白 Cyclin D1	617	410	0.67
Cdk4	细胞周期蛋白依赖性激酶 4	2 053	2 793	1.36

上表,Mcm2 为 Mcm 蛋白家族成员,在处于增殖活动周期的细胞内表达,可作为增殖细胞的标志物。气虚证肿瘤小鼠脾脏中 Mcm2 表达显著增加,提示免疫相关细胞增殖活跃。

Orc11、Orc41 为 ORC 蛋白家族成员。ORC 家族与 DNA 复制有密切关系,在 G1 早期,ORC 蛋白家族成员首先与 Cdc6、Cdt1 结合形成聚合物,然后该聚合物再与 Mcm2~7 蛋白复合物结合,形成复制前复合体。G1 期进入 S 期时,该复制前复合体被 Cdc7/Dbf4 激活后又与 Cdc45 结合,从而具有 DNA 解链酶活性、ssDNA 结合活性和依赖于 DNA 的 ATP 酶活性,进而启动 DNA 的复制。Orc11 是该家族最大的亚基和功能基团。气虚证肿瘤小鼠脾脏 Mcm2 与 Orc11 表达上调,提示 DNA 的复制加强。

Mdm2 是一种进化保守的癌基因。它既是抑癌基因 P53 的靶基因,也是 P53 功能的负性调控子,两者之间形成一个负反馈调节环。Mdm2 水平升高会造成 P53 水平下调。

Ccnd1 是 G1/S 期的正向调节因子,它可与细胞周期蛋白依赖性激酶 CDK4 结合,形成 CyclinD1-CDK4 复合物,使下游的视网膜母细胞瘤蛋白(Rb)磷酸化,释放出转录因子 E2F,引起基因转录,驱使细胞由 G1 期进入 S 期,启动 DNA 复制。

（2）气虚证肿瘤小鼠脾脏细胞周期通路 G2/M 期上调的基因（表 7-68）。

表 7-68　气虚证肿瘤小鼠脾脏细胞周期通路 G2/M 期一些基因的差异表达

基因缩写	中文名	正常	瘤气虚	瘤气虚/正常
Ccna2	细胞周期蛋白 CyclinA2	1 215	2 557	2.1
Ccnb2	细胞周期蛋白 CyclinB2	756	2 164	2.86
Cdc2a	细胞周期蛋白依赖性激酶 2A	485	1 650	3.4
Mad2l1	有丝分裂阻滞缺陷 2 样蛋白 1	1 070	2 113	1.97
Bub3	有丝分裂检查点蛋白 BUB3	1 042	1 404	1.35

Ccnb2 和 Ccna2 是细胞 G2/M 期转换的主要调节因子，分别与细胞周期蛋白依赖性激酶 CDK1（Cdc2a）结合后参与调节细胞的有丝分裂。若其高表达可加速细胞由 G2/M 期的转换，提示细胞周期的循环加速和细胞增殖过度。气虚证肿瘤小鼠脾脏中 Ccnb2、Ccna2、Cdc2a 等表达显著增加，提示免疫相关细胞增殖活跃。

Mad2l1 和 Bub3 分别是 Mad 家族和 Bub 家族的成员。这两个家族构成了纺锤体组装检查点，主要功能是监测染色体的正常分离及阻止非整倍体的形成，是 M 期的主要限速因子。在细胞有丝分裂中期，只有当染色体全部正确地与来自纺锤体两极的微管结合并排列到赤道板上，有丝分裂后期促进因子（APC/C）才能与其活化因子 Cdc20 结合，并通过泛素化其底物，使细胞能够顺利进入有丝分裂后期。气虚证肿瘤小鼠脾脏中上述几个关键基因都表现出明显的上调，反映了细胞周期循环加速。

2. 正常气虚证小鼠脾脏 B 细胞受体信号通路基因差异表达的特征

张园园[30]等对 2008 年批次芯片数据，淘汰各组相对表达量一致低于 40 的基因，得到 12 630 个基因；筛选正常气虚证较正常对照上调 1.1 倍，下调 0.9 倍的基因，观察若干信号通路基因表达的特征。

（1）肌动蛋白细胞骨架调控通路（表 7-69）。

表 7-69　正常气虚证小鼠脾脏细胞肌动蛋白细胞骨架调控通路

基因缩写	中文名	正常	正气虚	正气虚/正常
Btk	Bruton 酪氨酸激酶	930	1 081	1.16

（续表）

基因缩写	中文名	正常	正气虚	正气虚/正常
Blnk	B 细胞连接蛋白	1 460	1 673	1.15
Vav1	鸟嘌呤核苷酸交换因子 1	1 776	1 603	0.90
Rac1	Rac 家族小 GTP 酶 1	2 323	2 851	1.23

Btk 与 B 细胞发育有关,它的功能障碍常常导致严重免疫缺陷。

Blnk 是一个重要连接蛋白,其酪氨酸残基被 Syk 磷酸化后能与 Vav、Grb2、PLC-γ2 等连接,保证各自信号通路依次被磷酸化和(或)被激活,对正常 B 细胞的发育有重要意义。

Vav1 是鸟嘌呤核苷酸交换因子,可使 Rac-GDP 转换为 Rac-GTP,从而激活 Rac 参与调节细胞骨架肌动蛋白重构。Vav1 缺失可影响 B 细胞活化,气虚小鼠脾脏 *Vav1* 表达量减少,可能不利于 B 细胞的活化。

Rac1 是 GTP 结合蛋白 Rho 家族成员之一,Rac 与 GTP 结合时呈活化状态,Rac1 的异常活化可引起细胞骨架的重组,使细胞的形态、迁移、侵袭发生改变。

(2) Ca^{2+} 离子通路(表 7-70)。

表 7-70　正常气虚证小鼠脾脏细胞 Ca^{2+} 离子通路

基因缩写	中文名	正常	正气虚	正气虚/正常
Ppp3ca	钙调神经磷酸酶 CaN	1 399	1 209	0.86
Nfatc1	活化 T 细胞核因子 1	1 212	1 073	0.89

Ppp3ca 是钙调神经磷酸酶 CaN。Ca^{2+} 信号通路的激活,受 PLC-γ2 水解 PIP2 产生的第二信使 IP3 的调控。IP3 可使细胞内 Ca^{2+} 浓度升高,从而激活 CaN,活化的 CaN 可使胞质内 Nfat 的氨基酸末端调节结构域去磷酸化,暴露其核定位信号而移入核内,与核内其他转录因子协同促进 DNA 转录。气虚小鼠脾脏 *Ppp3ca* 表达量减少,可能成为该信号通路的限速因素。

Nfatc1 是活化 T 细胞核因子家族成员之一。它不仅在 T 细胞中表达,在其他免疫细胞和非免疫细胞中也可表达。*Nfatc1* 进入细胞核后与 *IL-2* 等细胞因子基因的调节区结合,并与其它转录因子协同调节 B 细胞的活化,

对维护 B 细胞的稳态和分化十分重要。

（3）MAPK 信号通路（表 7-71）。

表 7-71　正常气虚证小鼠脾脏细胞 MAPK 信号通路

基因缩写	中文名	正常	正气虚	正气虚/正常
Rasgrp3	Ras 的鸟苷酸释放蛋白 3	1 646	1 899	1. 15
Map2k2	丝裂原活化蛋白激酶激酶 2	1 119	919	0. 82
Mapk3	丝裂原活化蛋白激酶 3	678	578	0. 85

Rasgrp3 是 GTP 结合蛋白家族成员之一 Ras 的鸟苷酸释放蛋白，与鸟嘌呤核苷酸交换因子具有相同重要的同源序列，主要通过调节 GTP 与 GDP 的相互转化来调节信息的传递，可将 Ras-GDP 转换为 Ras-GTP，从而启动 Ras/ERK 信号通路的相关级联反应，最终促进核转录因子 AP1 的生成。

Map2k2 是 ERK 激酶 MEKK 的亚型。

Mapk3 是丝裂原活化蛋白激酶 3，也称 Erk1。细胞核外 ERK1 被激活后，转位入核，进而介导下游转录因子 AP1 的转录活化，气虚小鼠脾脏 *Mapk3* 表达量减少，可能最终不利于该信号通路的信号传递。

（4）泛素介导的蛋白质水解信号通路（表 7-72）。

表 7-72　正常气虚证小鼠脾脏细胞泛素介导的蛋白质水解信号通路

基因缩写	中文名	正常	正气虚	正气虚/正常
Cr2	补体 C3d 受体 2	2 046	2 475	1. 21
Pik3cd	PI3K 亚基 Delta	938	1 036	1. 1
Akt1	丝氨酸/苏氨酸蛋白激酶 1	1 388	1 169	0. 84
Akt3	丝氨酸/苏氨酸蛋白激酶 3	1 012	904	0. 89
Gsk3b	糖原合成酶激酶 3β	2 155	1 750	0. 81
Ikbkg	核因子 Kappa B 激酶调节亚基 Gamma 抑制剂	469	603	1. 29
Rela	核因子 KappaB P65 亚基	653	574	0. 88
Prkcb	蛋白激酶 Cβ	579	663	1. 15
Card11	Caspase 招募域家族成员 11	951	831	0. 87

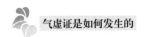

Cr2 是补体 C3d 受体 2，即 CD21，与 CD19、CD81、CD225 以非共价键组成 B 细胞活化的共受体，其胞外区可与附着于抗原或抗原抗体复合物的 C3d 结合，进而使 BCR 与上述共受体交联，并通过 CD19 向胞内传递信号，激活磷脂酰肌醇 3 激酶（PI3K），从而启动 PI3K/Akt 信号通路的相关级联反应。

Pik3cd 由于在体外表现出广泛的脂质底物特异性，故被认定为 I 型 PI3K，其被细胞表面受体激活后，使质膜上产生第二信使 PIP3。PIP3 与细胞内含有 PH 结构域的信号蛋白 Akt 和 PDKI 结合，促使 PDKI 磷酸化 Akt 蛋白的 Ser308 导致 Akt 的活化，Akt 还能通过 PDK2 对其 Thr473 的磷酸化而被激活。

丝氨酸/苏氨酸蛋白激酶 Akt1、Akt3 是 Akt 家族的两种亚型，Akt 又叫 PKB，是 PI3K 下游主要的效应分子之一，可调节细胞的生长、增殖、存活、分化及其支架的变化，是 PI3K 的产物最具特征性的靶点之一，也是介导关键的免疫和炎性反应所必需的信号通路的一部分；是 PI3K/AKT 信号转导通路的核心，其持续活化与肿瘤的发生发展密切相关。活化的 Akt 可进一步激活其下游的因子，如 bcl-2 家族、E2F、GSK3b、FKHR、NF-κB 等，对细胞周期、凋亡和血管新生等产生调节作用。

糖原合成酶激酶 Gsk3b 是 Akt 的下游分子。最初研究发现它是参与糖代谢的主要限速酶之一，可使糖原合成酶磷酸化而抑制糖原合成。

Ikbkg，被 DAG 激活的 Prkcb 可激活由 BCL-10、Card11 和 MALTl 通过共有的 CARD 结构域构成的复合物，该复合物可使由 Ikkγ（Ikbkg）、Ikkα 和 Ikkβ 组成的 IKK 复合物磷酸化而活化，活化的 IKK 复合物磷酸化 I-κB 丝氨酸残基，使其与泛素分子结合，然后被 ATP 酶依赖的 26s 蛋白酶体水解。

Rela 属核因子 NF-κB 家族。当细胞受到各种胞外刺激后，I-κB 被水解释放，NF-κB 被激活入核并与 DNA 结合，启动其下游基因的转录。

八、气虚证及同病异证肿瘤小鼠肿瘤转录组学特征

1. 肿瘤早期气虚证小鼠肿瘤组织基因的表达特征

卓少元等[31]对 2006 年批次实验肿瘤小鼠芯片结果分析，取各组芯片中读数至少有一组大于 300，且气虚组芯片读数与邪毒壅盛、阳气虚、气阴

阳虚三组的比值,均大于 1.5 或小于 0.67,视为上调或下调基因。结果显示如下。

(1)在肿瘤早期气虚证肿瘤组织中,表达上调的基因有 8 个,其中包括 4 个 T 细胞受体或 B 细胞受体相关的基因(表 7-73)和 4 个其他功能类基因(表 7-74)。值得注意的是小鼠的 3 个 *H2* 基因,在早期气虚独特表达的所有基因中读数是最高的,甚至超过了 1 300。

表 7-73　早期气虚证小鼠肿瘤组织表达上调的 MHC 类基因

基因缩写	中文名	邪毒	气虚	阳虚	阴虚
H2-Eb2	组织相容性 2,Ⅱ类抗原 Eβ2	1 564	2 520	558	1 094
H2-K1	组织相容性 2,K1	1 293	2 163	742	839
H2-Ea	组织相容性 2,Ⅱ类抗原 Eα	363	1 394	38	361
Sla	Src 样转接蛋白	209	355	105	202

表 7-73 中,H2-K1 系小鼠 MHC-Ⅰ类分子,H2-Eb2、H2-Ea 系小鼠 MHC-Ⅱ类分子,Sla 参与 TCR 或 BCR 水平的调节。

表 7-74　早期气虚证小鼠肿瘤组织表达上调的其他功能类基因

基因缩写	中文名	邪毒	气虚	阳虚	阴虚
P2ry1	G 蛋白偶联 P2 嘌呤受体 P2Y1	321	537	304	266
Cobra1	BRCA1 共调节因子	344	517	281	317
Sprr1a	小富脯氨酸蛋白 1A	202	425	232	202
Cpa3	羧肽酶 A3	161	330	61	40

表 7-74 中,*P2ry1* 参与肿瘤细胞增殖、分化、凋亡,*Cobra1* 在转录延伸阶段与核受体结合,*Sprr1a* 在缺氧时可应激产生,促进神经再生;*Cpa3* 系由肥大细胞分泌产生。

(2)在肿瘤早期气虚证肿瘤组织中,下调的基因有 18 个,其中包括:

1)基质金属蛋白酶家族基因(表 7-75)。这是一类金属离子依赖的内肽酶,主要参与全身各种组织细胞外基质的降解,在肿瘤的侵袭和转移中起着重要作用。*Mmp8/9/10* 在 4 种证候肿瘤组织中的表达表现为肿瘤早期表达低,气虚尤甚。

表 7-75　早期气虚证小鼠肿瘤组织表达下调的 MMPs 基因

基因缩写	中文名	邪毒	气虚	阳虚	阴虚
Mmp10	基质金属蛋白酶 10	340	197	404	1 238
Mmp9	基质金属蛋白酶 9	153	92	374	357
Mmp8	基质金属蛋白酶 8	105	59	662	460

2）S100 蛋白家族基因（表 7-76）。主要参与 Ca^{2+} 介导的各种细胞功能，包括细胞生长、分化、迁移、黏附和信号转导等；*S100a8* 和 *S100a9* 是该家族两个非常重要的成员，均参与肿瘤发生发展，通常以异源二聚体的形式分泌并发挥作用。它们在 4 种证候肿瘤组织中的特点是肿瘤早期表达极低，气虚更低。

表 7-76　早期气虚证小鼠肿瘤组织表达下调的 *S100* 基因

基因缩写	中文名	邪毒	气虚	阳虚	阴虚
S100a8	S100 钙结合蛋白 a8	163	53	719	706
S100a9	S100 钙结合蛋白 a9	102	39	462	485

3）细胞生长分化、迁移黏附相关的基因（表 7-77）。

表 7-77　早期气虚证小鼠肿瘤组织表达下调的细胞因子与黏附分子类基因

基因缩写	中文名	邪毒	气虚	阳虚	阴虚
Lcn2	脂质运载蛋白 2	1 619	691	2 489	2 407
Clec4d	C 型凝集素 4D	412	202	417	444
Clec4e	C 型凝集素 4E	353	201	363	396
Il8rb	IL-8 B 型受体	305	191	318	309
Cxcl2	CXC 类趋化因子 2	436	150	497	478

上表中，*Lcn2* 参与天然免疫，Clec4d 系巨细胞 C 型凝集素（MCL），Clec4e 系巨噬细胞诱导的 C 型凝集素（Mincle），Il8rb 若在内皮细胞中过表达可促进血管向肿瘤生长，Cxcl2 与内皮细胞特异性受体 CXCR2 结合刺激肿瘤血管形成。

4）其他功能类基因（表 7-78）。

表 7-78　早期气虚证小鼠肿瘤组织表达下调的其他功能类基因

基因缩写	中文名	邪毒	气虚	阳虚	阴虚
4930402E16Rik	/	518	341	585	591
Slc6a9	溶质运载蛋白家族成员	403	265	629	523
Ddit4	DNA 损伤诱导转录因子 4	336	214	516	377
Fpr1	甲酰肽受体 1	285	174	587	449
Csn3	酪蛋白 kappa	283	161	270	381
Mrgpra2	原癌基因 Mas 相关 G 蛋白偶联受体	99	63	336	210
Pip	泌乳素诱导蛋白	33	21	129	354
Abpg	雄激素结合蛋白 γ 亚基	15	9	180	400

表 7-78 中，*Slc6a9* 参与药物吸收、消除及组织分布；*Ddit4* 系 mTOR 底物磷酸化负性调节因子，参与细胞生长的调控；*Fpr1* 在人恶性胶质瘤中促进增殖和诱导血管生成作用；*Csn3* 参与雌性小鼠乳汁分泌；*Mrgpra2* 编码一种 G 蛋白偶联的受体；*Pip* 在乳腺癌和前列腺癌中异常表达；*Abpg* 系雄激素结合蛋白（ABP）γ 亚基。

2. 肿瘤早期气虚小鼠肿瘤组织 ABC 转运蛋白家族基因转录特征

ABC（ATP-binding cassette）转运蛋白是目前已知最大、功能最广泛的蛋白家族，大多数 ABC 转运蛋白都能利用水解 ATP 释放的能量直接转运底物，其中包括肽、糖、脂、重金属螯合物、多糖等多种化合物。因为 ABC 转运蛋白在机体中参与一些重要的生理过程如胆固醇代谢，以及与动脉粥样硬化、肿瘤细胞抗药性等密切相关，因此，我们对早期气虚证 H22 肿瘤小鼠肿瘤组织中 ABC 转运蛋白家族基因表达的特征进行分析。

鉴此，卓少元等[32]对 2006 年批次实验肿瘤小鼠肿瘤芯片结果分析，取各组别基因的表达统计值一致大于 30 者（低于 30 者接近本底读数，故剔除）进行基因差异分析；基因差异依据国际通用标准上、下调 2 倍及以上。

芯片中检测到的 ABC 转运蛋白基因 47 个，其中，至少有一组芯片读数大于 200 的 ABC 基因有 25 个（表 7-79），至少有一组芯片读数大于 500 的 ABC 基因有 7 个。

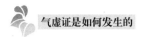

表 7-79　各证候小鼠肿瘤组织部分 ABC 转运蛋白基因

基因缩写	中文名	邪毒	气虚	阳虚	阴虚
Abce1	ATP 结合盒,亚家族 E,成员 1	2 258	2 217	1 245	1 656
Abcf1	ATP 结合盒,亚家族 F,成员 1	1 298	1 306	770	965
Abcf2	ATP 结合盒,亚家族 F,成员 2	1 232	1 366	761	1 064
Tap1(Abcb2)	转运蛋白 1,ATP 结合盒,亚家族 B,成员 2	856	859	283	354
Abcc1	ATP 结合盒,亚家族 C,成员 1	518	472	329	320
Abcb1b	ATP 结合盒,亚家族 B,成员 1b	508	497	263	401
Abca5	ATP 结合盒,亚家族 A,成员 5	477	403	786	704
Abca4	ATP 结合盒,亚家族 A,成员 4	85	106	288	215
Abcg1	ATP 结合盒,亚家族 G,成员 1	454	459	145	233
Abcd2	ATP 结合盒,亚家族 D,成员 2	263	172	41	66
Abca1	ATP 结合盒,亚家族 A,成员 1	472	346	183	239
Tap2(Abcb3)	转运蛋白 2,ATP 结合盒,亚家族 B,成员 3	202	174	86	64
Abcb9	ATP 结合盒,亚家族 B,成员 9	204	83	80	51
Abcb10	ATP 结合盒,亚家族 B,成员 10	389	299	257	319
Abca17	ATP 结合盒,亚家族 A,成员 17	373	350	407	358
Abcb6	ATP 结合盒,亚家族 B,成员 6	295	319	299	209
Abcd3	ATP 结合盒,亚家族 D,成员 3	286	214	277	224
Abcc5	ATP 结合盒,亚家族 C,成员 5	276	207	393	312
Abca3	ATP 结合盒,亚家族 A,成员 3	253	260	130	192
Abcb8	ATP 结合盒,亚家族 B,成员 8	246	261	151	172
Abcg2	ATP 结合盒,亚家族 G,成员 2	234	175	287	188
Abcf3	ATP 结合盒,亚家族 F,成员 3	206	214	141	136
Abca2	ATP 结合盒,亚家族 A,成员 2	172	174	231	131
Abcc10	ATP 结合盒,亚家族 C,成员 10	166	142	256	225
Abcc6	ATP 结合盒,亚家族 C,成员 6	159	159	296	173

在这些基因中,邪毒壅盛证读数多大于气虚证;而在 7 个高表达的 ABC 转运蛋白基因中,在邪毒壅盛和早期气虚两种证候 H22 肿瘤小鼠肿瘤中的读

数均值几乎没有差别。

3. 肿瘤早期气虚证小鼠肿瘤组织细胞凋亡通路基因差异表达的特征

细胞凋亡主要分为受体依赖性和非受体依赖性两种。前者通过细胞膜表面的受体接受周围环境传来的生长因子信号,维持细胞的生长和分裂;后者主要通过线粒体介导调节细胞凋亡。

鉴此,王艳明等[33]对 2008 年批次实验肿瘤小鼠肿瘤芯片结果分析,依据 KEGG 数据库筛选细胞凋亡通路对应的基因,以及参与调控其通路的基因,其中将邪毒壅盛证/气虚证上调 1.1 倍或下调 0.91 倍的基因入选。结果如下:

(1) TNF-α 和 IL-1 依赖的细胞凋亡信号通路(表 7-80)

该通路中入选的基因除 *Casp6* 外,多为抑制凋亡基因,其中一些表达量较大的基因,邪毒壅盛证表达水平多略高于气虚证,其中邪毒壅盛/早期气虚>1.1 的有 6 个(*Traf2*、*Map3k14*、*Ikbkb*、*Nfkbia*、*Nfkb1*、*Irak1*);二者比值<0.91 的有 8 个(*Ripk1*、*Chuk*、*Cflra*、*Xiap*、*Birc3*、*Casp6*、*Il1b*、*Irak2*)。

表 7-80 早期同病异证小鼠肿瘤组织 TNF-α 和 IL-1 介导的细胞凋亡通路

基因缩写	中文名	邪毒	气虚	邪毒/气虚
Traf2	肿瘤坏死因子受体相关因子 2	1 061	885	1.20
Ripk1	肿瘤坏死因子受体干扰蛋白激酶 1	619	955	0.65
Map3k14	促分裂原活化蛋白酶激酶	224	169	1.32
Ikbkb	核转录因子抑制剂	882	752	1.17
Nfkbia	核转录因子	670	590	1.14
Nfkb1	核转录因子	1 072	964	1.10
Chuk	IK-B 激酶	502	753	0.67
Cflra	CASP8 and FADD-相像凋亡调节体	294	431	0.68
Xiap	X 连锁凋亡抑制蛋白相关因子	634	749	0.80
Birc3	凋亡抑制蛋白	366	453	0.81
Casp6	半胱天冬酶 6	333	385	0.87
Il1b	白细胞介素 1	752	959	0.76
Irak1	白细胞介素 1 受体相关激酶	649	590	1.10
Irak2	白细胞介素 1 受体相关激酶	186	205	0.83

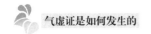

以上，*Traf2* 可介导 NF-κB 和 JNK 信号通路的活化，发挥抗凋亡、抗炎症形成及机体免疫等多种生物学功能。

Nfkbia 和 *Nfkb1* 是 NF-κB 家族成员。NF-κB 对多种凋亡抑制因子如 c-IAP1、c-IAP2 等有诱导性表达作用。NF-κB 通过对相应基因的转录调节，促进肿瘤的发生、肿瘤细胞的增殖、侵袭和转移；在人类的肝癌组织中 NF-κB 持续激活。

Ripk1 是一种双重作用的分子，具有泛素化的作用，调节细胞的存活和凋亡。RIP 通过 MEKK3 作用，磷酸化 IKK，激活 NF-κB 参与 TNF 诱导的抑制细胞凋亡的相关通路。

Ikbkb 是 Nfkb 解离前的前身，I-κB 基因的启动子中含有多个 κB 结合位点，NF-κB 活化后可上调 I-κB 的基因表达，使 NF-κB 的激活被终止。NF-κB 活化与失活不断循环，完成 NF-κB 作为转录因子而调控基因转录的功能。Map3k14 为 Nfkb 的诱导激酶。MAPK 链是真核生物信号传递网络中的重要途径之一，由 3 类蛋白激酶 MAP3K-MAP2K-MAPK 组成，通过依次磷酸化将上游信号传递至下游 IKK，最终激活 NF-κB 引起细胞凋亡。*Map3k14*、*Chuk*、*Ikbkb* 为 Nfkb 的上游基因，主要作为细胞凋亡信号的中间传导因子，其中 *Map3k14*、*Ikbkb* 上调，*Chuk* 下调病理意义可能不大。

Irak1，Irak2 同属于白细胞介素-1 激酶。Irak 是一类丝氨酸/苏氨酸激酶，为 IL-1R 和 Toll 样受体信号传导通路中重要的连接体。Irak1 有激酶活性，正向调控信号通路；Irak2 无激酶活性，起负向调控的作用。表中 *Irak2* 表达量小，作用不明显，而 *Irak1* 表达大，在 H22 小鼠肿瘤组织中活跃且上调，提示邪毒证肿瘤细胞抗凋亡强于气虚证。

Xiap、*Birc3* 属于凋亡抑制蛋白家族（inhibitor of apoptosis protein gene，IAP），XIAP 能选择性抑制 caspase-3、caspase-7 和 caspase-9，从而抑制 caspase 凋亡通路的下游途径，使细胞免于各种刺激所导致的凋亡。

Cflra 为凋亡抑制剂，通过 DED 功能区，与 FADD 和 Caspase-8、Caspase 10 结合，拮抗它们之间的相互作用，从而抑制 Caspase8、Caspase10 募集到死亡受体复合体和它们的起始化，从而抑制细胞的凋亡。

Casp6 为效应半胱氨酸蛋白酶，是细胞凋亡过程中的具体执行者，完成对特定蛋白底物的水解，引起细胞的凋亡。邪毒证 *Casp6* 表达量小，不利于凋亡的发生。

Il1b 为白细胞介素 1β。IL-1 分子量约 17KD,有 IL-1α 和 IL-1β 两个亚型,其重要的功能在于免疫调节,诱导 T 细胞释放淋巴细胞因子,系 B 细胞增殖和分化的辅助因子,且可以提高 NK 细胞介导的细胞毒性及多种生物活性。IL-1 被一种具有神经鞘磷脂特殊活性的磷脂酶激活后,能诱导神经酰胺的产生,神经酰胺直接活化转录因子,参与调控细胞的凋亡。

(2) IL-3 依赖的细胞凋亡信号通路(表 7-81)

白细胞介素-3 是调节细胞的生长与存活的细胞因子,与其受体结合后,一条通路活化 PI3K/AKT 系统;另一条通路激活 PKA,二者使 BAD 磷酸化、表达减弱,抑制细胞的凋亡。该通路中表达量相对较小,且互有高低,其中邪毒壅盛/早期气虚>1.1 的有 5 个(*IL3ra*、*Prkar2b*、*Prkaca*、*Prkx*、*Bax*);二者比值 < 0.91 的有 7 个(*Csf2rb*、*Csf2rb2*、*Pik3cb*、*Pik3cg*、*Pik3r1*、*Prkar2a*、*Akt3*)。

表 7-81 早期同病异证小鼠肿瘤组织 IL-3 介导的凋亡通路

基因缩写	中文名	邪毒	气虚	邪毒/气虚
Csf2rb	集落刺激因子受体 β	241	375	0.64
Csf2rb2	集落刺激因子受体 β2	203	251	0.84
IL3ra	白细胞介素 3 受体	688	599	1.15
Pik3cb	磷脂酰肌醇 3-激酶,催化,β 多肽	648	738	0.88
Pik3cg	磷酸肌醇-3-激酶,催化,γ 多肽	361	402	0.9
Pik3r1	磷脂酰肌醇 3-激酶,调节亚单位,多肽 1	397	508	0.78
Prkar2a	蛋白激酶,cAMP 依赖性调节,II 型 α	691	774	0.89
Prkar2b	蛋白激酶,cAMP 依赖性调节,II 型 β	487	437	1.11
Prkaca	蛋白激酶,cAMP 依赖性,催化性,α	613	553	1.11
Prkx	蛋白激酶,X-连锁	689	619	1.11
Akt3	丝氨酸/苏氨酸蛋白激酶 Akt 亚型	891	1 111	0.8
Bax	BCL2 相关蛋白	456	416	1.1

Csf2rb、Csf2rb2 与 IL3ra 同属于白细胞介素-3 受体,分高亲和力受体和低亲和力受体两种。*Csf2rb*、*Csf2rb* 表达量小,下调;*IL3ra* 表达量大,上调,可能具有较为重要的病理意义。

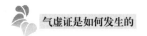

蛋白激酶 A 又称为依赖于 cAMP 的蛋白激酶 A,是由 4 个亚基组成的四聚体。真核细胞内几乎所有的 cAMP 的作用都是通过活化 PKA 使其底物蛋白发生磷酸化而实现的。

磷脂酰肌醇 3 激酶是由 p85 调节亚单位和 p110 催化亚单位组成的异二聚体,因可催化磷脂酰肌醇 3 位的磷酸化而得名。PI3K 的 p85 与受体磷酸化的酪氨酸相结合,调节 p110 催化亚单位的活性,促进底物蛋白磷酸化,在细胞生长与代谢的调节中发挥重要作用。

Akt3 为丝氨酸/苏氨酸蛋白激酶 Akt 亚型,Akt 也称为蛋白激酶 B (PKB),Akt 家族的成员有 Akt1、Akt2、Akt3 三个亚型。以 PI3K 依赖的方式活化,活化的 Akt 导致多种蛋白质底物的磷酸化,包括接头蛋白质 Bcl-2、BAD、IκB 激酶 β(IKK-β),并可以使 BAD 的 Ser136 位点磷酸化,有效阻断 BAD 诱导的细胞凋亡;抑制 PI3K/Akt 的信号,抑制肿瘤细胞的增殖。

Bax 为 BCL2 家族的相关蛋白。*Bcl-2* 是抑制细胞凋亡的重要基因,根据在细胞凋亡中的作用,*Bcl-2* 分为两大类,一类是抑制细胞凋亡(*Bcl-2*、*Bcl-xl* 等),另一类为促进细胞凋亡(*bax*、*bak*、*bik*、*bad*、*bid* 等)。*Bax* 定位于线粒体膜上可以影响 PT 通道开放及 Cyto-c、AIF 的释放,还可以改变线粒体外膜的通透性。

(3) 线粒体介导的细胞凋亡信号通路

H22 肿瘤细胞中,这类基因表达量较小,邪毒壅盛与早期气虚比值一致下调,均<0.91,其中包括 7 个通路基因(表 7-82)。

表 7-82　早期同病异证小鼠肿瘤组织线粒体介导的凋亡信号通路

基因缩写	中文名	邪毒	气虚	邪毒/气虚
Bid	BH3 结构域死亡促进剂	746	847	0.88
Ppp3ca	钙调磷酸酶 3,催化亚单位,α 亚型	963	1 122	0.86
Ppp3cc	钙调磷酸酶 3,催化亚单位,γ 亚型	356	489	0.71
Casp12	半胱天冬酶 12	196	236	0.83
Casp3	半胱天冬酶 3	269	362	0.74
Atm	毛细血管扩张性共济失调症突变基因	395	485	0.81
Endod1	核酸内切酶	225	283	0.8

Bid 是原癌基因 *Bcl-2* 家族的重要成员。Bid 是 Bcl-2 与 Fas 凋亡途

径的一个重要调节物,是凋亡促进剂。Bid 的 BH3 能与 Bcl－2 的 BH1、BH2 结合形成二聚体,但 Bid 的 C 末端与 Bcl－2 的结合能力更强,因此 Bid 对抗 Bcl－2 的功能更强。同时 Bid 在活化的 CASP8 的催化下,被运送至线粒体,引起线粒体内细胞色素 C 高效释放,诱导细胞的凋亡。

Ppp3ca、Ppp3cc 为钙调磷酸酶,它是依赖于 Ca^{2+}/钙调素的 Ser/Thr 磷酸酶,在细胞信号的传递中直接受钙离子浓度的调节,发挥去磷酸化的作用,参与多种细胞的调节。钙调磷酸酶可以使 BAD 去磷酸化,去磷酸化的 BAD 从胞质转移至线粒体,并在此与 Bcl－2、Bcl-xl 结合,促进细胞色素 C 释放,从而激活 Caspase 途径导致细胞凋亡。

CASP3、CASP12 同 CASP6 都为效应半胱氨酸酶,表达量小,下调,意义同 Casp6 下调。

核酸内切酶 Endod1 诱导 DNA 片段化和凝集,诱导细胞的凋亡;ATM 为肿瘤抑制基因,其蛋白质参与一系列细胞周期中止、细胞凋亡及 DNA 修复活动,与肿瘤的发生密切相关。

参考文献

［1］颜彦,方肇勤,刘小美,等. H22 荷瘤小鼠下丘脑一致上调和下调的基因[J]. 中国中医基础医学杂志,2010,16(8):691-695.

［2］刘小美,方肇勤,潘志强,等. 不同证候 H22 荷瘤小鼠垂体一致上调或下调的基因[J]. 上海中医药大学学报,2008,22(4):75-79.

［3］刘小美,方肇勤,潘志强,等. 邪毒壅盛证和气虚证荷瘤小鼠垂体上调与下调的基因[J]. 浙江中西医结合杂志,2008,18(11):664-666.

［4］刘小美,方肇勤,潘志强,等. 不同证候 H22 荷瘤小鼠垂体高表达基因分析[J]. 中西医结合肝病杂志,2009,19(5):290-294.

［5］Xiaomei Liu, Zhaoqin Fang, Zhiqiang Pan, et al. Pituitary transcriptome profile of liver cancer mice with different syndromes reveals the relevance of pituitary to the cancer and syndromes[J]. J Tradit Chin Med,2014,36(6):691-698.

［6］刘小美,方肇勤,潘志强,等. 同病异证荷瘤小鼠垂体 G 蛋白信号通路与激素表达的特征[J]. 北京中医药大学学报,2011,34(6):396-401.

［7］刘小美,方肇勤,潘志强,等. 同病异证 H22 肝癌小鼠 HPA 轴昼夜节律通路基因表达特征[J]. 北京中医药大学学报,2013,36(8):524-528.

［8］卢文丽,方肇勤,刘小美,等. 不同证候小鼠下丘脑-垂体-甲状腺轴基因表达的特征[J]. 中华中医药学刊,2010,28(7):1393-1395.

［9］刘新民.实用内分泌学［M］.3 版.北京：人民军医出版社,2003.

［10］Chapter2，Thyroid Hormone Synthesis and Secretion. www. thyroidmanager. org.

［11］卢文丽,方肇勤,刘小美,等.不同气虚证小鼠甲状腺 G 蛋白通路及相关基因转录特征［J］.世界科学技术——中医药现代化,2011,13(2)：259-265.

［12］卢文丽,方肇勤,潘志强,等.同病异证 H22 肝癌小鼠甲状腺 AC-cAMP 信号通路基因差异表达的特征［J］.国际中医中药杂志,2011,33(11)：988-994.

［13］卢文丽,方肇勤,潘志强,等.正常气虚证小鼠甲状腺氧化磷酸化通路相关基因转录特征［J］.中国中医基础医学杂志,2011,17(3)：264-266.

［14］卢文丽,方肇勤,潘志强,等.基于芯片数据分析同病异证 H22 荷瘤小鼠甲状腺生长因子表达特征［J］.南京中医药大学学报,2012,28(2)：147-151.

［15］卢文丽,方肇勤,潘志强,等.H22 荷瘤小鼠早期邪毒证与气虚证对甲状腺 Tg 等基因转录及激素水平的影响［J］.上海中医药大学学报,2012,26(2)：68-71.

［16］卢文丽,方肇勤,潘志强,等.同病异证 H22 肝癌小鼠甲状腺功能及激素合成关键基因表达特征［J］.中西医结合肝病杂志,2011,21(6)：348-351,355.

［17］卢文丽,方肇勤,潘志强,等.甲状腺激素释放相关水解酶基因在 H22 肝癌小鼠早期不同证候中的表达特征［J］.国际中医中药杂志,2014,36(7)：623-627.

［18］潘志强,方肇勤,卢文丽,等.正常与不同证候 H22 荷瘤小鼠肾上腺高表达的基因［J］.深圳中西医结合杂志,2008,18(4)：201-211.

［19］潘志强,方肇勤,卢文丽,等.邪毒壅盛证和气虚证 H22 肝癌荷瘤小鼠肾上腺基因转录的差异［J］.南京中医药大学学报,2009,25(2)：118-122.

［20］潘志强,方肇勤,卢文丽,等.肝癌小鼠不同阶段有关证候肾上腺差异表达的基因分析［J］.中西医结合学报,2008,6(8)：843-851.

［21］潘志强,方肇勤,卢文丽,等.Smad 信号转导通路在不同证候 H22 荷瘤小鼠肾上腺的基因表达［J］.北京中医药大学学报,2009,32(5)：336-340.

［22］潘志强,方肇勤,卢文丽,等.基因芯片数据分析丝裂原激活蛋白激酶信号通路基因在不同证候 H22 肝癌小鼠肾上腺的表达差异［J］.中西医结合肝病杂志,2009,19(3)：27-31.

［23］潘志强,方肇勤,卢文丽,等.神经肽在不同证候 H22 肝癌小鼠肾上腺组织的表达特征［J］.中国中西医结合消化杂志,2009,17(3)：146-150.

［24］陈宝英,方肇勤,卢文丽,等.荷瘤小鼠早期邪毒壅盛和气虚证睾丸下调的基因［J］.中医药学报,2009,37(1)：12-15.

［25］陈宝英,方肇勤,潘志强,等.H22 荷瘤小鼠肿瘤发生后睾丸表达改变显著的基因［J］.辽宁中医杂志,2009,36(1)：136-139.

［26］陈宝英,方肇勤,卢文丽,等.不同证候荷瘤小鼠睾丸差异表达基因的特征［J］.浙江中

医杂志,2009,44(8)：564-567.

[27] 吴中华,方肇勤,潘志强,等.正常气虚小鼠下丘脑-垂体-睾丸轴相关基因转录的特征[J].中华中医药学刊,2011,29(5)：981-982.

[28] 丁善萍,方肇勤,卢文丽,等.不同证候 H22 荷瘤小鼠胸腺一致上下调高表达的基因[J].辽宁中医药大学学报,2010,12(3)：32-35.

[29] 张园园,方肇勤,王艳明,等.同病异证 H22 肝癌小鼠脾脏细胞周期通路基因表达的特征[J].时珍国医国药,2012,23(10)：2618-2620.

[30] 张园园,方肇勤,潘志强,等.气虚小鼠脾脏 B 细胞受体信号通路基因差异表达特征[J].辽宁中医杂志,2012,39(11)：2315-2318.

[31] 卓少元,方肇勤,卢文丽,等.早期气虚证 H22 荷瘤小鼠肿瘤组织基因的表达特征[J].陕西中医,2009,30(8)：1086-89.

[32] 卓少元,方肇勤,卢文丽,等.不同证候 H22 荷瘤小鼠肿瘤 ABC 转运蛋白家族基因转录特征[J].广西中医药,2008,31(1)：48-53.

[33] 王艳明,方肇勤,潘志强.同病异证 H22 肝癌小鼠肿瘤组织细胞凋亡通路基因差异表达的特征.辽宁中医杂志[J].2012,39(8)：1622-25.

气虚证肿瘤小鼠辨证论治的探索

在大鼠和(或)小鼠非创伤性的标准化、计量化诊法与辨证方法创建后，本团队采用该技术开展了多轮肿瘤小鼠辨证论治的探索。鉴于气虚证是肿瘤小鼠最常见、发生最早的证候，因此，这类研究在客观上较好地比较和评价了不同治疗方案对肿瘤小鼠气虚证的疗效，以及对肿瘤小鼠气虚证发生、加重的预防和缓解作用。以下摘要介绍一些公开发表的研究结果。

一、肿瘤小鼠个体化辨证论治的探索与尝试[1]

1. 方法

购入昆明种雄性小鼠 90 只，体质量（20±2）g，SPF 级条件下常规饲养。淘汰部分体重偏轻的小鼠 20 只。将小鼠随机分成正常组 10 只，H22 腹水癌细胞右腋下接种组 60 只，接种后 1 周，小鼠右腋下可以触及肿瘤，按随机数字表随机分组。分组和对应的治疗方案如下。

1）正常组（正常对照组）10 只，蒸馏水灌胃。

2）模型组 15 只，蒸馏水灌胃。

3）西药组 15 只，喃氟啶混悬液灌胃（剂量为成人千克体重的 10 倍）。

4）非辨证组 15 只，中药基本方水煎剂（剂量为成人千克体重的 8 倍）。

5）辨证组 15 只，中药辨证论治方水煎剂（剂量为成人千克体重的 8 倍）。辨证组小鼠每周 2 次（即间隔 3～4 日）依据辨证结果，调整对应的治疗方案。具体如下。

瘀毒证（即肿瘤普遍存在的基本证候），给予基本方（半枝莲、蒲公英、桃仁、延胡索、柴胡等）。

气虚证（即瘀毒证的兼证，下同），给予基本方50％＋健脾益气方（生晒参、白术、茯苓、黄芪等）50％。

阴虚证，给予基本方30％＋养阴方（生地、麦冬、炙鳖甲、炙龟甲等）70％。

气阴两虚证，给予基本方20％＋健脾益气方40％＋养阴方40％。

阴阳两虚证，给予基本方20％＋回阳方（生晒参、附子等）80％。

各治疗组于接种的第8天开始给药。

诊法主要检测：体重（g）、饮水量（mL）、饮食量（g）、心率（次/分钟）、腋温（℃）、爪和尾显微拍照观察爪尾r值，以及外观。

2. 结果

1）抑瘤率：西药组肿瘤抑制作用最强，中药辨证论治组接近于西药组，优于非辨证论治组。

2）去瘤体重：模型组减轻，西药组下降更显著（不良反应明显），而辨证组较模型组显著改善。

3）爪r值（反映红色程度）：模型组明显下降，辨证组接近正常，西药组晚期偏高。

4）尾r值（反映红色程度）：西药组晚期偏高，非辨证组偏高，辨证组接近正常。

5）脾脏重量：中期（给药2周后）模型组重于正常对照组，西药组尤甚，非辨证组最轻，晚期（给药4周后）西药组减轻最显著。

6）睾丸重量：中期模型组减轻，辨证组最重；晚期非辨证组最重。

7）肾上腺重量：中期至晚期模型组下降，在各用药组中，西药组最轻（不良反应明显），辨证组最重。提示辨证治疗对内分泌的改善最有帮助。

3. 讨论

1）随着病程的进展，肿瘤小鼠证候发生演变、虚实夹杂，存在丰富的证候变化，与项目组以往观察的趋势一致，是应该且可以开展个体化辨证论治的。

2）中药辨证论治优于中药非辨证论治，表现为改善肿瘤小鼠虚证的外在体征、抑制肿瘤生长和纠正与虚证有关的神经-内分泌-免疫系统异常等诸多方面。反观西药治疗，虽抑瘤作用突出，但西药对小鼠神经-内分泌-免疫系统的损伤等不良反应也较为严重。

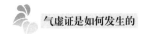

二、依据瘤体积大小分层随机分组的肿瘤小鼠个体化辨证论治尝试[2]

1. 方法

购入昆明种雄性小鼠 120 只,体质量(19±1)g,SPF 级条件下常规饲养。淘汰体重过大与过小者,随机取 10 只为正常对照组,其余腋下皮下接种 H22 腹水癌细胞,接种后 7 天,淘汰不出瘤者、肿瘤过大过小者,剩下 90 只;按照瘤体积大小分为大、中、小 3 层,再分层随机分到模型组、非辨证组、辨证组中,每组 30 只。

1) 正常组和模型组每日以灭菌水灌胃。

2) 非辨证组以中药基本方(半枝莲、白花蛇舌草、香附、预知子、郁金、延胡索、当归、川芎、桃仁、法半夏、陈皮。水煎醇沉制剂,下同)灌胃。

3) 辨证组小鼠处方如下:

无虚证者基本方;

兼气虚证者基本方+益气方(生晒参、黄芪、白术、茯苓、甘草);

兼阴虚证者基本方+滋阴方(生地黄、熟地黄、麦冬、炙鳖甲、炙龟甲);

兼阳虚证者基本方+温阳方(淫羊藿、仙茅、山茱萸、熟地黄、肉桂、制附片);

兼气阴两虚证者基本方+益气方+滋阴方;

兼阳气虚者基本方+益气方+温阳方;

兼阴阳两虚者基本方+滋阴方+温阳方;

兼阴阳气虚者基本方加滋阴方+温阳方+益气方。

每周 1~2 次诊法与辨证,检测体重、腋温、爪和尾的 r 值、肿瘤体积、旷场活动、抓力等,计算出每只小鼠的气盛衰度、阴盛衰度、阳盛衰度等。辨证论治组于当天计量辨证论治,次日给药,并维持该辨证处方至下一次辨证后调整。

每只小鼠按照成人千克体重的 5 倍量用药,0.5 毫升/(天/只)灌胃,每日 1 次给药,直至 90 只肿瘤小鼠死亡率达到 80% 时(即剩余 18 只肿瘤小鼠),即至实验第 33 天,处死全部正常及肿瘤小鼠。

2. 结果

模型组肿瘤小鼠瘤体积逐渐增大,精神呆滞,体形消瘦,皮毛蓬松枯槁,活动迟缓甚至蜷缩不动,唇部及爪尾颜色变淡或晦暗或瘀紫,且瘦削无力。辨证组改善相关症状,并略优于非辨证组。

1) 带瘤生命延长率,非辨证组为 57.23%,优于辨证组的 37.46%。

2) 抑瘤率,辨证组优于非辨证组、模型组。

3) 气盛衰度,辨证组优于非辨证组、模型组。

4) 阳盛衰度、去瘤体重,辨证组优于非辨证组、模型组。

5) 阳盛衰度,辨证组有优于非辨证组、模型组的倾向。

3. 讨论

我们早期的研究表明,小鼠接种肿瘤细胞出瘤后,肿瘤增长快、体积大者,预后差,带瘤生存期短。因此,依据出瘤后瘤体积大小分层随机分组可以令各肿瘤组别小鼠病证严重程度接近,减少分组造成的偏倚。若能结合气盛衰度均衡分组,可能更有价值。因此实验人员熟练掌握小鼠诊法和辨证技术,是十分必要的。

肿瘤中医药辨证论治的方案有不断优化的空间,而采用依据瘤体积大小分层随机分组的方法,将有助于客观评价辨证论治的疗效。

三、依据肿瘤小鼠证候分组的个体化辨证论治尝试[3]

1. 方法

购入昆明种雄性小鼠 160 只,体质量(19±1)g,SPF 级条件下常规饲养。随机取 10 只为正常对照组,其余腋下皮下接种 H22 腹水癌细胞,接种第 10 d 辨证分组如下。

1) 邪毒壅盛证无虚证者,按瘤体积大小排序,筛选出瘤体积较大者 36 只,再随机分成 3 组:邪毒壅盛证对照组 12 只、邪毒壅盛证给中药基本方组 12 只、邪毒壅盛证给中药辨证论治组 12 只。

2) 气虚证而邪盛衰度居中且无明显阴虚、阳虚者,按气虚指数排序,选取气虚指数较低的前 30 只,随机分成 3 组:气虚对照组 10 只、气虚给中药基本方组 10 只、气虚给中药辨证论治组 10 只。

其余肿瘤小鼠淘汰。

中药处方如下。

基本方:由半枝莲、白花蛇舌草、预知子、郁金、当归、川芎、法半夏、陈皮

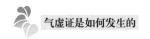

等组成；

邪毒辨证方：在基本方基础上，加板蓝根、酸枣仁、生晒参；

气虚辨证方：在基本方基础上，加生晒参、黄芪、白术等。

中药采用标准水煎醇沉工艺，剂量为正常成人每千克体重所用剂量的 5 倍。每日每只小鼠灌胃量为 0.5 mL，用药 6 天后结束实验。正常组、邪毒对照组和气虚对照组灌胃等量灭菌水。

2. 结果

1）邪毒壅盛证肿瘤小鼠。辨证用药有延长带瘤生存时间和减缓胸腺萎缩的趋势，以及纠正了气虚证、阳虚证、阴虚证的发展；但在抑瘤率、缓解脾脏增重方面，基本方略显优势。

2）气虚证肿瘤小鼠。辨证用药有纠正气虚证、阳虚证、阴虚证发展的趋势；而基本方在抑瘤率、减缓胸腺萎缩趋势、抑制脾脏增重方面较优。

3. 讨论

本实验尝试依据肿瘤小鼠早期邪毒壅盛证和气虚证两个不同证候分组，分别观察辨证论治与否对疗效的影响。研究发现，对于邪毒壅盛证而言，辨证论治较对照组、基本方组具有延长生存时间的趋势，在保护气、阴、阳的药效方面有一定的优势，但抑瘤作用不强；而对于气虚证而言，辨证论治亦具有保护气、阴、阳的作用趋势，而抑瘤作用与基本方近似。提示辨证论治有助于提高综合疗效，而辨证论治的具体用药及配伍还有优化的空间。

四、中西医结合辨证论治对肿瘤小鼠疗效的观察[4]

鉴于我国的肿瘤患者多主动寻求中西医结合治疗，本研究拟探索与评价肿瘤的中西医结合辨证论治的疗效及特点。

1. 方法

购入昆明种雄性小鼠 140 只，体质量（25±1）g，SPF 级条件下常规饲养。随机取 20 只作正常对照组，另 120 只右腋皮下接种 H22 腹水癌细胞，出瘤后淘汰肿瘤体积过小与过大者，余 80 只随机分为 4 组：模型对照组、化索组、化索联合中药小剂量组、化索联合中药大剂量组，每组 20 只，治疗 28 天。

（1）各治疗组方案

1）化索组。该复合治疗方案包括：①肿瘤局部注入化疗混合物 0.2 mL

（含 5-Fu 0. 125 mg、丝裂霉素 2. 5 μg、顺铂 5. 0 μg），连续 2 天，停 5 天，再重复;②灌胃索拉非尼混悬液 0. 5 mL/d(含索拉非尼 2 mg)。

2) 化索联合中药小剂量组。该复合治疗方案包括:①肿瘤局部注入化疗混合物方法同上;灌胃索拉非尼混悬液 0. 25 mL/d(含索拉非尼 1 mg)。②灌胃辨证论治的小剂量中药复方 0. 25 mL/d(含 0. 25 g 生药)。

3) 化索联合中药大剂量组。该复合治疗方案包括:①肿瘤局部注入化疗混合物方法同上;灌胃索拉非尼混悬液 0. 25 mL/d(含索拉非尼 1 mg)。②灌胃辨证论治的大剂量中药复方 0. 25 mL/d(含 0. 50 g 生药)。

以上中药辨证论治复方组成如下。

基本方:半枝莲、白花蛇舌草、香附、预知子、郁金、延胡索、当归、川芎、桃仁、法半夏、陈皮、神曲。

气虚方:半枝莲、白花蛇舌草、香附、预知子、郁金、延胡索、当归、川芎、桃仁、法半夏、陈皮、神曲、生晒参、黄芪、白术。

阳气虚方:半枝莲、白花蛇舌草、香附、预知子、郁金、延胡索、当归、川芎、桃仁、法半夏、陈皮、神曲、生晒参、黄芪、白术、淫羊藿、山茱萸、杜仲。

气阴阳虚方:半枝莲、白花蛇舌草、香附、预知子、郁金、延胡索、当归、川芎、桃仁、法半夏、陈皮、神曲、生晒参、黄芪、白术、淫羊藿、山茱萸、杜仲、阿胶、熟地黄、炙鳖甲、炙龟甲。

以上 4 方,均按标准的中药水煎醇沉方法,浸膏分别浓缩至每毫升 2 g 生药(大剂量)和 1 g 生药(小剂量)。

以上中药辨证论治复方用法:

无虚证予基本方,兼见气虚证(气盛衰度＜0. 75)予气虚方、兼见阳虚证(阳盛衰度＜0. 98)予阳气虚方、兼见阴虚证(阴盛衰度＜0. 85)予气阴阳虚方。

肿瘤局部注射 7 天为 1 个周期,即连续治疗 2 天,停 5 天,再重复,共治疗 4 个周期;灌胃治疗每天进行,共治疗 28 天。每 7 天开展 1 次诊法检测并按辨证标准制定各小鼠的辨证论治给药。

（2）诊法与观察

采用课题组已建立的小鼠标准化诊法检测方法和计量辨证方法。

2. 结果

治疗中,部分小鼠先后给予了基本方、气虚方、阳气虚方。至治疗后 28 天:

1）化索加中药大、小剂量组均存活 11 只,化索组仅存 6 只,模型对照组为 10 只。

2）各治疗方案均能够抑制肿瘤增长,以化索组最好。

3）化索加中药大、小剂量组具有轻度纠正肿瘤引发的气虚证候趋势;化索加中药小剂量组具有轻度纠正肿瘤伤阳趋势;化索加中药大剂量组具有轻度纠正肿瘤伤阴趋势。

3. 讨论

原发性肝癌的治疗,中西医结合辨证论治方案较单纯西医治疗方案具有一定的优势。

五、依据肿瘤小鼠证候分组中药复方辨证论治的疗效观察[5]

1. 方法

（1）造模与分组

购入雄性昆明种小鼠 112 只,体质量（25±1）g,SPF 级条件下常规饲养。随机取 12 只小鼠作正常对照组;其余小鼠腋下接种 H22 肿瘤腹水癌细胞,出瘤后开展第一次诊法检测。

将所有肿瘤小鼠按邪盛衰度大小排序,大者辨证为邪毒壅盛,小者辨证为邪毒微弱,居中者辨证为邪毒居中。

1）取单纯邪毒壅盛小鼠 24 只（即无气虚等兼证）,依据邪盛衰度,分层分为邪毒壅盛对照组（邪毒对）和邪毒壅盛治疗组（邪毒治）,每组各 12 只。

2）取单纯邪毒居中小鼠 24 只（即无气虚等兼证）,依据邪盛衰度,分层分为邪毒居中对照组（居中对）和邪毒居中治疗组（居中治）,每组各 12 只。

3）其余肿瘤小鼠,按气盛衰度大小排序,小者辨证为气虚。将邪毒居中且气虚小鼠 24 只,依据气盛衰度,分层分为邪毒居中兼气虚证对照组（气虚对）和邪毒居中兼气虚证治疗组（气虚治）,每组各 12 只。

其余肿瘤小鼠淘汰。

（2）给药

各对照组每只每天灌胃 0.5 mL 灭菌水,治疗组分别给药如下。

1）邪毒壅盛,予邪毒方:基本方（半枝莲、白花蛇舌草、香附、预知子、郁金、当归、川芎、桃仁、法夏、胆南星、陈皮）＋延胡索、酸枣仁、板蓝根、黄柏。

2）邪毒居中，予基本方。

3）邪毒居中兼气虚，予气虚方：基本方＋延胡索、酸枣仁、生晒参、黄芪、白术、茯苓。

中药按常规水煎醇沉制备，含生药 0.5 g/mL。连续治疗 12 天后，开展第二次诊法检测。

2. 结果

1）带瘤生存时间。气虚方和邪毒方均呈现延长相应证候小鼠生存天数的趋势。

2）抑瘤率。气虚方和基本方均呈现抑制相应证候小鼠肿瘤增长的趋势。

3）气虚证。气虚方具有减缓气虚证肿瘤小鼠气虚证发展的趋势。

4）阴虚证。气虚方具有减缓气虚证肿瘤小鼠阴虚证发展的趋势。

3. 讨论

肝癌小鼠分证论治的操作规程可行；但整个治疗期间不再实施个体化辨证论治，可能会影响疗效。

六、相似证候肿瘤小鼠中西医结合辨证论治的疗效观察[6]

1. 方法

（1）造模与分组

购入雄性昆明种小鼠 160 只，体质量（25±1）g，SPF 级条件下常规饲养。随机取 30 只小鼠作正常对照组；其余小鼠腋下接种 H22 肝癌腹水癌细胞，出瘤后淘汰出瘤不佳及畸形小鼠，其余开展第一次诊法检测。采用小鼠标准化、计量化诊法和辨证方法，先将肿瘤小鼠按邪盛衰度分层随机分为 3 组（模型对照组、单纯西药治疗组、个体化辨证论治组），再按气虚程度组间调整，以达到每组邪盛衰度、气盛衰度近似，每组 30 只小鼠。其余小鼠淘汰。

（2）中药与制备

1）基本方：半枝莲、白花蛇舌草、香附、预知子、郁金、延胡索、当归、川芎、桃仁、法半夏、陈皮、神曲。

2）气虚方：基本方＋生晒参、黄芪、白术。

3）阳气虚方：基本方＋生晒参、黄芪、白术、淫羊藿、山茱萸、杜仲。

4）气阴阳虚方：基本方＋生晒参、黄芪、白术、淫羊藿、山茱萸、杜仲、阿胶、熟地黄、炙鳖甲、炙龟甲。

以上4张处方中药水煎醇沉,浸膏浓缩至含生药 1 g/mL。

（3）分组与治疗方案

1）正常对照组（正常组）：灌胃中药稀释基本方 0.5 mL（含 25 mg 生药）；右腋下注射 0.2 mL 生理盐水。

2）模型对照组（对照组）：灌胃中药稀释基本方 0.5 mL（含 25 mg 生药）；肿瘤局部注射 0.2 mL 生理盐水。

3）单纯西药治疗组（化索组）：灌胃索拉非尼与中药稀释基本方混悬液 0.5 mL（含索拉非尼 1 mg/0.25 mL；25 mg 生药/0.25 mL）；肿瘤局部注射 0.2 mL 化疗药（含 5-Fu 0.125 mg、丝裂霉素 2.5 μg、顺铂 5.0 μg,下同）。

4）个体化辨证论治组（中药组）：灌胃索拉非尼与对应的辨证论治处方混悬液 0.5 mL（含索拉非尼 1 mg/0.25 mL；250 mg 生药/0.25 mL）；肿瘤局部注射 0.2 mL 化疗药。

以上各组肿瘤局部注射 4 天为 1 个周期,即治疗 1 天,停 3 天,再重复,共治疗 2 个周期；灌胃治疗每天进行,依据 1 天、4 天辨证,调整对应的治疗方案,共治疗 7 天。

（4）中药辨证用药标准

1）气虚：与正常组比较,气盛衰度小于 0.75 为气虚,予气虚方治疗。

2）阳虚：与正常组比较,阳盛衰度小于 0.98 为阳虚,予阳气虚方治疗。

3）阴虚：与正常组比较,阴盛衰度小于 0.85 为阴虚,予气阴阳虚方治疗。

4）无气、阴、阳虚者,予基本方治疗。

5）凡肿瘤增殖减缓、体积小者,中药予以对应证候的稀释方,含生药 25 mg/0.25 mL·d,以避免过度治疗。

2. 结果

（1）带瘤生存。实验结束之际,模型对照组存活 13 只,化索组 18 只,中药组 21 只,与模型对照组比较,有统计学差异。

（2）抑瘤率。两治疗方案均未能抑制肿瘤增长。

（3）气盛衰度。各治疗方案均有纠正趋势,化索组效果似较好。

（4）阳盛衰度。模型对照组阳虚程度较重,与正常组比较,有统计学差异；治疗有纠正趋势，化索组效果似较好。

（5）阴盛衰度。治疗后无纠正作用。

3. 讨论

（1）中西医结合的个体化辨证论治方案在延长肿瘤小鼠带瘤生存时间方面，具有一定的优势。

（2）但是，中西医结合的个体化辨证论治方案在延缓和纠正肿瘤小鼠气虚、阳虚、阴虚等证候方面作用不明显，因而如何优化用药配伍与剂量，还有待探索。

七、不同西医治疗方案对肿瘤小鼠疾病与证候的疗效比较[7]

1. 方法

购入雄性昆明种小鼠 120 只，体质量（25 ± 1）g。随机取 20 只小鼠作正常对照组；其余小鼠腋下接种 H22 腹水癌细胞，出瘤后开展第一次诊法检测。采用小鼠标准化、计量化诊法和辨证方法，依据四诊与辨证结果分层随机分组，分组及处理如下。

（1）正常对照组（正常组），20 只：灌胃 0.5 mL 灭菌水。

（2）模型对照组（对照组），20 只：肿瘤局部注射 0.2 mL 生理盐水，灌胃 0.5 mL 灭菌水。

（3）局部介入化疗组（化疗组），20 只：肿瘤局部介入化疗药物 0.2 mL（含 5-Fu 0.25 mg、丝裂霉素 5 μg、顺铂 10 μg），由瘤体中心向四周注射。连续 5 天，停止。灌胃灭菌水 0.5 mL/d。

（4）西药灌胃组（索拉组），20 只：灌胃 0.5 mL 索拉非尼混悬液（含 2 mg 索拉非尼），连续 11 天；肿瘤局部注射 0.2 mL 生理盐水，连续 5 天。

（5）局部介入化疗结合西药灌胃组（化索组），20 只：联合以上治疗。

2. 结果

（1）死亡率：至实验结束，各组小鼠没有死亡者。

（2）抑瘤率：所有治疗方案均具有一定的抑瘤趋势；以化索组最好。

（3）气盛衰度。对照组和索拉组小鼠气虚程度加重；化疗停药后，化疗组和化索组小鼠气虚得到部分恢复。

（4）阳盛衰度。各治疗方案有一定延缓阳虚证发生趋势。

（5）阴盛衰度。各治疗方案有加重伤阴的趋势。其中，化疗组停药后得到部分恢复。

3. 讨论

索拉非尼（多吉美，主要成分为甲苯磺酸索拉非尼），被认为是第一个可以显著延长晚期肝癌患者生存期的系统性治疗药物，在不同人种和不同地域的肝癌患者治疗中均显示生存获益。肿瘤内部经动脉化疗栓塞是中晚期原发性肝癌患者的首选治疗方法，特点是在肿瘤局部给药（该方案多由 5 - 氟尿嘧啶、丝裂霉素、顺铂联用），并采用栓塞剂减缓化疗药物的扩散，如经导管肝动脉化疗栓塞术（TACE）、动脉灌注术（TAI）。鉴于在小鼠身上开展血管介入治疗受到方法学限制，我们采用了在肿瘤内分散注射的方法予以模拟。

与我们以往观察到的结果类似，局部介入化疗和索拉非尼灌胃虽能抑制肿瘤增长，但因药物的不良反应，会对机体气血阴阳造成伤害，与肝癌临床实际相似。

因此，不断优化抑制肿瘤恶性增殖的中西医治疗方案与技术，以及探索和优化中医药固护气血阴阳的方案，并综合应用，有望提高肿瘤的治疗水平。

参考文献

[1] 潘志强,付晓伶,方肇勤. 荷瘤小鼠辨证论治的进一步研究[J]. 中国中医基础医学杂志,2007,13(1)：28-31.

[2] 肖芸,方肇勤,潘志强,等. H22 荷瘤小鼠的个体化辨证论治尝试[J]. 中华中医药学刊,2008,26(7)：1486-1488.

[3] 肖芸,方肇勤,袁亚丽. H22 荷瘤小鼠早期阶段的辨证论治尝试[J]. 江苏中医药,2009,41(6)：73-75.

[4] 张园园,方肇勤,王艳明.中药辨证论治联合介入及索拉非尼对 H22 肝癌荷瘤小鼠疗效的实验研究[J].中西医结合肝病杂志,2012,22(1)：34-37.

[5] 张园园,方肇勤,王艳明,等. H22 肝癌荷瘤小鼠辨证论治操作规程的研究[J].时珍国医国药,2012,23(5)：1292-1294.

[6] 张园园,方肇勤,王艳明,等. H22 肝癌荷瘤小鼠最佳中药个体化治疗方案的探索和研究[J].中华中医药学刊,2014,32(4)：745-748.

[7] 张园园,方肇勤,王艳明.不同治疗方案对 H22 肝癌荷瘤小鼠的疗效比较[J].中国实验动物学报,2014,22(3)：67-71,77.

第九章

总　　结

一、正常大鼠/小鼠气虚证的发生机制

1. 以肾上腺轴为代表的神经-内分泌系统功能减退是正常大鼠/小鼠气虚证发生的主要机制

（1）肾上腺功能减退是正常小鼠气虚证发病的主要机制

1）肾上腺糖皮质激素加工释放功能相对减退，是气虚证发生的关键，亦即主要的物质基础。

2）其机制是，肾上腺在长期应激反应后，发生功能紊乱、失代偿；糖皮质激素对下丘脑、垂体的负反馈作用相对减弱，引发下丘脑、垂体的兴奋，促进肾上腺功能维持活跃，久而久之，导致下丘脑、垂体自身的功能继发紊乱、失代偿，令肾上腺轴抑制，或处于一种低水平的平衡状态。

3）下丘脑、垂体不是气虚发生的主要关键组织、始发环节。两者是在接收有关糖皮质激素负反馈信息异常后启动激发、调动与代偿，或发展至失代偿。

4）因肾上腺轴的调节异常，可伴随或波及下丘脑-垂体-性腺轴、下丘脑-垂体-甲状腺轴的先后代偿与失代偿。

（2）肾上腺功能减退是正常大鼠气虚证发病的主要机制

1）肾上腺功能减退也是正常大鼠气虚证发病的主要机制。

2）在本研究实验检测的节点，大鼠肾上腺皮质轴的下丘脑和垂体尚处于激发和调动阶段，并令甲状腺轴、性腺轴处于相对抑制状态。

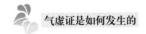

（3）性腺轴、甲状腺轴在正常气虚证小鼠和（或）大鼠中扮演了相对次要的角色。

（4）大鼠和小鼠在神经-内分泌系统调节方面存在差异，大鼠的功能储备似乎更强一些。

2. 引发正常大鼠/小鼠肾上腺功能减退的诱因是表观遗传学的异常

综合所有动物行为学和神经内分泌系统生物信息，在气虚证诱发因素上，指向表观遗传学的异常，即在大鼠和（或）小鼠胚胎发育过程中，一些组织（如肾上腺）的干细胞基因组发生了异常，个别基因发生了碱基错配、剪接异常、甲基化异常等，令这些大鼠和（或）小鼠出生后在群体中处于弱势，被同笼饲养的其他大鼠和（或）小鼠长期侵犯、欺凌、剥夺，引发慢性社会应激（诱发动因），久而久之，令以下丘脑-垂体-肾上腺轴为代表的神经-内分泌系统出现慢性应激后失代偿，或在低水平上维持其平衡（结果），并延续下去。

二、肿瘤小鼠气虚证的发生机制

总体上，肿瘤小鼠气虚证是肿瘤邪毒引发的因实致虚，以肾上腺轴为代表的神经-内分泌系统功能减退仍是肿瘤小鼠气虚证发生的主要机制。

但在动物实验方面，有4种情况，应予注意。

1. 正常小鼠气虚证所带来的肿瘤小鼠气虚证

（1）专指在腋下接种H22肿瘤细胞及实体瘤出瘤后，早期阶段的气虚证肿瘤小鼠。

（2）这些气虚证肿瘤小鼠神经-内分泌系统紊乱状态近似正常气虚证小鼠。

（3）这些肿瘤小鼠的气虚证主要由正常气虚证小鼠带来，而非肿瘤的因实致虚，是特例。即这些小鼠在接种肿瘤细胞前已经是正常气虚证的小鼠，在接种肿瘤后表现为肿瘤气虚证。

（4）对于肿瘤药理学实验而言，应尽可能剔除这类小鼠，不然会影响对药效的判断。

2. 肿瘤早期阶段的因实致虚

如本书第六章介绍，一旦肿瘤细胞恶性程度高、增殖快，对小鼠胸廓造成严重侵蚀和挤压，可以引发小鼠迅速发生神经-内分泌系统应激及应激失代偿。表现为虚实夹杂证,预后差,甚至会导致迅速死亡。

3. 虚实夹杂

大多肿瘤小鼠,甚至可以说是所有肿瘤小鼠,都存在虚实夹杂证,贯穿在其带瘤生存的整个阶段。总体上,早期气虚证发生的比例低、程度轻,随着疾病进展,气虚证发生愈来愈多,比例高、程度重。存在因实致虚和因虚致实的交错病机。

其中邪毒壅盛者,指这类小鼠较同期小鼠肿瘤发展快、肿瘤体积大,可以引发肾上腺轴的严重应激反应。而一旦肾上腺失代偿,则会表现出气虚证。因个体虚实差异较大,其神经-内分泌系统应激代偿与失代偿有着较大的差异。

4. 肿瘤中晚期阶段的因实致虚

能存活到中晚期的肿瘤小鼠,其气虚证的发生主要由肿瘤邪毒因实致虚所致,与肿瘤早期气虚证小鼠不同。我们的研究发现:

1)这类肿瘤小鼠,在出瘤早期,气血阴阳旺盛,没有气虚。

2)这类肿瘤小鼠,还因肿瘤发展相对缓慢,使其神经-内分泌-免疫系统得以适应肿瘤应激且有充分的时间代偿、适应、调整,因而,总体上,在较长时间内,神经-内分泌-免疫系统得以积极应对、活跃,甚至其功能一度可以超越正常对照小鼠。

3)一旦发生失代偿,气虚主要发生的部位仍是肾上腺或兼睾丸。

三、气虚证在神经-内分泌系统的复杂病机

我们的研究表明,正常气虚证小鼠、大鼠,以及气虚证肿瘤小鼠在神经-内分泌系统的下丘脑、垂体、肾上腺、甲状腺、睾丸普遍存在各自代表性功能基因、信号通路等在基因转录水平、外显子剪接、蛋白表达、激素加工与释放等各环节异常,具有十分复杂的内在物质基础。

四、本研究的意义

1. 气虚证的发病机制

本研究阐明了正常气虚证小鼠、大鼠,以及气虚证肿瘤小鼠等气虚证的

发生机制,这对于丰富常用实验动物学的知识、丰富气虚证相关的中医基础理论,以及有关肿瘤药理学研究等,均具有重要的学术意义和应用价值。

2. 具有借鉴意义

该研究结果,对于人类气虚证的防治而言,具有借鉴意义,并提示:

(1)气虚证是可以纠正和治愈的。

(2)因气虚证是因神经-内分泌系统复杂的失代偿或紊乱的病机导致,大多需要一定时期的调节,才有望恢复。

(3)气虚证存在神经-内分泌系统多基因表达及其剪接复杂调节的紊乱,这可能解释了历史上形成的一些有效而著名的中药复方并得以延用至今的原因,即复杂药用多分子对神经-内分泌系统多靶点的同步调节与纠正。

(4)消除气虚证的诱发因素,如针对疾病的有效治疗、某些表观遗传学带来异常的治疗(例如基因治疗),以及营造宽松的社会环境,将有利于避免气虚证的发生和提高气虚证的疗效。

(5)气虚证,尤其是较为严重的气虚证,具有较大的危害,不但影响患者的生活质量,还可能令患者难以抵御疾病侵犯、发展,影响预后,因此对于气虚证应予以重视,积极防治。

信号通路列表

注：本信号通路列表中所列通路及基因信息，均来自公司所提供的数据。因相关网络公共数据库如 KEGG 等会不时更新，内容详略会有所不同。

ACE-inhibitor pathway

transcript id	genbank	symbol	transcript id	genbank	symbol	transcript id	genbank	symbol
6784587	NM 207624	Ace	6797742	NM 009747	Bdkrb2	6840101	NM 001102411	Kng1
6986064	NM 007428	Agt	6840095	NM 053176	Hrg	6929292	NM 008713	Nos3

acetylcholine synthesis

transcript id	genbank	symbol	transcript id	genbank	symbol	transcript id	genbank	symbol
6935059	NM 009599	Ache	6840565	NM 009981	Pcyt1a	6788725	NM 008819	Pemt
6823797	NM 009891	Chat	7020507	NM 008810	Pdha1	6823798	NM 021712	Slc18a3
6867609	NM 013490	Chka	6909924	NM 008811	Pdha2			

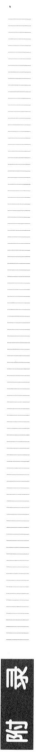

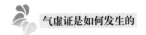

apoptosis

transcript id	genbank	symbol	transcript id	genbank	symbol	transcript id	genbank	symbol
6775977	NM 001042558	Apaf1	6972471	NM 010175	Fadd	6850645	NM 008690	Nfkbie
6867879	NM 007522	Bad	6869310	NM 007987	Fas	6900071	NM 013609	Ngf
6854514	NM 007523	Bak1	6763572	NM 010177	Fasl	6791048	NM 033217	Ngfr
6966985	NM 007527	Bax	6933805	NM 145564	Fbxo21	6864895	NM 008173	Nr3c1
6761256	NM 009741	Bcl2	6941472	NM 172721	Fbxw8	6966990	NM 008749	Nucb1
6892180	NM 009743	Bcl2l1	6824880	NM 013542	Gzmb	6791049	NM 130858	Nxph3
6881031	NM 207680	Bcl2l11	6869577	NM 008234	Hells	6755672	NM 007415	Parp1
6819197	NM 007537	Bcl2l2	6933818	NM 007545	Hrk	6768207	NM 011073	Prf1
6956981	NM 007544	Bid	6980965	NM 010546	Ikbkb	6933014	NM 011204	Ptpn13
6993296	NM 007464	Birc3	6762151	NM 019777	Ikbke	6762147	NM 018750	Rassf5
6785307	NM 001012273	Birc5	7012015	NM 178590	Ikbkg	6867776	NM 009045	Rela
6825509	NM 009761	Bnip3l	6780996	NM 008390	Irf1	6806078	NM 009068	Ripk1
6751709	NM 016778	Bok	6975919	NM 008391	Irf2	6941474	NM 172998	Rnft2
6986648	NM 009807	Casp1	6960326	NM 016849	Irf3	6949860	NM 011324	Scml1
6945778	NM 007610	Casp2	6805825	NM 013674	Irf4	6855087	NM 013693	Tnf
6975913	NM 009810	Casp3	6945011	NM 012057	Irf5	6949865	NM 011609	Tnfrsf1a

（续表）

transcript id	genbank	symbol	transcript id	genbank	symbol	transcript id	genbank	symbol
6986649	NM 007609	Casp4	6756473	NM 016851	Irf6	6850502	NM 178589	Tnfrsf21
6901335	NM 009811	Casp6	6972192	NM 016850	Irf7	6919003	NM 033042	Tnfrsf25
6870614	NM 007611	Casp7	6923411	NM 010591	Jun	6896353	NM 009425	Tnfsf10
6749736	NM 009812	Casp8	6855088	NM 010735	Lta	6886021	NM 009421	Traf1
6918205	NM 015733	Casp9	6789066	NM 009157	Map2k4	6885422	NM 009422	Traf2
6883132	NM 170701	Cd40	6816080	NM 011945	Map3k1	6798180	NM 011632	Traf3
7011413	NM 011616	Cd40lg	6791686	NM 016896	Map3k14	6879489	NM 009424	Traf6
6873249	NM 007700	Chuk	6940535	NM 009158	Mapk10	6782031	NM 001127233	Trp53
6776173	NM 009950	Cradd	6899694	NM 008562	Mcl1	6840223	NM 001127259	Trp63
6887983	NM 009989	Cyct	6777346	NM 010786	Mdm2	6927203	NM 011642	Trp73
6849986	NM 007829	Daxx	6966164	NM 011885	Mrps12	7010854	NM 009688	Xiap
6918763	NM 001025296	Dffa	6830927	NM 010849	Myc	6761998	NM 027678	Zranb3
6927192	NM 007859	Dffb	6909648	NM 008689	Nfkb1	6788297	—	
6966986	NM 027903	Dhdh	6800934	NM 010907	Nfkbia	6756474	BC055955	A130010J15Rik
6966182	NM 028659	Eif3k	6966166	NM 010908	Nfkbib			

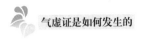
blood clotting cascade

transcript id	genbank	symbol	transcript id	genbank	symbol	transcript id	genbank	symbol
6785227	NM 009591	Aanat.	6974126	NM 010172	F7	6817381	NM 008873	Plau
6935059	NM 009599	Ache	7017672	NM 007977	F8	6848707	NM 008877	Plg
6942523	NM 007457	Ap1s1	7011922	NM 007978	F8a	6752158	NM 198028	Serpinb10
6823797	NM 009891	Chat	6898772	NM 010196	Fga	6752156	NM 011111	Serpinb2
6844334	NM 001111062	Comt1	6929119	NM 008013	Fgl2	6942524	NM 008871	Serpine1
6875856	NM 138942	Dbh	6877963	NM 008077	Gad1	6789743	NM 008878	Serpinf2
6786045	NM 016672	Ddc	6875582	NM 008078	Gad2	6823798	NM 021712	Slc18a3
6974129	NM 007972	F10	6890636	NM 008230	Hdc	6972328	NM 009377	Th
6813394	NM 021489	F12	7010183	NM 173740	Maoa	6967054	NM 009414	Tph1
6753594	NM 031164	F13b	6875578	NM 148413	Myo3a	6949884	NM 011708	Vwf
6888774	NM 010168	F2	6769593	NM 008777	Pah			
6754691	NM 007976	F5	6974639	NM 008872	Plat			

calcium regulation in cardiac cells

transcript id	genbank	symbol	transcript id	genbank	symbol	transcript id	genbank	symbol
6814128	NM 153534	Adcy2	6925429	NM 008120	Gja4	6767870	NM 023129	Pln
6792970	NM 138305	Adcy3	6899791	NM 008121	Gja5	6977697	NM 008854	Prkaca
6824844	NM 080435	Adcy4	7012866	NM 008124	Gjb1	6910289	NM 011100	Prkacb

（续表）

transcript id	genbank	symbol	transcript id	genbank	symbol	transcript id	genbank	symbol
6838386	NM 007405	Adcy6	6824932	NM 008125	Gjb2	6784810	NM 021880	Prkar1a
6977975	NM 007406	Adcy7	6925430	NM 008126	Gjb3	6942655	NM 008923	Prkar1b
6836260	NM 009623	Adcy8	6925434	NM 008127	Gjb4	6992367	NM 008924	Prkar2a
6843634	NM 009624	Adcy9	6925435	NM 010291	Gjb5	6799879	NM 011158	Prkar2b
6819910	NM 013461	Adra1a	6824940	NM 001010937	Gjb6	6792031	NM 011101	Prkca
6787614	NM 007416	Adra1b	6791637	NM 008122	Gjc1	6964036	NM 008855	Prkcb
6891025	NM 013460	Adra1d	6788655	NM 080454	Gjc2	6964039	NM 008855	Prkcb
6870622	NM 007419	Adrb1	6748426	NM 153601	Gluld1	6823666	NM 011103	Prkcd
6866021	NM 007420	Adrb2	6775473	NM 010301	Gna11	6852820	NM 011104	Prkce
6981328	NM 013462	Adrb3	6998640	NM 008138	Gnai2	6796043	NM 008856	Prkch
6962880	NM 177231	Arrb1	6908095	NM 010306	Gnai3	6896518	NM 008857	Prkci
6782125	NM 145429	Arrb2	6978263	NM 010308	Gnao1	6874979	NM 008859	Prkcq
6763706	NM 009721	Atp1b1	6883737	NM 010309	Gnas	6927248	NM 008860	Prkcz
6789316	NM 013415	Atp1b2	6768843	NM 010311	Gnaz	6800675	NM 008858	Prkd1
6998049	NM 007502	Atp1b3	6919152	NM 008142	Gnb1	6762796	NM 015811	Rgs1
6941751	NM 001110140	Atp2a2	6942553	NM 010312	Gnb2	6971437	NM 026418	Rgs10
6782273	NM 016745	Atp2a3	6957137	NM 013530	Gnb3	6849435	NM 001081069	Rgs11

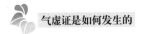

（续表）

transcript id	genbank	symbol	transcript id	genbank	symbol	transcript id	genbank	symbol
6956592	NM 009723	Atp2b2	6904066	NM 013531	Gnb4	6807228	NM 016758	Rgs14
7011937	NM 177236	Atp2b3	6990532	NM 138719	Gnb5	6754138	NM 011267	Rgs16
6990534	NM 013479	Bcl2l10	6946785	NM 025278	Gng12	6765504	NM 019958	Rgs17
6977751	NM 007578	Cacna1a	6849386	NM 022422	Gng13	6762804	NM 022881	Rgs18
6885345	NM 001042528	Cacna1b	6823007	NM 010315	Gng2	6894311	NM 026446	Rgs19
6956902	NM 009781	Cacna1c	6804900	NM 010317	Gng4	6762784	NM 009061	Rgs2
6823659	NM 001083616	Cacna1d	6840052	BC002316	Gng5	6756637	NM 021374	Rgs20
6763196	NM 009782	Cacna1e	6902204	NM 010318	Gng5	6913985	NM 134257	Rgs3
6753412	NM 001081023	Cacna1s	6775412	NM 001038655	Gng7	6763991	NM 009062	Rgs4
6791233	NM 031173	Cacnb1	6943796	NM 010314	Gngt1	6755054	NM 009063	Rgs5
6833100	NM 007581	Cacnb3	6957140	NM 013533	Gpr162	6755055	ENSMUST00000027997	Rgs5
6792030	NM 080644	Cacng5	6929852	NM 019497	Grk4	6796500	NM 015812	Rgs6
6797391	NM 009790	Calm1	6870897	NM 018869	Grk5	6764349	NM 011880	Rgs7
6965658	NM 007590	Calm3	6807229	NM 001038018	Grk6	6792079	NM 011268	Rgs9
6983879	NM 007591	Calr	6799874	NM 153198	Hbp1	6824846	NM 019955	Ripk3
6956550	NM 133926	Camk1	6929856	NM 010414	Htt	6966183	NM 009109	Ryr1

（续表）

transcript id	genbank	symbol	transcript id	genbank	symbol	transcript id	genbank	symbol
6861350	NM 177407	Camk2a	6948906	NM 010585	Itpr1	6811046	NM 023868	Ryr2
6785758	NM 007595	Camk2b	6958269	NM 019923	Itpr2	6889777	NM 177652	Ryr3
6901138	NM 001025439	Camk2d	6849481	NM 080553	Itpr3	6956587	NM 024206	Sec13
6823041	NM 178597	Camk2g	6893131	NM 008420	Kcnb1	6925916	NM 018754	Sfn
6859850	NM 009793	Camk4	6877229	NM 008426	Kcnj3	6857639	NM 011406	Slc8a1
6764134	NM 009813	Casq1	6994423	NM 010605	Kcnj5	6802180	NM 080440	Slc8a3
6900052	NM 009814	Casq2	6957138	NM 013534	Leprel2	6763217	NM 011273	Xpr1
6988728	NM 007503	Fxyd2	6895532	NM 008862	Pkia	6883073	NM 018753	Ywhab
6988722	NM 022004	Fxyd6	6768071	NM 008863	Pkib	6782465	NM 009536	Ywhae
6849476	NM 027544	Ggnbp1	6883034	NM 001039390	Pkig			
6768014	NM 010288	Gja1	6871267	NM 008874	Plcb3			

cell cycle

transcript id	genbank	symbol	transcript id	genbank	symbol	transcript id	genbank	symbol
6876154	NM 001112703	Abl1	6928457	NM 009873	Cdk6	6942604	NM 008568	Mcm7
6912582	NM 001007589	Akirin2	6849595	NM 007669	Cdkn1a	6777346	NM 010786	Mdm2
6995711	NM 007499	Atm	6923212	NM 009877	Cdkn2a	6924893	NM 001122949	Mpl

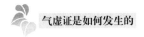

（续表）

transcript id	genbank	symbol	transcript id	genbank	symbol	transcript id	genbank	symbol
6890715	NM 001113179	Bub1	6994666	NM 007691	Chek1	6916190	NM 011015	Orc1l
6880451	NM 009773	Bub1b	6933459	NM 016681	Chek2	6758949	NM 008765	Orc2l
6964573	NM 009774	Bub3	6936082	NM 013726	Dbf4	6920725	NM 015824	Orc3l
6905221	NM 007628	Ccna1	6892307	NM 007891	E2f1	6886525	NM 011958	Orc4l
6904300	NM 009828	Ccna2	6917810	NM 177733	E2f2	6936600	NM 011959	Orc5l
6815558	NM 172301	Ccnb1	6978822	NM 148952	E2f4	6977804	NM 019716	Orc6l
6996646	NM 007630	Ccnb2	6895836	NM 007892	E2f5	6849221	NM 023058	Pkmyt1
7015363	NM 183015	Ccnb3	6793649	NM 033270	E2f6	6929907	NM 011121	Plk1
6957263	NM 009829	Ccnd2	6978823	NM 172760	Elmo3	6964033	NM 011121	Plk1
6850786	NM 001081636	Ccnd3	6833404	NM 001014976	Espl1	6839665	NM 011159	Prkdc
6926343	NM 007632	Ccnd3	6954385	NM 007836	Gadd45a	6787585	NM 013917	Pttg1
6966600	NM 007633	Ccne1	6840828	NM 019827	Gsk3b	6825875	NM 009029	Rb1
6911682	NM 009830	Ccne2	6767155	NM 008229	Hdac2	6892505	NM 011249	Rbl1
6808680	NM 023243	Ccnh	6864761	NM 010411	Hdac3	6996649	NM 033604	Rnf111
6924892	NM 023223	Cdc20	6791543	NM 001077696	Hdac5	6892504	NM 018851	Samhd1
6992414	NM 007658	Cdc25a	7015425	NM 010413	Hdac6	6833919	NM 145468	Skp2
6881249	NM 023117	Cdc25b	6838337	NM 019572	Hdac7	6996254	NM 016769	Smad3
6864529	NM 009860	Cdc25c	6977260	NM 010442	Hmox1	6866631	NM 008540	Smad4

（续表）

transcript id	genbank	symbol	transcript id	genbank	symbol	transcript id	genbank	symbol
6774794	NM 007659	Cdc2a	6946778	NM 019499	Mad2l1	6837545	NM 080470	Smc1b
6844359	NM 009862	Cdc45l	6918699	NM 027985	Mad2l2	6758027	NM 018775	Tbc1d8
6784054	NM 011799	Cdc6	6955381	NM 008564	Mcm2	6959236	NM 011577	Tgfb1
6933226	NM 009863	Cdc7	6757282	NM 008563	Mcm3	6782031	NM 001127233	Trp53
6978923	NM 009864	Cdh1	6844177	NM 008565	Mcm4	6963418	NM 009516	Wee1
6778055	NM 183417	Cdk2	6977261	NM 008566	Mcm5	6991552	NM 011916	Xrn1
6771538	NM 009870	Cdk4	6762017	NM 008567	Mcm6	6928458	NM 001042501	5830415L20Rik

cholesterol biosynthesis

transcript id	genbank	symbol	transcript id	genbank	symbol	transcript id	genbank	symbol
6911213	NM 134469	Fdps	6899252	NM 026784	Pmvk	6985924	NM 007806	Cyba
6815305	NM 008255	Hmgcr	6933602	NM 023556	Mvk	6985925	NM 138656	Mvd
6768928	NM 146006	Lss	6935927	NM 020010	Cyp51	6994935	NM 172769	Sc5d
6825302	NM 010191	Fdft1	6965348	NM 007856	Dhcr7	7005797	NM 145942	Hmgcs1
6830761	NM 009270	Sqle	6982921	NM 025436	Sc4mol	7011907	NM 010941	Nsdhl

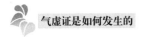

circadian exercise

transcript id	genbank	symbol	transcript id	genbank	symbol	transcript id	genbank	symbol
6860119	NM 175375	Ankhd1	6908077	NM 010359	Gstm3	6760680	NM 011066	Per2
6995793	NM 145229	AY074887	6908075	NM 008184	Gstm6	6857963	NM 008838	Pigf
6835104	NM 001102458	Azin1	6908073	NM 026672	Gstm7	6872878	NM 016854	Ppp1r3c
6870971	BC034269	BC021614	6765276	NM 181796	Gstp2	6860102	NM 008989	Pura
6988411	NM 178245	Bsx	6870969	NM 181796	Gstp2	6853662	U44941	Qk
6814407	NM 009817	Cast	6850012	NM 010386	H2-DMa	6853661	NM 021881	Qk
6752222	NM 172853	Cdh7	6978314	NM 022331	Herpud1	6981604	NM 019733	Rbpms
6883329	NM 009883	Cebpb	6760678	NM 019479	Hes6	6917039	NM 029157	Sf3a3
6839863	NM 013805	Cldn5	6781986	NM 033041	Hes7	6932509	NM 175096	Stbd1
6939265	NM 007715	Clock	6868676	NM 010638	Klf9	6759021	NM 009460	Sumo1
6775674	NM 007771	Cry1	6771985	NM 138667	Map3k7ip2	6856279	NM 009451	Tubb4
6833259	NM 011873	Dazap2	6812516	NM 139063	Muted	6768990	NM 019803	Ube2g2
6970459	NM 013507	Eif4g2	6776782	NM 008656	Myf5	6962935	NM 011671	Ucp2
6808271	NM 030711	Erap1	6776784	NM 008657	Myf6	6962933	NM 009464	Ucp3
6817738	NM 177814	Erc2	6888153	NM 016965	Nckap1	6786561	NM 139297	Ugp2
6950334	NM 007961	Etv6	6818064	NM 001033988	Ncoa4	6781982	NM 009497	Vamp2
6765327	NM 008059	G0s2	6822946	NM 011584	Nr1d2	6856674	NM 013933	Vapa
6874057	NM 010279	Gfra1	6781984	NM 011065	Per1	6828790	NM 011767	Zfr

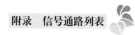

complement activation classical

transcript id	genbank	symbol	transcript id	genbank	symbol	transcript id	genbank	symbol
6885418	NM 029958	Lcn12	6762094	NM 010016	Cd55	6886022	NM 010406	Hc
6886021	NM 009421	Traf1	6828403	NM 016704	C6	6926165	NM 009777	C1qb
6855061	NM 008198	Cfb	6828472	NM 023118	Dab2	6926166	NM 007574	C1qc
6855062	NM 013484	C2	6828478	NM 013485	C9	6926167	NM 007572	C1qa
6885421	NM 027062	C8g	6844632	NM 008555	Masp1	6949789	NM 181344	C1rl
6885414	NM 008963	Ptgds	6855051	NM 009780	C4b	6949790	NM 001113356	C1rb
6885412	BC029214	BC029214	6856290	NM 009778	C3			
6762092	NM 007827	Daf2	6856292	NM 030084	Gpr108			

DNA replication reactome

transcript id	genbank	symbol	transcript id	genbank	symbol	transcript id	genbank	symbol
6912582	NM 001007589	Akirin2	6762017	NM 008567	Mcm6	6933422	NM 011132	Pole
6844359	NM 009862	Cdc45l	6942604	NM 008568	Mcm7	6801454	NM 011133	Pole2
6784054	NM 011799	Cdc6	6916190	NM 011015	Orc1	6771620	NM 008921	Prim1
6933226	NM 009863	Cdc7	6758949	NM 008765	Orc2	6757732	NM 008922	Prim2
6778055	NM 183417	Cdk2	6920725	NM 015824	Orc3	6771623	NM 019766	Ptges3
6979636	NM 026014	Cdt1	6886525	NM 011958	Orc4	6938698	NM 011258	Rfc1
6936082	NM 013726	Dbf4	6936600	NM 011959	Orc5	6943448	NM 027009	Rfc3

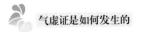

（续表）

transcript id	genbank	symbol	transcript id	genbank	symbol	transcript id	genbank	symbol
6811762	NM 020567	Gmnm	6977804	NM 019716	Orc6	6844598	NM 145480	Rfc4
6977260	NM 010442	Hmox1	7018220	NM 008892	Pola1	6941423	NM 028128	Rfc5
6884441	NM 027290	Mcm10	6871164	NM 008893	Pola2	6789725	NM 026653	Rpa1
6955381	NM 008564	Mcm2	6966875	NM 011131	Pold1	6917524	NM 011284	Rpa2
6757282	NM 008563	Mcm3	6785750	NM 008894	Pold2	6951552	—	
6844177	NM 008565	Mcm4	6969788	NM 133692	Pold3			
6977261	NM 008566	Mcm5	6867655	NM 027196	Pold4			

eicosanoid synthesis

transcript id	genbank	symbol	transcript id	genbank	symbol	transcript id	genbank	symbol
6789407	NM 007440	Alox12	6979680	NM 007876	Dpep1	6926305	NM 011110	Pla2g5
6789409	NM 145684	Alox12e	6768867	NM 008116	Ggt1	6837096	NM 016915	Pla2g6
6789411	NM 009660	Alox15	6885418	NM 029958	Lcn12	6885414	NM 008963	Ptgds
6956762	NM 009662	Alox5	6769877	NM 008517	Lta4h	6885796	NM.022415	Ptges
6935701	NM 009663	Alox5ap	6788017	NM 008521	Ltc4s	6893139	NM 008968	Ptgis
6789268	NM 009661	Alox8	6901334	NM 023196	Pla2g12a	6876430	NM 008969	Ptgs1
6885412	BC029214	BC029214	6918019	NR 002926	Pla2g2a	6945584	NM 011539	Tbxas1
6885421	NM 027062	C8g	6918011	NM 008868	Pla2g2c			

electron transport chain

transcript id	genbank	symbol	transcript id	genbank	symbol	transcript id	genbank	symbol
6862316	NM 007505	Atp5a1	6997211	NM 009945	Cox7a2	6814330	NM 010888	Ndufs6
6771627	NM 016774	Atp5b	6804268	NM 009187	Cox7a2l	6856695	NM 028388	Ndufv2
6769192	NM 025313	Atp5d	7013183	NM 025379	Cox7b	6814448	NM 178916	Rfesd
6893635	NM 025983	Atp5e	6972159	NM 007751	Cox8b	6918127	NM 023374	Sdhb
6907935	NM 009725	Atp5f1	6887983	NM 009989	Cyct	6764043	NM 025321	Sdhc
6887861	NM 175015	Atp5g3	7009788	NM 207670	Gripap1	6995508	NM 025848	Sdhd
6847525	NM 016755	Atp5j	7010764	NM 026902	Mcts1	7011051	NM 011398	Slc25a14
6943003	NM 020582	Atp5j2	7016340	NM 019443	Ndufa1	6855478	NM 028711	Slc25a27
6847928	NM 138597	Atp5o	6760714	NM 024197	Ndufa10	6982158	NM 007450	Slc25a4
6795794	NM 026536	Atp5s	6864702	NM 010885	Ndufa2	6885504	NM 013677	Surf1
6917495	NM 007512	Atpif1	6972862	NM 025348	Ndufa3	6884644	NM 027748	Taf3
6771628	NM 054078	Baz2a	6952168	NM 026614	Ndufa5	6997215	NM 133718	Tmem30a
6997197	NM 007730	Col12a1	6837373	NM 025987	Ndufa6	6977656	NM 009463	Ucp1
6840837	NM 001017429	Cox17	6849973	NM 023202	Ndufa7	6962935	NM 011671	Ucp2
6979556	NM 009941	Cox4i1	6886073	NM 026703	Ndufa8	6962933	NM 009464	Ucp3
6989406	NM 007747	Cox5a	6957249	NM 025358	Ndufa9	6992377	NM 025407	Uqcrc1
6941294	NM 007748	Cox6a1	6854389	NM 026684	Ndufb10	6963946	NM 025899	Uqcrc2
6971424	NM 009943	Cox6a2	6945624	NM 026612	Ndufb2	6788274	NM 025352	Uqcrq
6966302	NM 025628	Cox6b1	6830710	NM 023172	Ndufb9			

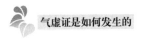

fatty acid synthesis

transcript id	genbank	symbol	transcript id	genbank	symbol	transcript id	genbank	symbol
6783063	NM 133360	Acaca	6781029	NM 144823	Acsl6	6867677	NM 008797	Pcx
6933599	NM 133904	Acacb	6792825	NM 027745	Ccdc57	6941345	NM 031869	Prkab1
6759459	NM 007381	Acadl	6867566	NM 013495	Cpt1a	6838405	NM 016781	Prkag1
6910709	NM 007382	Acadm	6924358	NM 009949	Cpt2	6873271	NM 009127	Scd1
6941249	NM 007383	Acads	6885773	NM 007760	Crat	6869932	NM 009128	Scd2
6964557	NM 025826	Acadsb	6792820	NM 026824	Dusl1	6924366	NM 011327	Scp2
6789378	NM 017366	Acadvl	6792822	NM 007988	Fasn	6957133	NM 009415	Tpi1
6791428	NM 134037	Acly	6877297	NM 010274	Gpd2	6957134	NM 013700	Usp5
6975900	NM 007981	Acsl1	7018041	NM 212444	Gyk	6905660	NM 145820	Veph1
6750868	NM 028817	Acsl3	6909430	NM 008212	Hadh			
7019867	NM 207625	Acsl4	6976901	NM 008509	Lpl			
6870566	NM 027976	Acsl5	6975904	NM 027973	Mlfl1p			

G protein signaling

transcript id	genbank	symbol	transcript id	genbank	symbol	transcript id	genbank	symbol
6814128	NM 153534	Adcy2	6978263	NM 010308	Gnao1	6953887	NM 011054	Pde1c
6792970	NM 138305	Adcy3	6868356	NM 008139	Gnaq	6810067	NM 011056	Pde4d
6824844	NM 080435	Adcy4	6883737	NM 010309	Gnas	6903487	NM 001122759	Pde7a

（续表）

transcript id	genbank	symbol	transcript id	genbank	symbol	transcript id	genbank	symbol
6838386	NM 007405	Adcy6	6768843	NM 010311	Gnaz	6772550	NM 013875	Pde7b
6977975	NM 007406	Adcy7	6919152	NM 008142	Gnb1	6962054	NM 008803	Pde8a
6836260	NM 009623	Adcy8	6942553	NM 010312	Gnb2	6871267	NM 008874	Plcb3
6843634	NM 009624	Adcy9	6957137	NM 013530	Gnb3	6901657	NM 008913	Ppp3ca
6790648	NM 009648	Akap1	6904066	NM 013531	Gnb4	6823084	NM 008914	Ppp3cb
6788866	NM 019921	Akap10	6990532	NM 138719	Gnb5	6825686	NM 008915	Ppp3cc
6771912	NM 031185	Akap12	6946785	NM 025278	Gng12	6977697	NM 008854	Prkaca
6913777	NM 001035533	Akap2	6849386	NM 022422	Gng13	6910289	NM 011100	Prkacb
6949958	NM 009650	Akap3	6823007	NM 010315	Gng2	6784810	NM 021880	Prkar1a
7009750	NM 009651	Akap4	6804900	NM 010317	Gng4	6942655	NM 008923	Prkar1b
6772829	NM 018747	Akap7	6840052	BC002316	Gng5	6992367	NM 008924	Prkar2a
6854871	NM 019774	Akap8	6902204	NM 010318	Gng5	6799879	NM 011158	Prkar2b
6854872	NM 017476	Akap8l	6775412	NM 001038655	Gng7	6792031	NM 011101	Prkca
6928487	NM 194462	Akap9	6943796	NM 010314	Gngt1	6964036	NM 008855	Prkcb
6959167	NM 008488	Arhgef1	6957140	NM 013533	Gpr162	6964039	NM 008855	Prkcb
6990534	NM 013479	Bcl2l10	6799874	NM 153198	Hbp1	6823666	NM 011103	Prkcd
6792030	NM 080644	Cacng5	6972181	NM 008284	Hras1	6852820	NM 011104	Prkce
6797391	NM 009790	Calm1	6948906	NM 010585	Itpr1	6796043	NM 008856	Prkch

transcript id	genbank	symbol	transcript id	genbank	symbol	transcript id	genbank	symbol
6900089	NM 144901	Csde1	6877229	NM 008426	Kcnj3	6896518	NM 008857	Prkci
6775473	NM 010301	Gna11	6958216	NM 021284	Kras	6874979	NM 008859	Prkcq
6942751	NM 010302	Gna12	6957138	NM 013534	Leprel2	6927248	NM 008860	Prkcz
6784783	NM 010303	Gna13	6942709	NM 010752	Mad1l1	6800675	NM 008858	Prkd1
6868371	NM 008137	Gna14	6833513	NM 153505	Nckap1l	6992330	NM 016802	Rhoa
6775472	NM 010304	Gna15	6900090	NM 010937	Nras	6824846	NM 019955	Ripk3
6998640	NM 008138	Gnai2	6913774	NM 172868	Palm2	6960328	NM 009101	Rras
6908095	NM 010306	Gnai3	6888133	NM 016744	Pde1a	6917585	NM 016981	Slc9a1
6861688	NM 177137	Gnal	6833516	NM 008800	Pde1b	6900086	NM 025679	5730470L24Rik

G1 to S cell cycle reactome

transcript id	genbank	symbol	transcript id	genbank	symbol	transcript id	genbank	symbol
6912582	NM 001007589	Akirin2	6750009	NM 133828	Creb1	6758949	NM 008765	Orc2
6995711	NM 007499	Atm	6913012	NM 013497	Creb3	6920725	NM 015824	Orc3
6905221	NM 007628	Ccna1	6888797	NM 011957	Creb3l1	6886525	NM 011958	Orc4
6815558	NM 172301	Ccnb1	6775419	NM 145365	Creb3l3	6936600	NM 011959	Orc5
6972491	NM 007631	Ccnd1	6906877	NM 030080	Creb3l4	6977804	NM 019716	Orc6
6957263	NM 009829	Ccnd2	6850064	NM 017406	Crebl1	6849221	NM 023058	Pkmyt1

（续表）

transcript id	genbank	symbol	transcript id	genbank	symbol	transcript id	genbank	symbol
6850786	NM 001081636	Ccnd3	6892307	NM 007891	E2f1	6871164	NM 008893	Pola2
6926343	NM 007632	Ccnd3	6917810	NM 177733	E2f2	6933422	NM 011132	Pole
6966600	NM 007633	Ccne1	6978822	NM 148952	E2f4	6801454	NM 011133	Pole2
6911682	NM 009830	Ccne2	6895836	NM 007892	E2f5	6771620	NM 008921	Prim1
6932540	NM 007635	Ccng2	6793649	NM 033270	E2f6	6757732	NM 008922	Prim2
6808680	NM 023243	Ccnh	6978823	NM 172760	Elmo3	6771623	NM 019766	Ptges3
6992414	NM 007658	Cdc25a	6954385	NM 007836	Gadd45a	6825875	NM 009029	Rb1
6774794	NM 007659	Cdc2a	6977260	NM 010442	Hmox1	6892505	NM 011249	Rbl1
6844359	NM 009862	Cdc45l	6955381	NM 008564	Mcm2	6789725	NM 026653	Rpa1
6778055	NM 183417	Cdk2	6757282	NM 008563	Mcm3	6917524	NM 011284	Rpa2
6771538	NM 009870	Cdk4	6844177	NM 008565	Mcm4	6892504	NM 018851	Samhd1
6928457	NM 009873	Cdk6	6977261	NM 008566	Mcm5	6991563	NM 178667	Tfdp2
6849595	NM 007669	Cdkn1a	6762017	NM 008567	Mcm6	6782031	NM 001127233	Trp53
6972405	NM 009876	Cdkn1c	6942604	NM 008568	Mcm7	6963418	NM 009516	Wee1
6923212	NM 009877	Cdkn2a	6777346	NM 010786	Mdm2	6951552	—	
6923215	NM 007670	Cdkn2b	6796024	NM 008612	Mnat1	6928458	NM 001042501	5830415L20Rik
6924466	NM 007671	Cdkn2c	6830927	NM 010849	Myc			
6750007	NM 133828	Creb1	6916190	NM 011015	Orc1l			

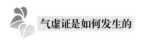

G13 signaling pathway

transcript id	genbank	symbol	transcript id	genbank	symbol	transcript id	genbank	symbol
6957763	NM 007486	Arhgdib	6853762	NM 011948	Map3k4	6992330	NM 016802	Rhoa
6854467	NM 008113	Arhgdig	6940535	NM 009158	Mapk10	6831600	NM 008164	Rhpn1
6959167	NM 008488	Arhgef1	6983226	BC024265	Mast3	6782139	NM 027445	Rnf167
6797391	NM 009790	Calm1	6753250	NM 016749	Mybph	6863301	NM 009071	Rock1
6926196	NM 009861	Cdc42	7014268	NM 008778	Pak3	6793652	NM 009072	Rock2
6867765	NM 007687	Cfl1	6789444	NM 011072	Pfn1	6790500	NM 001114334	Rps6kb1
6800906	NM 007688	Cfl2	6896587	NM 008839	Pik3ca	6947396	NM 133641	Rtkn
6933697	NM 007708	Cit	6926974	NM 008840	Pik3cd	6976520	NM 021506	Sh3rf1
6864760	NM 007858	Diap1	6983225	NM 008841	Pik3r2	6840586	NM 016788	Tnk2
6784783	NM 010303	Gna13	6885070	NM 008845	Pip4k2a	7015447	NM 009515	Was
6983223	NM 023065	Ifi30	6983793	NM 177262	Pkn1	6952175	NM 028459	Wasl
6968799	NM 016721	Iqgap1	6929728	NM 172707	Ppp1cb	6962027	NM 009553	Zscan2
6942379	NM 010717	Limk1	6942909	NM 009007	Rac1			

glucocorticoid mineralocorticoid metabolism

transcript id	genbank	symbol	transcript id	genbank	symbol	transcript id	genbank	symbol
6949613	NM 175628	A2m	6998603	NM 153413	Dock3	6907424	NM 153193	Hsd3b2
6804539	NM 029901	Akr1c21	6765325	NM 008288	Hsd11b1	6907426	NM 001012306	Hsd3b3
6989440	NM 019779	Cyp11a1	6978836	NM 008289	Hsd11b2	6907421	NM 008295	Hsd3b5
6873441	NM 007809	Cyp17a1	6907437	NM 008293	Hsd3b1	6907433	NM 013821	Hsd3b6

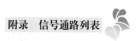

glycogen metabolism

transcript id	genbank	symbol	transcript id	genbank	symbol	transcript id	genbank	symbol
6840828	NM 019827	Gsk3b	7014855	NM 172783	Phka2	6798067	NM 012023	Ppp2r5c
6903549	NM 013755	Gyg	6942180	NM 011079	Phkg1	6855717	NM 009358	Ppp2r5d
6960375	NM 030678	Gys1	6964329	NM 026888	Phkg2	6801823	NM 012024	Ppp2r5e
6807266	NM 028281	Pcbd2	6849044	NM 016891	Ppp2r1a	6801506	NM 133198	Pygl
6931181	NM 025700	Pgm1	6825511	NM 028032	Ppp2r2a	6867859	NM 011224	Pygm
6915791	NM 028132	Pgm2	6876062	NM 138748	Ppp2r4	6931182	NM 019636	Tbc1d1
7018594	NM 008832	Phka1	6871206	NM 198168	Ppp2r5b	6786561	NM 139297	Ugp2

glycolysis and gluconeogenesis

transcript id	genbank	symbol	transcript id	genbank	symbol	transcript id	genbank	symbol
6971293	NM 007438	Aldoa	6873217	NM 010324	Got1	6822459	NM 024221	Pdhb
6921561	NM 144903	Aldob	6966425	NM 008155	Gpi1	6775238	NM 008826	Pfkl
6782694	NM 009657	Aldoc	6957123	NM 013535	Grcc10	6833057	NM 021514	Pfkm
6957124	NM 007881	Atnl	6774391	NM 010438	Hk1	6810782	NM 019703	Pfkp
6995515	NM 145614	Dlat	6954982	NM 013820	Hk2	6785745	NM 018870	Pgam2
6799836	NM 007861	Dld	6868652	NM 008492	Ldhb	6903062	NM 031190	Pgk2
6860710	NM 023119	Eno1	6958059	NM 008492	Ldhb	6911089	NM 013631	Pklr
6918861	NM 023119	Eno1	6960500	NM 013580	Ldhc	6936621	NM 011099	Pkm2

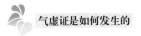
（续表）

transcript id	genbank	symbol	transcript id	genbank	symbol	transcript id	genbank	symbol
6957125	NM 013509	*Eno2*	6957126	NM 013588	*Lrrc23*	6957133	NM 009415	*Tpi1*
6782141	NM 007933	*Eno3*	6786572	NM 008618	*Mdh1*	6957134	NM 013700	*Usp5*
6813797	NM 019395	*Fbpl*	6934942	NM 008617	*Mdh2*	6905660	NM 145820	*Veph1*
6813795	NM 007994	*Fbp2*	6883654	NM 011044	*Pck1*	6826748	—	
6784263	NM 008061	*G6pc*	6867677	NM 008797	*Pcx*	6808621	ENSMUST 00000052354	*C130071C03Rik*
6966309	NM 008085	*Gapdhs*	7020507	NM 008810	*Pdha1*			
6785753	NM 010292	*Gck*	6909924	NM 008811	*Pdha2*			

GPCRDB class A rhodopsin-like

transcript id	genbank	symbol	transcript id	genbank	symbol	transcript id	genbank	symbol
7011949	NM 007435	*Abcd1*	6809148	NM 010170	*F2rl2*	6983008	NM 016708	*Npy5r*
6768853	NM 009630	*Adora2a*	6977178	NM 007975	*F2rl3*	6860517	NM 010935	*Npy6r*
6781560	NM 007413	*Adora2b*	7011757	NM 008031	*Fmr1*	6884173	NM 018766	*Ntsr1*
6900228	NM 009631	*Adora3*	6848972	NM 008039	*Fpr2*	6793639	NM 008747	*Ntsr2*
6819910	NM 013461	*Adra1a*	6858110	NM 013523	*Fshr*	6921177	NM 019485	*Olfr70*
6787614	NM 007416	*Adra1b*	6850271	NM 019439	*Gabbr1*	6963237	NM 028910	*Olfr701*
6891025	NM 013460	*Adra1d*	6785213	NM 010254	*Galr2*	7011987	NM 008106	*Opn1mw*
6880990	NM 009633	*Adra2b*	6912945	NM 016658	*Galt*	6952362	NM 007538	*Opn1sw*

（续表）

transcript id	genbank	symbol	transcript id	genbank	symbol	transcript id	genbank	symbol
6870622	NM 007419	Adrb1	6935200	NM 029771	Gper	6764352	NM 010098	Opn3
6866021	NM 007420	Adrb2	6941844	NM 030701	Gpr109a	6823892	NM 001128599	Opn4
6981328	NM 013462	Adrb3	6943081	NM 001010941	Gpr12	6925777	NM 013622	Oprd1
6805797	NM 177322	Agtr1a	6957654	NM 008157	Gpr19	6747326	NM 011011	Oprk1
6903560	NM 175086	Agtr1b	6925872	NM 008154	Gpr3	6884295	NM 011012	Oprl1
6890788	NM 008569	Anapc1	6800729	NM 008159	Gpr33	6771825	NM 001039652	Oprm1
6878739	NM 011784	Aplnr	7010092	NM 011823	Gpr34	6897908	NM 008772	P2ry1
6771309	NM 016847	Avpr1a	6751623	NM 022320	Gpr35	6905424	NM 027571	P2ry12
6988643	NM 030256	Bcl9l	6952227	NM 010338	Gpr37	6905422	NM 028808	P2ry13
6797742	NM 009747	Bdkrb2	6762397	NM 134438	Gpr37l1	6905408	NM 133200	P2ry14
6957059	NM 009779	C3ar1	6749034	NM 053107	Gpr45	6969838	NM 008773	P2ry2
6993025	NM 021609	Ccbp2	6912215	NM 030733	Gpr63	7018507	NM 020621	P2ry4
6938259	NM 009827	Cckar	6797196	NM 008152	Gpr65	6823869	NM 008919	Ppyr1
6963197	NM 007627	Cckbr	6987109	NM 010287	Gpr83	6824181	NM 008962	Ptgdr
6999688	NM 009912	Ccr1	6905421	NM 032399	Gpr87	6977684	NM 013641	Ptger1
6993153	NM 009915	Ccr2	7020664	NM 008177	Grpr	6818523	NM 008964	Ptger2
6993151	NM 009914	Ccr3	6935562	NM 025652	Gtf3a	6902764	NM 011196	Ptger3
6999130	NM 009916	Ccr4	6949157	NM 008285	Hrh1	6833640	NM 008965	Ptger4

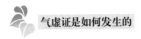

（续表）

transcript id	genbank	symbol	transcript id	genbank	symbol	transcript id	genbank	symbol
6993154	NM 009917	Ccr5	6807156	NM 001010973	Hrh2	6910597	NM 008966	Ptgfr
6848579	NM 009835	Ccr6	6809880	NM 008308	Htr1a	6958922	NM 008967	Ptgir
6993138	NM 009913	Ccr9	6917832	NM 008309	Htr1d	6824001	NM 021340	Rgr
6998919	NM 017466	Ccrl2	6846712	NM 008310	Htr1f	6949237	NM 145383	Rho
6846010	NM 032465	Cd96	6760347	NM 008311	Htr2b	6935555	NM 019647	Rpl21
6941173	NM 008153	Cmktlr1	7014406	NM 008312	Htr2c	6912577	NM 181730	Rpol-3
6912565	NM 007726	Cnr1				6935577	NM 181730	Rpol-3
6917789	NM 009924	Cnr2	6861437	NM 008313	Htr4	6909303	NM 009102	Rrh
6999456	BC012653	Cx3cr1	6761757	NM 010483	Htr5b	6882030	NM 009219	Sstr4
7018564	NM 009910	Cxcr3	6926324	NM 021358	Htr6	6897845	NM 032400	Sucnr1
6762024	NM 009911	Cxcr4	6872828	NM 008315	Htr7	6769282	NM 009325	Tbxa2r
6995099	NM 007551	Cxcr5	6750519	NM 009909	Il8rb	6853533	NM 011553	Tcp10b
6751469	NM 007722	Cxcr7	6858096	NM 013582	Lhcgr	6830154	NM 013696	Trhr
7018804	NM 021476	Cysltr1	6819276	NM 008519	Ltb4r1	6985919	NM 133202	Trhr2
6840507	NM 007862	Dlg1	6858260	NM 008552	Mas1	6796902	NM 011648	Tshr
6925802	NM 172400	Dnajc8	6979702	NM 008559	Mc1r	6943093	NM 011669	Usp12
6841068	NM 007877	Drd3	6861776	NM 013596	Mc5r	6999129	—	
6965187	NM 007878	Drd4	6975851	NM 008639	Mtnr1a	6838999	NM 029090	1200013P24Rik

（续表）

transcript id	genbank	symbol
6827159	NM 007904	Ednrb
6815271	NM 010169	F2r
6815268	NM 007974	F2rl1
6760368	NM 010341	Nmur1
6976790	NM 010934	Npy1r
6906363	NM 008731	Npy2r
7013137	BC035042	2610029G23Rik

GPCRDB class B secretin-like

transcript id	genbank	symbol
6946412	NM 007407	Adcyap1r1
6951292	NM 007588	Calcr
6888296	NM 018782	Calcrl
6983879	NM 007591	Calr
6983799	NM 011925	Cd97
6784494	NM 007762	Crhr1
6953809	NM 009953	Crhr2
6851324	NM 010130	Emr1
6785450	NM 008101	Gcgr
6946407	NM 001003685	Ghrhr
6849762	NM 021332	Glp1r
6750087	NM 139270	Pth2r
6998879	NM 011199	Pthr1
6992994	NM 011703	Vipr1
6798392	NM 009511	Vipr2

GPCRDB class C metabotropic glutamate pheromone

transcript id	genbank	symbol
6845419	NM 013803	Casr
6850271	NM 019439	Gabbr1
6957677	NM 053118	Gprc5d
6772111	NM 001114333	Grm1
6952284	NM 008174	Grm8
6940955	NM 172429	Smndc1
6898037	NM 019918	Vmn2r1
6818987	NM 009487	Vmn2r89
7013137	BC035042	2610029G23Rik

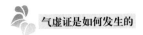

GPCRDB other

transcript id	genbank	symbol	transcript id	genbank	symbol	transcript id	genbank	symbol
6900228	NM 009631	Adora3	6993524	NM 145712	Mtnr1b	6915856	NM 019840	Pde4b
6870622	NM 007419	Adrb1	6992372	NM 030729	Nckipsd	6955269	NM 021381	Prokr1
6922382	NM 207109	Astn2	6789604	NM 146921	Olfr1	6750087	NM 139270	Pth2r
6951292	NM 007588	Calcr	6769111	NM 147040	Olfr1351	6892747	NM 021464	Ptprt
6983879	NM 007591	Calr	6844216	NM 146335	Olfr19	6909303	NM 009102	Rrh
6845419	NM 013803	Casr	6970224	NM 010983	Olfr2	6993726	NM 010333	S1pr2
6791471	NM 007721	Ccr10	6782297	NM 146923	Olfr20	6993756	NM 053190	S1pr5
6791310	NM 007719	Ccr7	6993632	NM 146606	Olfr24	6953587	NM 018773	Skap2
6983799	NM 011925	Cd97	6988325	NM 010974	Olfr242	6992374	NM 134420	Slc26a6
6837604	NM 009886	Celsr1	6988269	NM 146870	Olfr25	6945032	NM 176996	Smo
6992373	NM 080437	Celsr3	6988323	NM 146829	Olfr27	6747354	NM 173868	St18
6974137	NM 146207	Cul4a	6788595	NM 146878	Olfr30	6901573	NM 021382	Tacr3
7018804	NM 021476	Cysltr1	6817059	NM 147027	Olfr31	6927118	NM 031867	Tas1r1
6764209	NM 010045	Darc	6888680	NM 010980	Olfr32	6983526	NM 145599	Tmem184c
6813284	NM 010076	Drd1a	6969948	NM 147073	Olfr33	6989373	NM 001014398	Trcg1
6983531	NM 010332	Ednra	6805191	NM 010984	Olfr42	6985919	NM 133202	Trhr2
6935966	NM 021457	Fzd1	6945838	NM 146369	Olfr434	6809810	NM 030731	Trim23
6784348	NM 020510	Fzd2	6994788	NM 146830	Olfr44	6945026	NM 146173	Tspan33

（续表）

transcript id	genbank	symbol	transcript id	genbank	symbol	transcript id	genbank	symbol
6759333	NM 022721	Fzd5	7007950	NM 146934	Olfr46	6947915	NM 011683	V1ra1
6749763	NM 008057	Fzd7	6945841	NM 146370	Olfr47	6947909	NM 053219	V1ra4
6850271	NM 019439	Gabbr1	6972742	NM 146914	Olfr5	6947913	NM 053225	V1rb1
6896360	NM 177330	Ghsr	6876458	NM 146946	Olfr50	6955462	NM 011911	V1rb2
6855396	BC140980	Gpr115	6780841	NM 146909	Olfr51	6947898	NM 053227	V1rb4
6803913	NM 019925	Gpr132	6888418	NM 146583	Olfr52	6972726	NM 030742	V1rd1
7014602	NM 010951	Gpr143	6965109	NM 146960	Olfr53	7003171	NM 207543	V1rd10
7010092	NM 011823	Gpr34	6965111	NM 146961	Olfr539	6972589	NM 207544	V1rd11
6762397	NM 134438	Gpr37l1	6780842	NM 010997	Olfr54	6973177	NM 030741	V1rd2
6752732	BC085285	Gpr39	6969949	NM 147112	Olfr559	6973489	NM 030739	V1rd4
6978354	NM 018882	Gpr56	6780707	NM 010999	Olfr56	7008603	NM 030735	V1rd9
6987109	NM 010287	Gpr83	6769112	NM 147041	Olfr57	6992994	NM 011703	Vipr1
6838807	NM 030720	Gpr84	6969964	NM 147111	Olfr586	6999683	NM 011798	Xcr1
6908487	NM 022427	Gpr88	6782337	NM 011002	Olfr59	6762353	NM 001008533	Adora1
6772111	NM 001114333	Grm1	6972126	NM 146955	Olfr60	6935196	BC147358	D830046C22Rik
6809880	NM 008308	Htr1a	6965107	NM 146964	Olfr61	6935197	NM 001038703	Gpr146
6917832	NM 008309	Htr1d	6916723	NM 146315	Olfr62	6960100	NR 004441	Gprc2a-rs5
6978223	NM 022428	Irx6	6963237	NM 028910	Olfr701	6888449	ENSMUST 00000099886	Olfr1065

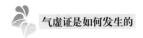
（续表）

transcript id	genbank	symbol	transcript id	genbank	symbol	transcript id	genbank	symbol
6754666	NM 010629	Kifap3	6988317	NM 146441	Olfr933	6789643	ENSMUST00000078936	Olfr43
6983351	NM 010687	Large	6747326	NM 011011	Oprk1	7013137	BC035042	2610029G23Rik
6819275	NM 020490	Ltb4r2	6884295	NM 011012	Oprl1	6924585	NM 177864	A030013N09Rik
6804898	NM 010748	Lyst	6771825	NM 001039652	Oprm1			

heme biosynthesis

transcript id	genbank	symbol	transcript id	genbank	symbol	transcript id	genbank	symbol
6922241	NM 008525	Alad	6841862	NM 007757	Cpox	6764053	NM 008911	Ppox
6998564	NM 020559	Alas1	6866112	NM 007998	Fech	6924824	NM 009478	Urod
7014503	NM 009653	Alas2	6995074	NM 013551	Hmbs	6971746	NM 009479	Uros

inflammatory response pathway

transcript id	genbank	symbol	transcript id	genbank	symbol	transcript id	genbank	symbol
6749835	NM 007642	Cd28	6995190	NM 008348	Il10ra	6763129	NM 008485	Lamc2
6883132	NM 170701	Cd40	6890837	NM 010554	Il1a	6925575	NM 010693	Lck
7011413	NM 011616	Cd40lg	6890838	NM 008361	Il1b	6855088	NM 010735	Lta
6840849	BC145843	Cd80	6904309	NM 008366	Il2	6978229	NM 008610	Mmp2
6845435	NM 019388	Cd86	6875038	NM 008367	Il2ra	6949860	NM 011324	Scmn1a

（续表）

transcript id	genbank	symbol	transcript id	genbank	symbol	transcript id	genbank	symbol
6783685	NM 007742	Col1a1	7018531	NM 013563	Il2rg	6880393	NM 011580	Thbs1
6943818	NM 007743	Col1a2	6788290	NM 021283	Il4	6899217	NM 013691	Thbs3
6749142	NM 009930	Col3a1	6964160	NM 001008700	Il4ra	6855087	NM 013693	Tnf
6907262	NM 010186	Fcgr1	6780995	NM 010558	Il5	6949865	NM 011609	Tnfrsf1a
6759621	NM 010233	Fn1	6956238	NM 008370	Il5ra	6992346	NM 027804	Usp19
6941217	NM 019834	Git2	6929591	NM 031168	Il6	6782702	NM 011707	Vtm
6849968	NM 010382	H2-Eb1	6794202	NM 008482	Lamb1-1	6748662	NM 009539	Zap70
6771052	NM 008337	Ifng	6763132	NM 010683	Lamc1	6941224	NM 181075	2610524H06Rik

integrin-mediated cell adhesion

transcript id	genbank	symbol	transcript id	genbank	symbol	transcript id	genbank	symbol
6802098	NM 134156	Actn1	6878448	NM 010576	Itga4	7014268	NM 008778	Pak3
6803895	NM 009652	Akt1	6838809	NM 010577	Itga5	6966158	NM 027470	Pak4
6764435	NM 011785	Akt3	6878031	NM 008397	Itga6	6854320	NM 011062	Pdpk1
6854335	NM 172935	Amdhd2	6771718	NM 008398	Itga7	6983225	NM 008841	Pik3r2
7010347	NM 009703	Araf	6884750	NM 001001309	Itga8	6837787	BC158086	Plxnb2
6974039	NM 001113518	Arhgef7	6992855	NM 133721	Itga9	7014155	NM 021463	Prps1
6985399	NM 009954	Bcar1	6782286	NM 008399	Itgae	6836602	NM 007982	Ptk2

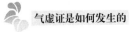
（续表）

transcript id	genbank	symbol	transcript id	genbank	symbol	transcript id	genbank	symbol
6871168	NM 001110504	Capn1	6964293	NM 008400	Itgal	6933675	NM 011223	Pxn
6751645	NM 011796	Capn10	6964380	NM 001082960	Itgam	6942909	NM 009007	Rac1
6764721	NM 009794	Capn2	6878655	NM 008402	Itgav	6837028	NM 009008	Rac2
6969640	NM 007602	Capn5	6964382	NM 021334	Itgax	6785483	NM 133223	Rac3
6817989	NM 009796	Capn7	6980032	NM 010578	Itgb1	6956727	NM 029780	Raf1
6979821	NM 023709	Capn9	6768985	NM 008404	Itgb2	6777355	NM 024457	Rap1b
6944372	NM 007616	Cav1	6784527	NM 016780	Itgb3	6876014	NM 001039087	Rapgef1
6944371	NM 016900	Cav2	6785183	NM 001005608	Itgb4	6838717	NM 011244	Rarg
6949011	NM 007617	Cav3	6840637	NM 010580	Itgb5	6949237	NM 145383	Rho
6926196	NM 009861	Cdc42	6887088	NM 021359	Itgb6	6863301	NM 009071	Rock1
6782458	NM 133656	Crk	6838716	NM 013566	Itgb7	6793652	NM 009072	Rock2
6995922	NM 007783	Csk	6996269	NM 008927	Map2k1	6828326	NM 009155	Sepp1
6964310	BC027193	Fbrs	6769263	NM 023138	Map2k2	6899249	NM 001113331	Shc1
6767258	NM 001122893	Fyn	6781487	NM 008928	Map2k3	6813172	NM 009167	Shc3
6880577	NM 172672	Ganc	6996247	NM 011840	Map2k5	6873068	NM 178362	Sorbs1
6751623	NM 022320	Gpr35	6784829	NM 011943	Map2k6	6857544	NM 009231	Sos1
6792458	NM 008163	Grb2	6839714	NM 001038663	Mapk1	6882670	NM 009271	Src
6837783	NM 199198	Hdac10	6940535	NM 009158	Mapk10	6796380	AF031663	Strm

（续表）

transcript id	genbank	symbol	transcript id	genbank	symbol	transcript id	genbank	symbol
6983223	NM 023065	Ifi30	6837785	NM 011161	Mapk11	6921162	NM 011602	Tln1
6963213	NM 010562	Ilk	6837784	NM 013871	Mapk12	6759718	BC055076	Tns1
6816248	NM 001033228	Itga1	6866653	NM 172632	Mapk4	6965771	NM 009499	Vasp
6899767	NM 001081053	Itga10	6996935	NM 015806	Mapk6	6885530	NM 009500	Vav2
6989752	NM 176922	Itga11	6788838	NM 011841	Mapk7	6900456	NM 020505	Vav3
6816247	NM 008396	Itga2	6983226	BC024265	Mast3	6817393	NM 009502	Vcl
6791570	NM 010575	Itga2b	6962779	NM 011035	Pak1	6769264	NM 010731	Zbtb7a
6791017	NM 013565	Itga3	6845146	NM 177326	Pak2	6945786	NM 011777	Zyx

irinotecan pathway

transcript id	genbank	symbol	transcript id	genbank	symbol	transcript id	genbank	symbol
6839607	NM 008576	Abcc1	6906056	NM 009738	Bche	6984336	BC089371	EG244595
6869893	NM 013806	Abcc2	6984375	NM 021456	Ces1	6751362	NM 201641	Ugt1a10
6946554	NM 011920	Abcg2	6978781	NM 145603	Ces2			
6984372	BC013479	AU018778	6869889	NM 001113562	Cutc			

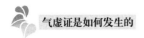

krebs-TCA cycle

transcript id	genbank	symbol	transcript id	genbank	symbol	transcript id	genbank	symbol
6832142	NM 080633	Aco2	6934942	NM 008617	Mdh2	6918127	NM 023374	Sdhb
6771647	NM 026444	Cs	6961981	NM 031375	Ngrn	6764043	NM 025321	Sdhc
6995515	NM 145614	Dlat	6778560	NM 010956	Ogdh	6995508	NM 025848	Sdhd
6799836	NM 007861	Dld	6867677	NM 008797	Pcx	6820241	NM 011506	Sucla2
6764351	NM 010209	Fh1	7020507	NM 008810	Pdha1	6947034	NM 019879	Suclg1
6968762	NM 173011	Idh2	6909924	NM 008811	Pdha2	6961980	NM 177765	Ttll13
6989209	NM 029573	Idh3a	6822459	NM 024221	Pdhb	6961982	NM 178070	Vps33b
6890898	NM 130884	Idh3b	6791015	NM 133667	Pdk2	6961979	NM 178752	D330012F22Rik
7017595	NM 008323	Idh3g	7018225	NM 145630	Pdk3			
6786572	NM 008618	Mdh1	6951412	NM 013743	Pdk4			

MAPK cascade

transcript id	genbank	symbol	transcript id	genbank	symbol	transcript id	genbank	symbol
7010347	NM 009703	Araf	6816080	NM 011945	Map3k1	6900090	NM 010937	Nras
7015991	NM 007922	Elk1	6838746	NM 009582	Map3k12	6871267	NM 008874	Plcb3
6837783	NM 199198	Hdac10	6859809	NM 011946	Map3k2	6837787	BC158086	Plxnb2
6972181	NM 008284	Hrasl	6784594	NM 011947	Map3k3	6956727	NM 029780	Raf1
6955216	NM 021284	Kras	6839714	NM 001038663	Mapk1	6980578	NM 009025	Rasa3

transcript id	genbank	symbol	transcript id	genbank	symbol	transcript id	genbank	symbol
6996269	NM 008927	Map2k1	6837785	NM 011161	Mapk11	6960328	NM 009101	Rras
6769263	NM 023138	Map2k2	6837784	NM 013871	Mapk12	6871134	NM 011379	Sipa1
6781487	NM 008928	Map2k3	6849567	NM 011951	Mapk14	6973737	NM 133968	Snapc2
6789066	NM 009157	Map2k4	6964244	NM 011952	Mapk3	6769264	NM 010731	Zbtb7a
6784829	NM 011943	Map2k6	6862586	NM 010777	Mbp	6900086	NM 025679	5730470L24Rik
6973735	NM 011944	Map2k7	6750105	NM 001039934	Mtap2			

matrix metalloproteinases

transcript id	genbank	symbol	transcript id	genbank	symbol	transcript id	genbank	symbol
6769138	NM 009768	Bsg	6771703	NM 021412	Mmp19	6883125	NM 013599	Mmp9
6986729	NM 019471	Mmp10	6986727	NM 032006	Mmp1a	6837412	NM 001114140	Tcf20
6775160	NM 008606	Mmp11	6978229	NM 008610	Mmp2	7010355	NM 001044384	Timp1
6986722	NM 008605	Mmp12	6986736	NM 013903	Mmp20	6792649	NM 011594	Timp2
6986719	NM 008607	Mmp13	6927277	NM 011985	Mmp23	6769535	NM 011595	Timp3
6819153	NM 008608	Mmp14	6882556	NM 010808	Mmp24	6956712	NM 080639	Timp4
6978369	NM 008609	Mmp15	6986725	NM 010809	Mmp3	6792650	NM 021440	RP23-39O9.3
6911988	NM 019724	Mmp16	6986737	NM 010810	Mmp7			
6934623	NM 011846	Mmp17	6986733	NM 008611	Mmp8			

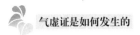

mitochondrial fatty acid betaoxidation

transcript id	genbank	symbol	transcript id	genbank	symbol	transcript id	genbank	symbol
6849285	NM 013855	Abca3	6750868	NM 028817	Acsl3	6909430	NM 008212	Hadh
6759459	NM 007381	Acadl	7019867	NM 207625	Acsl4	6936987	NM 178878	Hadha
6910709	NM 007382	Acadm	6867566	NM 013495	Cpt1a	6975904	NM 027973	Mlflip
6941249	NM 007383	Acads	6924358	NM 009949	Cpt2	6759648	NM 023523	Pecr
6789378	NM 017366	Acadvl	6849288	NM 010023	Dci	6924366	NM 011327	Scp2
6975900	NM 007981	Acsl1	6844531	NM 023737	Ehhadh	6992363	NM 020520	Slc25a20

monoamine GPCRs

transcript id	genbank	symbol	transcript id	genbank	symbol	transcript id	genbank	symbol
6819910	NM 013461	Adra1a	6813284	NM 010076	Drd1a	6846712	NM 008310	Htr1f
6787614	NM 007416	Adra1b	6841068	NM 007877	Drd3	6760347	NM 008311	Htr2b
6891025	NM 013460	Adra1d	6965187	NM 007878	Drd4	7014406	NM 008312	Htr2c
6880990	NM 009633	Adra2b	6777968	NM 007412	Gpr182	6861437	NM 008313	Htr4
6870622	NM 007419	Adrb1	6949157	NM 008285	Hrh1	6761757	NM 010483	Htr5b
6866021	NM 007420	Adrb2	6807156	NM 001010973	Hrh2	6926324	NM 021358	Htr6
6981328	NM 013462	Adrb3	6809880	NM 008308	Htr1a	6872828	NM 008315	Htr7
6846010	NM 032465	Cd96	6917832	NM 008309	Htr1d			

mRNA processing binding reactome

transcript id	genbank	symbol	transcript id	genbank	symbol	transcript id	genbank	symbol
6839135	NM 021477	A2bp1	6939771	NM 178700	Grsf1	6981604	NM 019733	Rbpms
6837435	NM 001004150	A4galt	6976976	NM 177900	Hapln4	6989948	NM 028030	Rbpms2
6928742	NM 008830	Abcb4	6953561	NM 016806	Hnrnpa2b1	6850071	NM 001045864	Rdbp
6759459	NM 007381	Acadl	6788120	NM 001048061	Hnrnpab	6784283	NM 025654	Rdm1
6912820	NM 007386	Aco1	6824624	NM 016884	Hnrnpc	6755184	NM 019484	Refbp2
6896836	NM 009350	Adad1	6940330	NM 001077265	Hnrnpd	6983893	NM 027187	Rnaseh2a
6899262	NM 001038587	Adar	6959457	NM 177301	Hnrnpl	6754143	NM 011882	Rnasel
6804670	NM 052977	Adarb2	6854944	NM 029804	Hnrnpm	6875659	NM 176834	Rnf208
6985426	NM 013925	Adat1	6940331	NM 016690	Hnrnpdl	6912527	NM 011884	Rngtt
6979709	NM 054070	Afg3l1	6857512	NM 144802	Hnrpll	6861774	NM 026440	Rnmt
6866299	NM 027130	Afg3l2	7011403	NM 028242	Htatsf1	6782498	NM 183263	Rnmtl1
6790648	NM 009648	Akap1	6839826	NM 008307	Htf9c	6908361	NM 001038696	Rnpc3
6986560	NM 026303	Alkbh8	6791072	NM 009951	Igf2bp1	6762413	NM 145417	Rnpep
6833417	NM 144547	Amhr2	6953443	NM 023670	Igf2bp3	6751641	NM 181405	Rnpepl1
6908350	NM 007446	Amy1	6987378	NM 010561	Ilf3	6849287	NM 009070	Rnps1
6759658	NM 176980	Ankar	6760674	NM 023343	Ilkap	6922063	NM 144904	Rod1
6784290	NM 025404	Arl4d	6989354	NM 133976	Imp3	6919017	NM 009079	Rpl22
6812894	NM 009124	Atxn1	6748534	NM 178601	Imp4	6828417	NM 026069	Rpl37

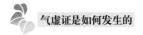

（续表）

transcript id	genbank	symbol	transcript id	genbank	symbol	transcript id	genbank	symbol
6813242	NM 016709	Auh	6977589	NM 001024617	Inpp4b	6785078	NM 001048057	Rpl38
6759613	NM 007525	Bard1	6909153	NM 138593	Larp7	6839320	NM 026594	Rpl39l
6850132	NM 019693	Bat1a	6909160	NM 138593	Larp7	6816708	NM 025938	Rpp14
6925840	BC008163	BC008163	6753033	NM 010709	Lgtn	6972998	NM 029767	Rps9
6975059	NM 001112729	BC019943	6995846	NM 181074	Lingo1	6837425	BC012523	Rrp7a
6884253	BC051628	BC051628	6974762	NM 026032	Lsm1	6941837	NM 025438	Rsrc2
6774907	NM 031397	Bicc1	6977025	NM 015816	Lsm4	6941180	NM 016926	Sart3
6791504	NM 009764	Brca1	6772217	NM 181470	Ltv1	6909495	NM 007926	Scye1
6864062	NM 133195	Brunol4	6981497	NM 026453	Mak16	6778375	NM 026175	Sf3a1
6989554	NM 175235	Brunol6	6860034	NM 010771	Matr3	6758737	NM 031179	Sf3b1
6848147	NM 145125	Brwd1	6897864	NM 020007	Mbnl1	6871091	NM 030109	Sf3b2
6855062	NM 013484	C2	6884441	NM 027290	Mcm10	6836646	NM 153053	Sf3b4
6971332	NM 027353	Cd2bp2	6882307	NM 025543	Mcts2	6976971	NM 027481	Sf4
6773485	BC158078	Cdc40	6824668	NM 019721	Mettl3	6910948	NM 001093753	Sfrs11
6885903	NM 130860	Cdk9	6752409	NM 026472	Mki67ip	6815682	NM 172592	Sfrs12
6855061	NM 008198	Cfb	6867706	NM 025553	Mrpl11	6933662	NM 025573	Sfrs9
6876185	NM 028412	Ciz1	6903095	NM 025434	Mrps28	6855060	NM 021337	Skiv2l
6993109	NM 011606	Clec3b	6933671	NM 008629	Msi1	6937254	NM 009193	Slbp

（续表）

transcript id	genbank	symbol	transcript id	genbank	symbol	transcript id	genbank	symbol
6758941	NM 001042634	Clk1	6790621	NM 054043	Msi2	6982158	NM 007450	Slc25a4
6911091	NM 007712	Clk2	6949653	NM 008646	Mug2	6987374	NM 152808	Slc44a2
6995927	NM 007713	Clk3	6890584	NM 010852	Myef2	7011944	NM 133987	Slc6a8
6780855	NM 007714	Clk4	6895679	BC060946	Myef2	6790245	NM 181542	Slfn10
6952665	NM 016877	Cnot4	6840517	NM 026554	Ncbp2	6990281	NM 025690	Sltm
6751069	NM 007734	Col4a3	6760364	NM 010880	Ncl	7014558	NM 019710	Smc1a
6968828	NM 007755	Cpeb1	6773069	NM 172495	Ncoa7	6809524	NM 011420	Smn1
6872888	NM 198300	Cpeb3	6978948	NM 025391	Nip7	6966976	NM 009224	Snrp70
6779818	NM 026252	Cpeb4	6789484	NM 001039234	Nlrp1c	6966030	NM 015782	Snrpa
6892417	NM 170588	Cpne1	6900090	NM 010937	Nras	6961201	NM 021336	Snrpa1
6836838	NM 053193	Cpsf1	6820372	NM 013745	Nufip1	6881735	NM 021335	Snrpb2
6797474	NM 016856	Cpsf2	6867957	NM 016813	Nxf1	6768866	NM 026095	Snrpd3
6935498	NM 178576	Cpsf4	7019573	NM 130888	Nxf7	6843194	NM 178880	Son
6838713	NM 144942	Csad	6941657	NM 145211	Oas1a	6833414	NM 013672	Spl
6900089	NM 144901	Csde1	6933997	AF466823	Oas1b	6926447	NM 019763	Spen
6883601	NM 024199	Cstf1	6941650	NM 033541	Oas1c	6783744	NM 025287	Spop
7013843	NM 133196	Cstf2	6941647	NM 145227	Oas2	6890125	NM 009273	Srp14
6869128	NM 031249	Cstf2t	6941649	NM 145226	Oas3	6859937	NM 025527	Srp19

（续表）

transcript id	genbank	symbol	transcript id	genbank	symbol	transcript id	genbank	symbol
6879659	NM 145529	Cstf3	6933625	NM 011854	Oasl2	6792502	NM 146032	Srp68
6910938	NM 145953	Cth	6835005	NM 008774	Pabpc1	6755819	NM 012058	Srp9
6899683	NM 021281	Ctss	6860298	NM 011033	Pabpc2	6854616	NM 016795	Srpk1
6879006	NM 017368	Cugbp1	6853642	NR 003636	Pabpc3	6936679	NM 009274	Srpk2
6884523	NM 001110231	Cugbp2	7013502	NM 053114	Pabpc5	6893109	NM 001109906	Stau1
6837428	NM 029787	Cyb5r3	6819200	NM 019402	Pabpn1	6925839	NM 133887	Stx12
6983299	NM 024444	Cyp4f18	6797758	NM 011112	Papola	6997632	NM 019796	Syncrip
6756108	NM 033077	D1Pas1	6942839	NM 019943	Papolb	6848505	NM 001113353	Synj2
6855898	NM 010021	Dazl	6786674	NM 172555	Papolg	6783029	NM 027427	Taf15
6861321	NM 026302	Dctn4	6927075	NM 020569	Park7	6833430	NM 009319	Tarbp2
6799064	NM 134040	Ddx1	6833420	NM 001103165	Pcbp2	6926916	NM 145556	Tardbp
6985340	NM 007916	Ddx19a	6775192	NM 021568	Pcbp3	6971335	NM 144522	Tbc1d10b
6985341	NM 172284	Ddx19b	6992176	NM 021567	Pcbp4	6913194	NM 146142	Tdrd7
6985343	NM 172284	Ddx19b	6942558	NM 008788	Pcolce	6808215	NM 009354	Tert
6907912	NM 017397	Ddx20	6837426	NM 178627	Poldip3	6792844	BC141309	Tex19.2
6774404	NM 019553	Ddx21	6791964	NM 015810	Polg2	6792784	NM 011568	Thoc4
6803208	NM 020494	Ddx24	6789338	NM 009089	Polr2a	6947620	NM 011585	Tia1
			6938093	NM 008904	Ppargc1a	6971446	NM 009383	Tial1

（续表）

transcript id	genbank	symbol	transcript id	genbank	symbol	transcript id	genbank	symbol
6994623	NM 013932	Ddx25	6865980	NM 133249	Ppargc1b	6755869	NM 016928	Tlr5
7010079	NM 010028	Ddx3x	6925156	NM 019489	Ppie	6976975	NM 181540	Tm6sf2
7023079	NM 012008	Ddx3y	6937073	NM 008014	Ppm1g	6784280	NM 144830	Tmem106a
6816130	NM 010029	Ddx4	6925837	NM 146154	Ppplr8	6761964	NM 028135	Tmem163
6813410	NM 134059	Ddx41	6800917	NM 021529	Ppp2r3c	6994371	NM 144936	Tmem45b
6791965	NM 007840	Ddx5	6966922	NM 019830	Prmt1	6899589	NM 172434	Tnrc4
6785774	NM 026538	Ddx56	6775171	NM 133182	Prmt2	6785283	NM 198022	Tnrc6c
6988653	NM 001110826	Ddx6	6884415	NM 026045	Prpf18	6879489	NM 009424	Traf6
6938155	NM 007839	Dhx15	6806162	NM 013830	Prpf4b	6969940	NM 009277	Trim21
6850200	NM 026987	Dhx16	6884286	NM 133701	Prpf6	6762773	NM 013835	Trove2
6985249	NM 178380	Dhx38	6833418	NM 025385	Prr13	6761615	NM 011650	Tsn
6784291	NM 144831	Dhx8	6824902	NM 025682	Pspc1	6896655	NM 025978	Ttc14
6763144	NM 007842	Dhx9	6908684	NM 019550	Ptbp2	6916239	ENSMUST 0000064129	Ttc39a
6803314	NM 148948	Dicer1	6836795	NM 133691	Puf60	6867984	NM 197993	Tut1
6826927	NM 028315	Dis3	6917383	NM 030722	Pum1	6764016	NM 010633	Uhmk1
6751304	NM 153530	Dis3l2	6793225	NM 030723	Pum2	6769735	NM 029166	Uhrf1bp1l
6890205	NM 139139	Dnajc17	6853662	U44941	Qk	6992189	NM 001015507	Vprbp
6993722	NM 010066	Dnmt1	6995722	NM 175562	Rab39	6826279	NM 018765	Wbp4

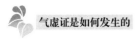

（续表）

transcript id	genbank	symbol	transcript id	genbank	symbol	transcript id	genbank	symbol
6791639	NM 011431	Eftud2	6835640	NM 009009	Rad21	6860129	NM 026464	Wdr55
6854151	XR 033753	EG624960	6883641	NM 175112	Rae1	6881951	NM 011917	Xrn2
6857435	NM 011163	Eif2ak2	6882491	NM 023130	Raly	6893556	NM 021394	Zbp1
6935273	NM 133916	Eif3b	6895790	NM 178631	Ralyl	6850073	NM 198886	Zbtb12
6993719	NM 016876	Eif3g	6993735	NM 027911	Raver1	6925659	NM 153160	Zcchc17
6840103	NM 001123038	Eif4a2	7010334	NM 145627	Rbm10	6838036	NM 026025	Zcrb1
6792699	NM 138669	Eif4a3	6842436	NM 198302	Rbm11	6947470	NM 008717	Zfml
6901757	NM 007917	Eif4e	6911769	NM 028226	Rbm12b	6838808	NM 013866	Zfp385a
6751332	NM 023314	Eif4e2	6871051	NM 019869	Rbm14	6829283	NM 144523	Zfp622
6955935	NM 025829	Eif4e3	6848361	BC075621	Rbm16	6833398	NM 153194	Zfp740
6970459	NM 013507	Eif4g2	6884710	NM 152824	Rbm17	6782958	NM 025884	Zfp830
6917972	NM 172703	Eif4g3	6886078	NM 026434	Rbm18	6860135	NM 025594	Zmat2
6980126	NM 010485	Elavl1	6933927	NM 028762	Rbm19	6974682	NM 177086	Zmat4
6923284	NM 207685	Elavl2	6861322	NM 025776	Rbm22	6779355	NM 011663	Zrsr1
6993854	NM 010487	Elavl3	6796532	NM 027349	Rbm25	7020675	NM 009453	Zrsr2
6924515	NM 010488	Elavl4	6796538	NM 027349	Rbm25	6854954	NM 145486	2-Mar
6954633	NM 144917	Elmod3	6827239	NM 134077	Rbm26	6867959	BC066781	0610006I08Rik
6820425	NM 172813	Enox1	6952337	NM 133925	Rbm28	6792999	NM 025323	0610009D07Rik
7016751	NM 145951	Enox2	6985021	NM 176838	Rbm35b	6911703	BC033309	1110037F02Rik

（续表）

transcript id	genbank	symbol	transcript id	genbank	symbol	transcript id	genbank	symbol
6789930	NM 022313	Eral1	6883643	NM 019547	Rbm38	6911716	BC028830	1110037F02Rik
6958404	NM 026168	Ergic2	6892423	NM 133242	Rbm39	6932708	BC049770	1700007G11Rik
6785697	NM 007968	Ewsr1	7019790	NM 153586	Rbm41	6795228	BC048158	1700047I17Rik1
6831647	NM 175399	Exosc4	6886711	NM 030243	Rbm43	6796799	NM 026958	1810035L17Rik
6959228	NM 138586	Exosc5	6878341	NM 153405	Rbm45	6819274	NM 026403	2610027L16Rik
6993104	NM 001081188	Exosc7	6943476	NM 178446	Rbm47	6997994	NM 001114977	2610101N10Rik
6905192	NM 027148	Exosc8	6867686	NM 025717	Rbm4b	6868038	NM 172302	5730453I16Rik
6896804	NM 019393	Exosc9	6998647	NM 148930	Rbm5	6900086	NM 025679	5730470L24Rik
7017672	NM 007977	F8	6998649	NM 029169	Rbm6	6834728	NM 027496	5730557B15Rik
6955879	NM 053202	Foxp1	6995397	NM 144948	Rbm7	6834729	ENSMUST 00000044324	5730557B15Rik
6964374	NM 139149	Fus	6899766	NM 001102407	Rbm8a	6934310	NM 029532	6330548G22Rik
6896667	NM 001113188	Fxr1	6836888	NM 053104	Rbm9	6911757	NM 198957	C430048L16Rik
6782037	NM 011814	Fxr2	6887089	NM 020296	Rbms1	6872426	NM 177474	D19Bwg1357e
6781138	NM 013716	G3bp1	6777994	NM 001039080	Rbms2	6911719	NM 001039556	E130016E03Rik
6939967	NM 001080797	G3bp2	6999278	NM 178660	Rbms3	6912524	NM 177774	RP23-12I24.6
6941293	NM 029645	Gatc	7017063	NM 011252	Rbmx	7018915	ENSMUST 00000078635	Eif4b
6946979	NM 019802	Ggcx	7011052	NM 173376	Rbmx2			
7011861	NM 010340	Gpr50	6983570	NM 009033	Rbmxrt			

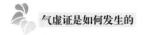

nuclear receptors

transcript id	genbank	symbol	transcript id	genbank	symbol	transcript id	genbank	symbol
7012730	NM 013476	Ar	6814557	NM 010151	Nr2f1	6822891	NM 011243	Rarb
6784054	NM 011799	Cdc6	6968200	NM 009697	Nr2f2	6838717	NM 011244	Rarg
6771884	NM 007956	Esr1	6968201	NM 183261	Nr2f2	6990167	NM 013646	Rora
6801855	NM 207707	Esr2	6983249	NM 010150	Nr2f6	6871929	NM 146095	Rorb
6871259	NM 007953	Esrra	6864895	NM 008173	Nr3c1	6899572	NM 011281	Rorc
6796728	NM 011934	Esrrb	6833311	NM 010444	Nr4a1	6875901	NM 011305	Rxra
6883020	NM 008261	Hnf4a	6886908	NM 013613	Nr4a2	6850000	NM 011306	Rxrb
6990215	NM 145618	Narg2	6886180	NM 139051	Nr5a1	6754900	NM 009107	Rxrg
7012346	NM 007430	Nr0b1	6762546	NM 030676	Nr5a2	6784042	NM 178060	Thra
6822946	NM 011584	Nr1d2	6886183	NM 010264	Nr6a1	6764048	NM 001037170	Tomm40l
6888752	NM 013839	Nr1h3	6986781	NM 008829	Pgr	6838338	NM 009504	Vdr
6845540	NM 010936	Nr1i2	6832387	NM 011144	Ppara	6784052	NM 197940	Wipf2
6755163	NM 009803	Nr1i3	6849536	NM 011145	Ppard	6867872	NM 026306	0610038D11Rik
6948038	NM 011630	Nr2c2	6949202	NM 001127330	Pparg			
6773556	NM 152229	Nr2e1	6784056	NM 009024	Rara			

nucleotide GPCRs

transcript id	genbank	symbol	transcript id	genbank	symbol	transcript id	genbank	symbol
6762353	NM 001008533	Adora1	6819276	NM 008519	Ltb4r1	6820219	NM 175116	P2ry5
6768853	NM 009630	Adora2a	6897908	NM 008772	P2ry1	6969837	NM 183168	P2ry6
6781560	NM 007413	Adora2b	6969838	NM 008773	P2ry2			
6900228	NM 009631	Adora3	7018507	NM 020621	P2ry4			

nucleotide metabolism

transcript id	genbank	symbol	transcript id	genbank	symbol	transcript id	genbank	symbol
6832079	NM 009634	Adsl	6983154	NM 001077529	Nme2	7014155	NM 021463	Prps1
6808948	NM 010049	Dhfr	6769247	NM 008753	Oaz1	7020804	NM 026662	Prps2
7011264	NM 013556	Hprt1	7018220	NM 008892	Pola1	6860102	NM 008989	Pura
6952340	NM 011829	Impdh1	6980964	NM 011130	Polb	6963049	NM 009103	Rrm1
6955025	NM 008638	Mthfd2	6966875	NM 011131	Pold1	6918720	NM 009272	Srm
6790901	NM 008705	Nme2	6968708	NM 017462	Polg	7020802	NM 133211	Tlr7

ovarian infertility genes

transcript id	genbank	symbol	transcript id	genbank	symbol	transcript id	genbank	symbol
6828697	NM 001031851	Agxt2	6859972	NM 007913	Egr1	6886183	NM 010264	Nr6a1
6995711	NM 007499	Atm	6801855	NM 207707	Esr2	6847198	NM 173440	Nrip1
6909941	NM 007560	Bmpr1b	6947585	NM 012013	Figla	6986781	NM 008829	Pgr

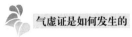

（续表）

transcript id	genbank	symbol	transcript id	genbank	symbol	transcript id	genbank	symbol
6957263	NM 009829	Ccnd2	6858110	NM 013523	Fshr	6818523	NM 008964	Ptger2
6771538	NM 009870	Cdk4	6780977	NM 008110	Gdf9	6996254	NM 016769	Smad3
6883329	NM 009883	Cebpb	6925429	NM 008120	Gja4	6963202	NM 011421	Smpd1
6995743	NM 007810	Cyp19a1	6750639	NM 010564	Inha	6848859	NM 013684	Tbp
6855898	NM 010021	Dazl	6858096	NM 013582	Lhcgr	6838338	NM 009504	Vdr
6837113	NM 199080	Ddx17	6998930	NM 026810	Mlh1	6970919	NM 011775	Zp2
6837114	NM 010059	Dmc1	6855071	NM 013600	Msh5	6934957	NM 011776	Zp3
6934962	NM 023742	Dtx2	6886180	NM 139051	Nr5a1			

pentose phosphate pathway

transcript id	genbank	symbol	transcript id	genbank	symbol	transcript id	genbank	symbol
6750149	NM 025683	Rpe	6916487	NM 011527	Tal1	6965195	NM 011528	Taldo1
6817926	NM 133761	Dcp1a	6926936	NM 001081274	Pgd	6977091	NM 025396	Pgls
6817930	NM 009388	Tkt	6954529	NM 009075	Rpia	7017630	NM 008062	G6pdx

peptide GPCRs

transcript id	genbank	symbol	transcript id	genbank	symbol	transcript id	genbank	symbol
6838999	NM 029090	1200013P24Rik	6999456	BC012653	Cx3cr1	6906363	NM 008731	Npy2r
6805797	NM 177322	Agtr1a	7018564	NM 009910	Cxcr3	6983008	NM 016708	Npy5r

（续表）

transcript id	genbank	symbol	transcript id	genbank	symbol	transcript id	genbank	symbol
6903560	NM 175086	Agtr1b	6762024	NM 009911	Cxcr4	6860517	NM 010935	Npy6r
6890788	NM 008569	Anapc1	6995099	NM 007551	Cxcr5	6884173	NM 018766	Ntsr1
6771309	NM 016847	Avpr1a	6993142	NM 030712	Cxcr6	6793639	NM 008747	Ntsr2
7011964	NM 019404	Avpr2	6840507	NM 007862	Dlg1	6925777	NM 013622	Oprd1
6988643	NM 030256	Bcl9l	6983531	NM 010332	Ednra	6747326	NM 011011	Oprk1
6797742	NM 009747	Bdkrb2	6827159	NM 007904	Ednrb	6884295	NM 011012	Oprl1
6957059	NM 009779	C3ar1	6848972	NM 008039	Fpr2	6771825	NM 001039652	Oprm1
6938259	NM 009827	Cckar	6858110	NM 013523	Fshr	6823869	NM 008919	Ppyr1
6963197	NM 007627	Cckbr	6785213	NM 010254	Galr2	6960328	NM 009101	Rras
6999688	NM 009912	Ccr1	6912945	NM 016658	Galt	6882030	NM 009219	Sstr4
6791471	NM 007721	Ccr10	6896360	NM 177330	Ghsr	6947347	NM 009313	Tacr1
6993153	NM 009915	Ccr2	6939667	NM 010323	Gnrhr	6768270	NM 009314	Tacr2
6993151	NM 009914	Ccr3	7020664	NM 008177	Grpr	6901573	NM 021382	Tacr3
6999130	NM 009916	Ccr4	6750519	NM 009909	Il8rb	6983526	NM 145599	Tmem184c
6993154	NM 009917	Ccr5	6858096	NM 013582	Lhcgr	6830154	NM 013696	Trhr
6848579	NM 009835	Ccr6	6979702	NM 008559	Mc1r	6796902	NM 011648	Tshr
6791310	NM 007719	Ccr7	6861776	NM 013596	Mc5r	6999129	—	—
6993138	NM 009913	Ccr9	6976790	NM 010934	Npy1r			

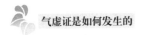

prostaglandin synthesis regulation

transcript id	genbank	symbol	transcript id	genbank	symbol	transcript id	genbank	symbol
6818181	NM 172808	Antxrl	6955226	NM 011818	Gmcl1	6910597	NM 008966	Ptgfr
6872010	NM 010730	Anxa1	6976237	NM 008278	Hpgd	6958922	NM 008967	Ptgir
6990216	NM 007585	Anxa2	6765325	NM 008288	Hsd11b1	6893139	NM 008968	Ptgis
6932603	NM 013470	Anxa3	6978836	NM 008289	Hsd11b2	6876430	NM 008969	Ptgs1
6955228	NM 013471	Anxa4	6885418	NM 029958	Lcn12	6899520	NM 009112	S100a10
6904297	NM 009673	Anxa5	6762944	NM 008869	Pla2g4a	6899374	NM 011313	S100a6
6788388	NM 013472	Anxa6	6805573	NM 011164	Prl	6871425	NM 011681	Scgb1a1
6818186	NM 013473	Anxa8	6805591	NM 010088	Prl8a2	6949860	NM 011324	Scmla
6885412	BC029214	BC029214	6824181	NM 008962	Ptgdr	6945584	NM 011539	Tbxas1
6885421	NM 027062	C8g	6885414	NM 008963	Ptgds	6983526	NM 145599	Tmem184c
6989440	NM 019779	Cyp11a1	6977684	NM 013641	Ptger1	6855087	NM 013693	Tnf
6806566	NM 010104	Edn1	6818523	NM 008964	Ptger2	6949865	NM 011609	Tnfrsf1a
6983531	NM 010332	Ednra	6902764	NM 011196	Ptger3			
6827159	NM 007904	Ednrb	6833640	NM 008965	Ptger4			

proteasome degradation

transcript id	genbank	symbol	transcript id	genbank	symbol	transcript id	genbank	symbol
6860119	NM 175375	Ankhd1	6782132	NM 008946	Psmb6	6934217	NM 026000	Psmd9
6784260	NM 009675	Aoc3	6886170	NM 011187	Psmb7	6819252	NM 011189	Psme1

（续表）

transcript id	genbank	symbol	transcript id	genbank	symbol	transcript id	genbank	symbol
6995793	NM 145229	AY074887	6850021	NM 010724	Psmb8	6787918	NM 011190	Psme2
6992276	NM 145621	Camkv	6855013	NM 013585	Psmb9	6824826	NM 011190	Psme2
6784263	NM 008061	G6pc	6929152	NM 011188	Psmc2	6784257	NM 011192	Psme3
6988627	NM 010436	H2afx	6879016	NM 008948	Psmc3	6947760	NM 133933	Rpn1
6771052	NM 008337	Ifng	6966108	NM 011874	Psmc4	6882666	NM 019642	Rpn2
6882510	NM 008395	Itch	6784606	NM 008950	Psmc5	6992278	NM 011634	Traip
6782136	NM 001045959	Mink1	6818556	NM 025959	Psmc6	7010338	NM 009457	Uba1
6990416	NM 010890	Nedd4	6751264	NM 027357	Psmd1	6983199	NM 019883	Uba52
6782134	NM 008876	Pld2	7019829	NM 016883	Psmd10	6992280	NM 023738	Ube1l
6970650	NM 011965	Psma1	6782828	NM 178616	Psmd11	7010675	NM 019668	Ube2a
6804938	NM 008944	Psma2	6784709	NM 025894	Psmd12	6822949	NM 009455	Ube2e1
6795887	NM 011184	Psma3	6965134	NM 011875	Psmd13	6878430	NM 009454	Ube2e3
6795234	NM 011968	Psma6	6839952	NM 134101	Psmd2	6768990	NM 019803	Ube2g2
6894152	NM 011969	Psma7	6784039	NM 009439	Psmd3	6912896	NM 026275	Ube2r2
6853944	NM 011185	Psmb1	6907126	NM 008951	Psmd4	6824744	BC029624	4931414P19Rik
6985004	NM 013640	Psmb10	6886016	NM 080554	Psmd5	6966194	BC022688	A230107C01Rik
6917190	NM 011970	Psmb2	6985117	NM 010817	Psmd7			
6907115	NM 008945	Psmb4	6966193	NM 026545	Psmd8			

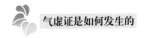

ribosomal proteins

transcript id	genbank	symbol	transcript id	genbank	symbol	transcript id	genbank	symbol
6759459	NM 007381	Acadl	6959588	NM 019546	Prodh2	6959161	NM 023133	Rps19
6945337	NM 178630	Agbl3	6755175	NM 027893	Pvrl4	6969735	NM 012052	Rps3
6825132	NM 015803	Atp8a2	6995722	NM 175562	Rab39	6973282	NM 009095	Rps5
6887079	NM 025422	Cd302	6849543	NM 011287	Rpl10a	6925958	NM 009097	Rps6ka1
6959165	NM 007655	Cd79a	6935555	NM 019647	Rpl21	7014815	NM 148945	Rps6ka3
6882476	NM 029362	Chmp4b	6919017	NM 009079	Rpl22	6870978	NM 021485	Rps6kb2
6903557	NM 007753	Cpa3	6963364	NM 011975	Rpl27a	6924833	NM 009098	Rps8
6959159	NM 027732	Dmrtc2	6992174	NM 009082	Rpl29	6992920	NM 011029	Rpsa
6904367	BC147193	EG381438	6748841	NM 053257	Rpl31	6790245	NM 181542	Slfn10
6966939	NM 013520	Flt3l	6909376	NM 026724	Rpl34	6844227	NM 015773	Spag6
6959589	BC065044	Gm1082	6840603	NM 021338	Rpl35a	6956297	NM 145937	Sumf1
6943081	NM 001010941	Gpr12	6828417	NM 026069	Rpl37	6943093	NM 011669	Usp12
6935562	NM 025652	Gtf3a	6785078	NM 001048057	Rpl38	6973288	NM 178732	Zfp324
6778047	NM 011772	Ikzf4	6989868	NM 024212	Rpl4	6973283	NM 001001447	Zscan22
6783884	NM 026154	Mrpl10	6933677	NM 007475	Rplp0	6973281	BC141220	2310014L17Rik
6959586	NM 019459	Nphs1	6912577	NM 181730	Rpol-3*	7011277	NM 028671	4930432H15Rik
6933326	NM 172716	Pcgf3	6935577	NM 181730	Rpol-3*			

*芯片结果如此。

RNA transcription reactome

transcript id	genbank	symbol	transcript id	genbank	symbol	transcript id	genbank	symbol
6925148	NM 007598	Cap1	6935562	NM 025652	Gtf3a	6935555	NM 019647	Rpl21
6808680	NM 023243	Ccnh	6963213	NM 010562	Ilk	6881115	NM 009086	Rpo1-2
6855123	NM 007584	Ddr1	6796024	NM 008612	Mnat1	6912577	NM 181730	Rpo1-3
6959008	NM 007949	Ercc2	6789338	NM 009089	Polr2a	6935577	NM 181730	Rpo1-3
6859811	NM 133658	Ercc3	6931857	NM 153798	Polr2b	6946953	NM 009088	Rpo1-4
6943081	NM 001010941	Gpr12	6785943	ENSMUST 00000109521	Polr2c	6917489	NM 025579	Taf12
6990244	NM 001039519	Gtf2a2	6775335	NM 025554	Polr2e	6870128	NM 177342	Taf5
6901967	NM 145546	Gtf2b	6800913	NM 145632	Polr2h	6942606	NM 009315	Taf6
6845471	NM 028812	Gtf2e1	6839959	NM 145632	Polr2h	6864747	NM 175770	Taf7
6975247	NM 026584	Gtf2e2	6934976	NM 011293	Polr2j	6809550	NM 027592	Taf9
6826029	NM 026816	Gtf2f2	6769447	NM 027423	Polr3b	6848859	NM 013684	Tbp
6960488	NM 008186	Gtf2h1	6825696	NM 025945	Polr3d	6769445	NM 146008	Tcp11l2
6815538	NM 022011	Gtf2h2	6963967	NM 025298	Polr3e	6943093	NM 011669	Usp12
6934321	NM 181410	Gtf2h3	6837322	NM 030229	Polr3h	6855121	NM 175137	Vars2
6855122	NM 010364	Gtf2h4	6884305	NM 025901	Polr3k			

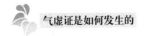
S2P signaling

transcript id	genbank	symbol	transcript id	genbank	symbol	transcript id	genbank	symbol
6803895	NM 009652	Akt1	6837785	NM 011161	Mapk11	6838469	NM 012025	Racgap1
6764435	NM 011785	Akt3	6837784	NM 013871	Mapk12	6908461	NM 007901	S1pr1
6872646	NM 018830	Asah2	6964244	NM 011952	Mapk3	6993726	NM 010333	S1pr2
6950391	NM 009875	Cdkn1b	6996935	NM 015806	Mapk6	6807007	NM 010101	S1pr3
6998640	NM 008138	Gnai2	6788838	NM 011841	Mapk7	6993756	NM 053190	S1pr5
6908095	NM 010306	Gnai3	6950637	NM 207683	Pik3c2g	6773504	NM 009213	Smpd2
6837783	NM 199198	Hdac10	6871267	NM 008874	Plcb3	6785224	NM 011451	Sphk1
6839714	NM 001038663	Mapk1	6837787	BC158086	Plxnb2	6967004	NM 020011	Sphk2

small ligand GPCRs

transcript id	genbank	symbol	transcript id	genbank	symbol	transcript id	genbank	symbol
6912565	NM 007726	Cnr1	6824181	NM 008962	Ptgdr	6958922	NM 008967	Ptgir
6917789	NM 009924	Cnr2	6977684	NM 013641	Ptger1	6908461	NM 007901	S1pr1
6925802	NM 172400	Dnajc8	6818523	NM 008964	Ptger2	6993726	NM 010333	S1pr2
6922004	NM 010336	Lpar1	6902764	NM 011196	Ptger3	6807007	NM 010101	S1pr3
6975851	NM 008639	Mtnr1a	6833640	NM 008965	Ptger4	6775471	NM 010102	S1pr4
6993524	NM 145712	Mtnr1b	6910597	NM 008966	Ptgfr	6769282	NM 009325	Tbxa2r

smooth muscle contraction

transcript id	genbank	symbol	transcript id	genbank	symbol	transcript id	genbank	symbol
6838730	NM 153416	Aaas	6946785	NM 025278	Gng12	6977697	NM 008854	Prkaca
6986031	NM 009606	Acta1	6849386	NM 022422	Gng13	6910289	NM 011100	Prkacb
6942854	NM 007393	Actb	6823007	NM 010315	Gng2	6784810	NM 021880	Prkar1a
6814128	NM 153534	Adcy2	6804900	NM 010317	Gng4	6942655	NM 008923	Prkar1b
6792970	NM 138305	Adcy3	6840052	BC002316	Gng5	6992367	NM 008924	Prkar2a
6824844	NM 080435	Adcy4	6902204	NM 010318	Gng5	6799879	NM 011158	Prkar2b
6838386	NM 007405	Adcy6	6775412	NM 001038655	Gng7	6792031	NM 011101	Prkca
6977975	NM 007406	Adcy7	6943796	NM 010314	Gngt1	6964036	NM 008855	Prkcb
6836260	NM 009623	Adcy8	6957140	NM 013533	Gpr-162	6964039	NM 008855	Prkcb
6843634	NM 009624	Adcy9	6777968	NM 007412	Gpr-182	6823666	NM 011103	Prkcd
6963442	NM 009627	Adm	6929852	NM 019497	Grk4	6852820	NM 011104	Prkce
6833417	NM 144547	Amhr2	6870897	NM 018869	Grk5	6796043	NM 008856	Prkch
6962880	NM 177231	Arrb1	6807229	NM 001038018	Grk6	6896518	NM 008857	Prkci
6782125	NM 145429	Arrb2	6870181	NM 010362	Gsto1	6874979	NM 008859	Prkcq
6833223	NM 007497	Atf1	6916774	NM 008190	Guca2a	6927248	NM 008860	Prkcz
6887859	NM 001025093	Atf2	6924983	NM 008191	Guca2b	6800675	NM 008858	Prkd1
6765218	NM 007498	Atf3	6906328	NM 021896	Gucy1a3	6833418	NM 025385	Prr13
6831994	NM 009716	Atf4	6789269	NM 008192	Gucy2e	6751535	NM 016894	Ramp1

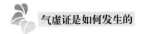

（续表）

transcript id	genbank	symbol	transcript id	genbank	symbol	transcript id	genbank	symbol
6966903	NM 030693	Atf5	6799874	NM 153198	Hbp1	6751536	NM 016894	Ramp1
6941751	NM 001110140	Atp2a2	6929856	NM 010414	Htt	6784251	NM 019444	Ramp2
6782273	NM 016745	Atp2a3	6778609	NM 008341	Igfbp1	6778595	NM 019511	Ramp3
6990534	NM 013479	Bcl2l10	6750440	NM 008342	Igfbp2	6762796	NM 015811	Rgs1
6833100	NM 007581	Cacnb3	6785865	NM 008343	Igfbp3	6971437	NM 026418	Rgs10
6792030	NM 080644	Cacng5	6784062	NM 010517	Igfbp4	6849435	NM 001081069	Rgs11
6970675	NM 007587	Calca	6759664	NM 010518	Igfbp5	6807228	NM 016758	Rgs14
6945335	NM 145575	Cald1	6833393	NM 008344	Igfbp6	6754138	NM 011267	Rgs16
6797391	NM 009790	Calm1	6890838	NM 008361	Il1b	6765504	NM 019958	Rgs17
6965658	NM 007590	Calm3	6929591	NM 031168	Il6	6762804	NM 022881	Rgs18
6861350	NM 177407	Camk2a	6948906	NM 010585	Itpr1	6894311	NM 026446	Rgs19
6785758	NM 007595	Camk2b	6958269	NM 019923	Itpr2	6762784	NM 009061	Rgs2
6901138	NM 001025439	Camk2d	6849481	NM 080553	Itpr3	6756637	NM 021374	Rgs20
6823041	NM 178597	Camk2g	6923411	NM 010591	Jun	6913985	NM 134257	Rgs3
6888315	NM 133840	Clp1	6833326	NM 033073	Krt7	6763991	NM 009062	Rgs4
6987439	NM 009922	Cnn1	6838621	NM 028770	Krt80	6755054	NM 009063	Rgs5
6769179	NM 007725	Cnn2	6838637	NM 001003668	Krt83	6755055	ENSMUST00000027997	Rgs5
6750007	NM 133828	Creb1	6957138	NM 013534	Leprel2	6796500	NM 015812	Rgs6

（续表）

transcript id	genbank	symbol	transcript id	genbank	symbol	transcript id	genbank	symbol
6750009	NM 133828	*Creb1*	6796606	NM 173756	*Lin52*	6764349	NM 011880	*Rgs7*
6913012	NM 013497	*Creb3*	6922004	NM 010336	*Lpar1*	6792079	NM 011268	*Rgs9*
6850064	NM 017406	*Crebl1*	6840819	NM 177093	*Lrrc58*	6824846	NM 019955	*Ripk3*
6784494	NM 007762	*Crhr1*	6831891	NM 010755	*Maff*	6872529	NM 011272	*Rln1*
6751469	NM 007722	*Cxcr7*	6934116	NM 010861	*Myl2*	6935732	NM 080468	*Rxfp2*
6888786	NM 138306	*Dgkz*	6784526	NM 010858	*Myl4*	6966183	NM 009109	*Ryr1*
6843433	NM 011809	*Ets2*	6964285	NM 016754	*Mylpf*	6811046	NM 023868	*Ryr2*
6796691	NM 010234	*Fos*	6909648	NM 008689	*Nfkb1*	6889777	NM 177652	*Ryr3*
6842803	NM 008065	*Gabpa*	6933800	NM 008712	*Nos1*	6925916	NM 018754	*Sfn*
6890638	NM 207669	*Gabpb1*	6929292	NM 008713	*Nos3*	6857639	NM 011406	*Slc8a1*
6849476	NM 027544	*Ggnbp1*	6881205	NM 011025	*Oxt*	6833394	NM 146064	*Soat2*
6768014	NM 010288	*Gja1*	6833420	NM 001103165	*Pcbp2*	6833414	NM 013672	*Sp1*
6748426	NM 153601	*Gluld1*	6915856	NM 019840	*Pde4b*	6869305	NM 029682	*Stambpl1*
6868356	NM 008139	*Gnaq*	6810067	NM 011056	*Pde4d*	6833387	NM 153533	*Tenc1*
6883737	NM 010309	*Gnas*	6895532	NM 008862	*Pkia*	6942847	NM 001122730	*Tnrc18*
6919152	NM 008142	*Gnb1*	6768071	NM 008863	*Pkib*	6763217	NM 011273	*Xpr1*
6942553	NM 010312	*Gnb2*	6883034	NM 001039390	*Pkig*	6883073	NM 018753	*Ywhab*
6957137	NM 013530	*Gnb3*	6999404	NM 019676	*Plcd1*	6782465	NM 009536	*Ywhae*
6904066	NM 013531	*Gnb4*	6882880	NM 021280	*Plcg1*	6833398	NM 153194	*Zfp740*
6990532	NM 138719	*Gnb5*	6979439	NM 172285	*Plcg2*	6791473	AK052868	*D830013H23Rik*

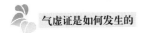

statin pathway

transcript id	genbank	symbol	transcript id	genbank	symbol	transcript id	genbank	symbol
6921670	NM 013454	Abca1	6919396	NM 007824	Cyp7a1	6976901	NM 008509	Lpl
6988769	NM 009692	Apoa1	6836829	NM 010046	Dgat1	6777957	NM 008512	Lrp1
6988771	NM 007468	Apoa4	6815305	NM 008255	Hmgcr	6909796	NM 008642	Mttp
6995273	NM 023114	Apoc3	6985005	NM 008490	Lcat	6987396	NM 011417	Smarca4
6973587	NM 009696	Apoe	6987403	NM 010700	Ldlr	6763259	NM 009230	Soat1
6968126	NM 001042592	Arrdc4	6996667	NM 008280	Lipc	6843914	NM 013694	Tnp2

steroid biosynthesis

transcript id	genbank	symbol	transcript id	genbank	symbol	transcript id	genbank	symbol
6949613	NM 175628	A2m	6979451	NM 008290	Hsd17b2	6907426	NM 001012306	Hsd3b3
6784239	NM 027896	Coasy	6813874	NM 008291	Hsd17b3	6907421	NM 008295	Hsd3b5
6873441	NM 007809	Cyp17a1	6860787	NM 008292	Hsd17b4	6907433	NM 013821	Hsd3b6
6998603	NM 153413	Dock3	6764007	NM 010476	Hsd17b7	6784241	NM 011550	Mlx
6753594	NM 031164	F13b	6907437	NM 008293	Hsd3b1			
6784238	NM 010475	Hsd17b1	6907424	NM 153193	Hsd3b2			

striated muscle contraction

transcript id	genbank	symbol	transcript id	genbank	symbol	transcript id	genbank	symbol
6824755	NM 023190	Acin1	6879022	NM 008653	Mybpc3	6784003	NM 011540	Tcap
6986031	NM 009606	Acta1	6781846	NM 010855	Myh4	6817978	NM 009393	Tnnc1
6811061	NM 033268	Actn2	6824785	NM 080728	Myh7	6892955	NM 009394	Tnnc2
6871057	NM 013456	Actn3	6781840	NM 177369	Myh8	6753397	NM 021467	Tnni1
6966181	NM 021895	Actn4	6934116	NM 010861	Myl2	6965264	NM 009405	Tnni2
6900052	NM 009814	Casq2	6784526	NM 010858	Myl4	6753402	NM 011619	Tnnt2
6750625	NM 010043	Des	6964285	NM 016754	Mylpf	6965269	NM 011620	Tnnt3
7012305	NM 007868	Dmd	6852031	NM 010867	Myom1	6996448	NM 024427	Tpm1
6960274	NM 025368	Josd2	6974261	NM 008664	Myom2	6921161	NM 009416	Tpm2
6775402	NM 028001	Jsrp1	6973221	NM 172894	Saps1	6899315	NM 022314	Tpm3
6753400	NM 133664	Lad1	6879020	NM 011355	Sfpi1	6875132	NM 011701	Vim
6796606	NM 173756	Lin52	7014769	NM 025357	Smpx	6960273	BC019451	0610012D14Rik
6966873	NM 178067	Mybpc2	6973228	NM 016908	Syt5			

TGF beta signaling pathway

transcript id	genbank	symbol	transcript id	genbank	symbol	transcript id	genbank	symbol
6942523	NM 007457	Ap1s1	6901380	NM 010703	Lef1	6807345	NM 008541	Smad5
6858465	NM 026505	Bambi	6778391	NM 008501	Lif	6996263	NM 008542	Smad6
6824266	NM 007554	Bmp4	6852229	NM 019919	Ltbp1	6862133	NM 001042660	Smad7

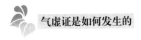

（续表）

transcript id	genbank	symbol	transcript id	genbank	symbol	transcript id	genbank	symbol
6992962	NM 007614	Ctnnb1	6964244	NM 011952	Mapk3	6897579	NM 019483	Smad9
6909300	NM 010113	Egf	6780771	NM 016961	Mapk9	6933072	NM 009263	Spp1
6876212	NM 007932	Eng	6909648	NM 008689	Nfkb1	6749376	NM 009283	Stat1
6882232	NM 008019	Fkbp1a	6855567	NM 009820	Runx2	6791451	NM 213659	Stat3
6796691	NM 010234	Fos	6917713	NM 019732	Runx3	7009786	NM 172472	Tcfe3
6836848	NM 007989	Foxh1	6768234	NM 009120	Sar1a	6959236	NM 011577	Tgfb1
6816226	NM 008046	Fst	6882237	NM 145535	Sdcbp2	6913270	NM 009370	Tgfbr1
6972181	NM 008284	Hras1	6942524	NM 008871	Serpine1	6999249	NM 009371	Tgfbr2
6771052	NM 008337	Ifng	6927244	NM 011385	Ski	6940841	NM 011578	Tgfbr3
6804996	NM 008380	Inhba	6896519	NM 011386	Skil	6857022	NM 009372	Tgif1
6887088	NM 021359	Itgb6	6983608	NM 008539	Smad1	6880393	NM 011580	Thbs1
6923850	NM 146145	Jak1	6862195	NM 010754	Smad2	6855087	NM 013693	Tnf
6923411	NM 010591	Jun	6996254	NM 016769	Smad3	6962841	NM 009519	Wnt11
			6866631	NM 008540	Smad4	6886356	NM 015753	Zeb2

translation factors

transcript id	genbank	symbol	transcript id	genbank	symbol	transcript id	genbank	symbol
6860119	NM 175375	Ankhd1	6937069	NM 001127356	Eif2b4	6839956	NM 145941	Eif4g1
6792935	NM 172421	Asxl2	6839928	NM 172265	Eif2b5	6970459	NM 013507	Eif4g2

（续表）

transcript id	genbank	symbol	transcript id	genbank	symbol	transcript id	genbank	symbol
6880451	NM 009773	Bub1b	6892325	NM 026030	Eif2s2	6917972	NM 172703	Eif4g3
6925587	NM 025455	Ccdc28b	7023072	NM 012011	Eif2s3y	6798216	NM 173363	Eif5
6769268	NM 007828	Dapk3	6874212	NM 010123	Eif3a	6789365	NM 181582	Eif5a
6993722	NM 010066	Dnmt1	6935273	NM 133916	Eif3b	6892393	NM 010579	Eif6
6749923	NM 018796	Eef1b2	6971272	NM 146200	Eif3c	7011996	NM 007927	Emd
6836779	NM 029663	Eef1d	6836983	NM 018749	Eif3d	6864564	NM 144866	Etf1
6769267	NM 007907	Eef2	6835373	NM 008388	Eif3e	6925577	NM 182783	Fam167b
6963964	NM 007908	Eef2k	6963323	NM 025344	Eif3f	6836981	NM 001017983	Foxred2
6784177	NM 011508	Eif1	6993719	NM 016876	Eif3g	6977589	NM 001024617	Inpp4b
6860635	NM 010120	Eif1a	6925579	NM 018799	Eif3i	6925586	NM 198026	Iqcc
6857435	NM 011163	Eif2ak2	6840103	NM 001123038	Eif4a2	6835005	NM 008774	Pabpc1
6946894	NM 010121	Eif2ak3	6901757	NM 007917	Eif4e	6860298	NM 011033	Pabpc2
6941897	NM 145371	Eif2b1	6974850	NM 007918	Eif4ebp1	6810620	NM 145457	Paip1
6796666	NM 145445	Eif2b2	6774346	NM 010124	Eif4ebp2	6867984	NM 197993	Tut1

wnt signaling

transcript id	genbank	symbol	transcript id	genbank	symbol	transcript id	genbank	symbol
6859935	NM 007462	Apc	6840828	NM 019827	Gsk3b	6886009	NM 145522	Rabepk
6849434	NM 009733	Axin1	6941240	NM 009327	Hnf1a	6838469	NM 012025	Racgap1
6792030	NM 080644	Cacng5	6923411	NM 010591	Jun	6992330	NM 016802	Rhoa

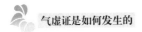

（续表）

transcript id	genbank	symbol	transcript id	genbank	symbol	transcript id	genbank	symbol
6972491	NM 007631	Ccnd1	6987403	NM 010700	Ldlr	6987396	NM 011417	Smarca4
6957263	NM 009829	Ccnd2	6777957	NM 008512	Lrp1	6833117	NM 021279	Wnt1
6850786	NM 001081636	Ccnd3	6940535	NM 009158	Mapk10	6750568	NM 009518	Wnt10a
6926343	NM 007632	Ccnd3	6780771	NM 016961	Mapk9	6838399	NM 011718	Wnt10b
6837105	NM 013767	Csnk1e	6830927	NM 010849	Myc	6962841	NM 009519	Wnt11
6992962	NM 007614	Ctnnb1	6789684	NM 013625	Pafah1b1	6944581	NM 053116	Wnt16
6919191	NM 010091	Dvl1	6817381	NM 008873	Plau	6951974	NM 023653	Wnt2
6782092	NM 007888	Dvl2	6798067	NM 012023	Ppp2r5c	6907887	NM 009520	Wnt2b
6839930	NM 007889	Dvl3	6801823	NM 012024	Ppp2r5e	6784466	NM 009521	Wnt3
6886013	NM 013890	Fbxw2	6792031	NM 011101	Prkca	6788662	NM 009522	Wnt3a
6867755	NM 010235	Fosl1	6964036	NM 008855	Prkcb	6917909	NM 009523	Wnt4
6869754	NM 008043	Frat1	6964039	NM 008855	Prkcb	6817763	NM 009524	Wnt5a
6935966	NM 021457	Fzd1	6823666	NM 011103	Prkcd	6956913	NM 009525	Wnt5b
6784348	NM 020510	Fzd2	6852820	NM 011104	Prkce	6750567	NM 009526	Wnt6
6825410	NM 021458	Fzd3	6796043	NM 008856	Prkch	6955539	NM 009527	Wnt7a
6962444	NM 008055	Fzd4	6896518	NM 008857	Prkci	6837582	NM 009528	Wnt7b
6759333	NM 022721	Fzd5	6874979	NM 008859	Prkcq	6791760	NM 011719	Wnt9b
6829952	NM 008056	Fzd6	6927248	NM 008860	Prkcz			
6749763	NM 008057	Fzd7	6800675	NM 008858	Prkd1			